Nouvelle Collection scientifique
Directeur : Émile Borel

Défense Organique

et

Centres Nerveux

PAR LE

Dʳ PIERRE BONNIER

NOUVELLE ÉDITION

LIBRAIRIE FÉLIX ALCAN

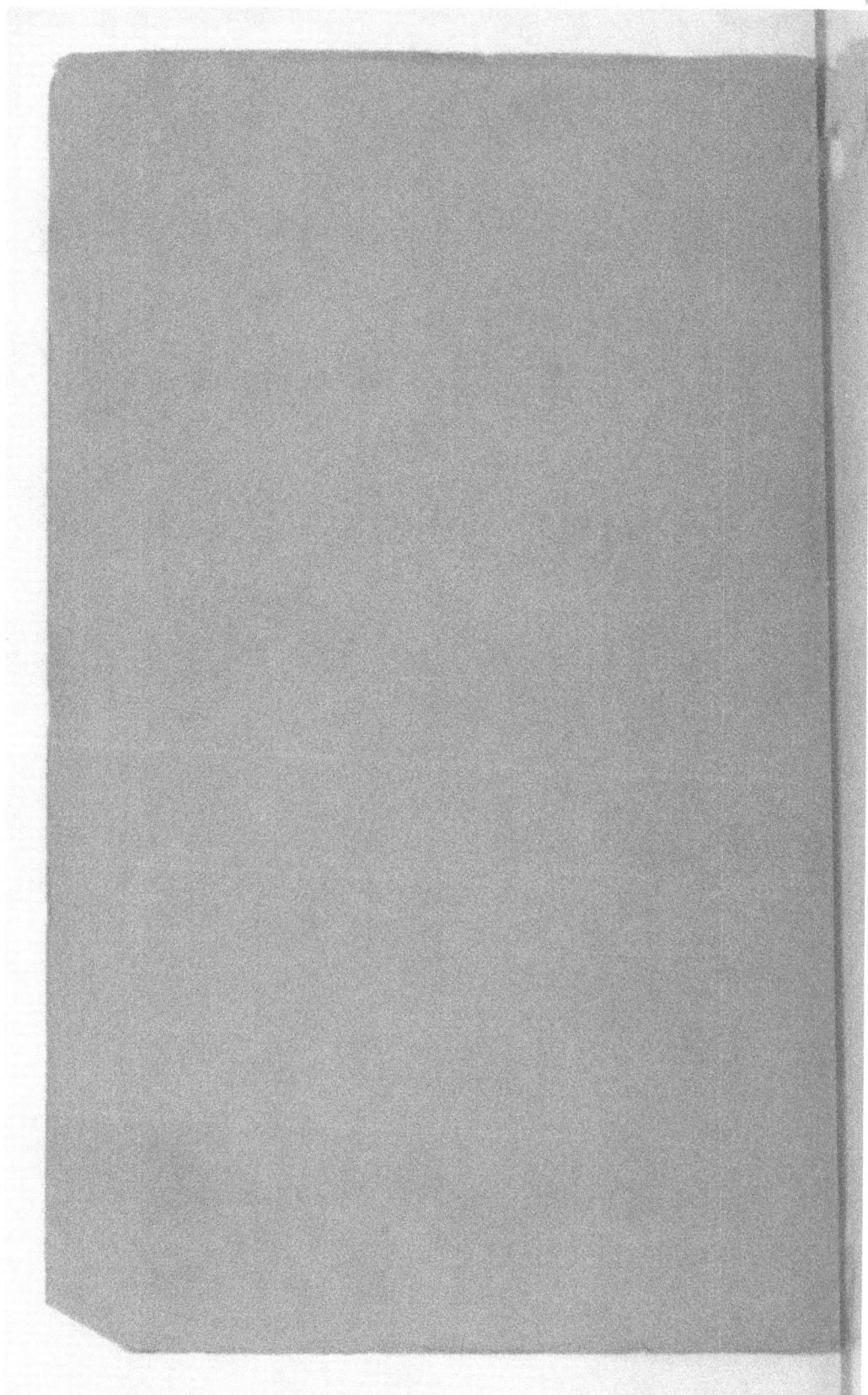

Défense organique

et Centres nerveux

LIBRAIRIE FÉLIX ALCAN

PRINCIPAUX OUVRAGES DU MÊME AUTEUR

Sur la Phonation. *Presse médicale*, 3 octobre 1896.
L'oreille. 5 vol. Masson, 1896.
Le Tabe labyrinthique, 1899.
L'orientation. Carré et Naud, 1900.
L'audition. Doin, 1901.
La Destruction des Voix et l'enseignement du chant. *Revue Scientifique*, 28 juin 1902.
Le Sens des Attitudes. Masson, 1904.
Le vertige. Masson, 1904.
Une Théorie de la voix. *Revue Scientifique*, 18 juillet 1904.
La Culture de la voix. *Revue de Paris*, 15 juillet 1904.
La Physiologie au Conservatoire. *Archives de laryngologie*, juin 1908.
La protection de la Voix professionnelle. *La Revue*, 15 juin 1908.
La Voix professionnelle. *Larousse*, octobre 1908.
L'Esthétique de la Voix. *Revue de Paris*, 1er juillet 1909.
La voix, sa culture, sa physiologie, 6e édition. Alcan, 1921.

LIBRAIRIE FÉLIX ALCAN

Dans la même collection, derniers volumes parus :

Le Destin des Étoiles. *Études d'Astronomie physique*, par SVANTE ARRHENIUS, directeur de l'Institut Nobel de Stockholm. Édition revue et augmentée. Traduction française par T. SEYRIG.

Le Radium. *Interprétation et Enseignement de la Radioactivité*, par Fr. SODDY, professeur à l'Université d'Oxford, membre de la Société royale de Londres. Traduit de l'anglais par A. LEPAPE. 6e mille.

La Radiologie et la Guerre, par Mme PIERRE CURIE, professeur à la Sorbonne, avec figures.

Mécanismes communs aux phénomènes disparates, par MICHEL PETROVITCH.

L'Espace et le Temps, par ÉMILE BOREL, professeur à la Faculté des Sciences de Paris, membre de l'Institut.

Les Sciences et le Pluralisme, par J. H. ROSNY aîné.

Éducation et Enseignement. Notices et discours, par PAUL APPELL, doyen honoraire de la Faculté des Sciences de Paris, membre de l'Institut, Recteur de l'Académie de Paris, 2e mille.

Défense organique

et

Centres nerveux

PAR

Dr PIERRE BONNIER

Bulbo ignoto.

NOUVELLE ÉDITION

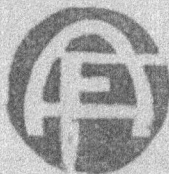

PARIS

LIBRAIRIE FÉLIX ALCAN

108, BOULEVARD SAINT-GERMAIN, 108

1923

PRÉFACE

Quelques recherches d'esthétique expérimentale, une étude sur l'orientation auditive, antérieures à ses études médicales ; puis sa thèse de doctorat sur « le sens auriculaire de l'espace » révélaient déjà en Pierre Bonnier un cerveau synthétique, apte aux conceptions générales les plus vastes et les plus diverses, un esprit chercheur et inventif volontiers révolutionnaire, toujours original et avant tout constructeur.

Dans la spécialité d'oto-rhino-laryngologie, choisie par lui dès le début de sa carrière médicale, son activité cérébrale débordante se consacra tout entière aux études physiologiques et physiopathologiques à la révision des théories classiques et à l'édification de théories nouvelles.

Le premier, Pierre Bonnier ose s'attaquer à la théorie classique de la perception sonore qui, avec Helmnoltz considère l'oreille comme un organe résonnateur, tandis que l'anatomie, la physiologie et la biologie prouvent qu'en réalité l'oreille est un organe enregistreur de pression.

A sa nouvelle conception de la perception sonore, Pierre Bonnier ajoute une théorie de la conduction du son par l'appareil tympanique et donne ainsi une théorie nouvelle de l'audition.

En Otologie encore, Pierre Bonnier attache son nom à l'épreuve de la paracousie lointaine ou « Epreuve de Bonnier », au syndrome bulbaire du noyau de Deiters ou « syndrome bulbaire de Bonnier ».

En dehors des études sur le Vertige, l'Astasie Abasie labyrinthique et l'Aschématie, en dehors de ses recherches sur les troubles oculo-moteurs secondaires aux troubles vestibulaires, sur les épreuves de l'ouïe, etc.., on doit à Pierre Bonnier une théorie, souvent qualifiée de géniale, du sens de l'équilibre, développée dans ses livres : « Sens des Attitudes » et, « l'Orientation », théorie basée sur la découverte faite par lui de l'homologie qui existe entre la papille vestibulaire, organe périphérique du sens des attitudes céphaliques et les plaques motrices des nerfs rachidiens, organes périphériques du sens des attitudes segmentaires.

En laryngologie, Pierre Bonnier refait toute la physiologie de la théorie classique, en donnant une explication rationnelle du mécanisme de la glotte, du son vocal, du fonctionnement des muscles intrinsèques du larynx et du rôle que jouent dans la phonation les muscles extrinsèques du thorax et de la région cervicale.

Enfin, il complète sa nouvelle théorie de la phonation par une étude approfondie de la voix et de sa culture physiologique.

Ainsi, un nombre considérable de recherches diverses dans le domaine de la physiologie, de la biologie, de la physio-pathologie, une théorie de l'audition, une autre de la phonation, une remarquable théorie de l'équilibre, tel était l'apport scientifique de Pierre Bonnier au moment où il aborde les recherches qui devaient aboutir à la centrothérapie.

Les hasards de la pratique rhinologique avaient montré à Fliess que la cocaïnisation de certains points de la muqueuse nasale pouvait avoir une répercussion chez la femme sur l'appareil génital en faisant disparaître certains troubles de la menstruation.

La connaissance approfondie que Pierre Bonnier avait des centres nerveux, et du bulbe tout particulièrement, le rôle considérable que depuis longtemps il croyait devoir attribuer à ce dernier dans l'équilibre physiologique de notre organisme, ne lui permettaient pas de voir dans ce fait un simple réflexe sans signification ni portée générales.

Il entreprit une série de recherches cliniques expérimentales en cautérisant différents points de la muqueuse nasale chez des sujets atteints des maladies chroniques les plus diverses.

Les résultats obtenus furent surprenants : on pouvait, par des cautérisations minimes de telle ou telle région de la muqueuse nasale, couper un accès d'asthme, arrêter une crise d'entérite, intervenir heureusement dans l'épilepsie, dans l'anxiété, dans différentes dermatoses, dans la migraine, dans les névralgies faciales, etc ; en un mot, dans presque toutes les maladies chroniques à exacerbations périodiques : maladies à crises.

Cette réaction de maladies si disparates à une sollicitation toujours la même était aux yeux de Pierre Bonnier la preuve qu'il existait entre ces maladies diverses une parenté, un lien, et ce lien, d'après lui, ne pouvait être qu'une pathologie commune.

A l'aide de cette conception nouvelle des maladies chroniques, Pierre Bonnier allait édifier une théorie nouvelle, la théorie de la Centrothérapie.

BIOSTATIQUE

Deux notions fondamentales d'ordre physiologique et biologique, si intimement liées entre elles que l'une ne saurait exister sans l'autre, sont à la base de la centrothérapie : la Biostatique et la défense organique par les centres nerveux.

« La matière en vie, dit Pierre Bonnier, ne diffère en rien de la matière non vivante quant à ses éléments chimiques, mais la matière vivante compose ses éléments et leurs qualités chimiques en un groupement complexe d'où naît une activité particulière capable de s'entretenir indéfiniment, à la condition que de nouveaux matériaux sans cesse empruntés au milieu extérieur l'alimentent constamment ».

Pour que la matière devenue vivante ait pu se maintenir en vie, un certain équilibre était nécessaire à l'ensemble de ses réactions physico-chimiques.

Au fur et à mesure que les cellules effectuaient des groupements divers, au fur et à mesure que de nouveaux besoins créaient des fonctions nouvelles et que les fonctions créaient les organes, des équilibres divers devenaient nécessaires : équilibre de la cellule et de la lymphe, équilibre des tissus, des fonctions, des organes, équilibre de l'espèce, auquel Pierre Bonnier subordonne l'équilibre sexuel et individuel. Tout cet ensemble forme équilibre biostatique par lequel se maintient notre vie organique.

Comme tout organisme se réduit à deux entités : la cellule et la lymphe, c'est l'équilibre de la cellule et de son milieu nutritif, la lymphe, qui constitue en réalité tout l'équilibre biostatique.

« Le maintien de *l'équilibre lymphostatique*, sans lequel la vie élémentaire et la vie générale sont impossibles, doit être considéré comme le centre d'orientation de toutes les activités et de toutes les formations organiques ».

C'est de la nécessité de ce maintien que sont nées toutes les fonctions, tous les appareils de notre organisme : les appareils digestif et respiratoire, l'appareil circulatoire, toute notre motricité et notre sensibilité externe et interne.

Ainsi, *l'équilibre lymphostatique* est l'origine et le centre de toutes nos activités : en lui se résument tous les autres équilibres, toute la biostatique, toute la vie organique.

BULBE

L'équilibre biostatique est, d'après la théorie de Pierre Bonnier, entièrement sous la dépendance du système nerveux, lequel, par son propre équilibre, assure l'intégrité de notre vie organique.

« Le système nerveux est la charpente physiologique

du corps, comme le squelette en est la charpente anatomique. L'organisme dans l'ensemble de ses éléments
n'obéit qu'au système nerveux, ne vit que par lui.
Toute la vie organisée est sous sa dépendance et les seuls
éléments qui semblent sans rapport direct avec lui, les
globules rouges du sang, dépendent néanmoins du
système nerveux par l'action directe de celui-ci sur le
milieu liquide où vivent et agissent ces éléments globulaires ».

A l'état physiologique de l'organisme, le cerveau
n'intervient pas dans l'équilibre organique ; son intervention ne se fait sentir que dans certains cas où la
moëlle et le bulbe sont impuissants à réagir. Toute la
direction de la vie organisée chez les êtres à type morphologique et physiologique supérieurs est centralisée
dans la moëlle et surtout dans la partie supérieure de
celle-ci, dans le bulbe, où se trouvent tous les régulateurs
de l'équilibre fonctionnel, tous les centres de défense
organique.

C'est par le système nerveux que nous nous défendons
dans toute maladie aiguë. La fièvre, les sueurs, etc.,
sont autant de réactions nerveuses contre l'envahissement de notre organisme par un agent morbide. C'est
aussi au système nerveux que s'adresse toute thérapeutique et c'est par lui qu'elle agit.

Tout organe étant relié par ses nerfs au centre nerveux,
toute action sur l'organe n'est qu'une action sur ces
centres. C'est ainsi qu'agissent les topiques les plus
divers, la révulsion, la vibration, avec toutes ses moda-
lités : chaleur, électricité, lumière, etc.

Les médicaments n'agissent sur les organes que par l'intermédiaire des centres nerveux. Entraînés par la circulation, ils se trouvent en contact avec tous les centres, mais chaque médicament a son électivité propre activant ou paralysant tel ou tel centre.

Selon Pierre Bonnier, les sérums, spécifiques ou non, agissent surtout en éveillant l'activité des centres nerveux de la défense.

« Vacciner, c'est entraîner les centres nerveux à exiger les secrétions spécifiques ; immuniser, c'est leur apprendre à se souvenir de ce pouvoir et à l'exercer spontanément ».

C'est donc au bulbe qu'est confié notre équilibre physiologique, la défense organique. Le bulbe est le maître de la vie et de la mort.

La Biostatique et la Défense organique forment la première partie de la théorie de Pierre Bonnier, sans laquelle on ne saurait ni comprendre, ni admettre la seconde partie ou Centrothérapie proprement dite ; celle-ci n'est que la déduction logique et l'application pratique de tout ce qui précède.

ÉPISTASIE

Toute défaillance d'un centre, toute rupture de l'équilibre nerveux aura un retentissement sur son domaine fonctionnel.

Après une maladie aiguë, les centres nerveux, ayant eu à lutter, sont surmenés et, chez certains individus, ils peuvent rester susceptibles et insuffisants à assurer l'équilibre fonctionnel : alors la maladie, d'aigue, devient chronique.

Un centre nerveux peut être ébranlé par une irritation *minime*, mais *continue*, partant d'un point périphérique quelconque de son propre domaine ou provenant d'une sollicitation lointaine très peu en rapport avec sa fonction propre. Ainsi, une crise d'asthme peut être provoquée par une irritation bronchique minime, par la présence de polypes nasaux, ou avoir son point de départ dans une irritation stomacale ou intestinale.

Quand le centre est mis hors de son équilibre nerveux, il est *énervé* et, avec lui, tout son domaine fonctionnel. A cette viciation de l'équilibre, Pierre Bonnier a donné le nom d'*épistasie* « je reste dessus », en opposition avec l'épilepsie, « je saute dessus ».

L'épistasie est essentiellement chronique ; elle se fixe sur une fonction, un organe, ou un système qu'elle met pour des années en déséquilibre, et peut disparaître du jour au lendemain. Toute la pathologie chronique est faite d'épistasies, et c'est par la défaillance de nos centres nerveux que nous tombons dans telle ou telle diathèse.

La prédisposition aux épistasies, l'instabilité de l'équilibre nerveux peut être héréditaire, ou acquise, mais toujours le terrain joue un rôle prépondérant, et le terrain, dit Pierre Bonnier, vaut ce que valent nos centres nerveux.

ACTION DIRECTE SUR LES CENTRES NERVEUX

Un déséquilibre nerveux est donc à la base des maladies chroniques. Songeant aux célèbres expériences de Claude Bernard, Pierre Bonnier s'est demandé : « si l'on peut expérimentalement troubler une fonction en lésant son centre, ne peut-on, tout aussi expérimentalement, rétablir l'équilibre fonctionnel troublé en réveillant, en dégageant ce centre responsable et compétent ? »

Tous les nerfs sensibles mènent au bulbe et, par n'importe quelle voie centripète, on peut atteindre les centres bulbaires. Cependant, seul, le nerf sensible de la face, le nerf trijumeau, offre une voie large et directe. Du haut en bas du bulbe et de la protubérance, il étale ses racines et ses noyaux et, sur tout son trajet, il abandonne de ses fibres, plus ou moins directement, à tous les centres régulateurs. Cette distribution intra-bulbaire d'une part, et, d'autre part, la topographie de la surface muqueuse dans les fosses nasales, avec des points de repère faciles grâce à la structure accidentée de celle-ci, permet l'action directe sur tous les centres régulateurs, par conséquent sur tous les troubles organiques et fonctionnels.

Le trijumeau, par ses fibres de la peau du visage, et surtout par celles de la muqueuse des fosses nasales, recueille les excitations venues du dehors et les porte dans l'intérieur de la masse des centres bulbaires.

C'est cette voie que nous empruntons, sans nous en douter, quand, en aspergeant d'eau froide la peau du visage, en faisant respirer de l'éther, de l'ammoniaque ou fumer du datura, nous cherchons à couper une syncope, un accès d'asthme etc... et c'est cette même voie naso-bulbaire que Pierre Bonnier avait choisie pour sa méthode d'action directe sur les centres nerveux, méthode anti-épistatique.

D'une façon générale, les segments bulbaires, superposés de bas en haut dans le bulbe, ont des correspondances dans les segments nasaux disposés d'avant en arrière.

Une cautérisation minime d'un point de la muqueuse nasale dans la zone conjuguée au centre bulbaire correspondant va, par l'intermédiaire du trijumeau, rétablir l'équilibre fonctionnel de ce centre déréglé. La cautérisation doit être minime ; c'est là le point essentiel de la méthode. Il ne s'agit pas de détruire la muqueuse, ni un filet nerveux : par un choc minime, on cherche à redresser le centre défaillant, le *redresser* en *bonne attitude fonctionnelle*, le *rebouter* dans sa physiologie normale.

Un centre qui a gardé son équilibre physiologique ne répond pas à la sollicitation minime qui met en branle le centre défaillant.

Epistasie ou déséquilibre nerveux et action directe sur les centres nerveux ou méthode anti-épistasique, jointes à la Biostatique et à la Défense organique, tels sont les éléments de la méthode dite Centrothérapie.

Les recherches et publications diverses sur la Centro-thérapie s'échelonnent sur une période de douze années, de 1906 au début de 1918, moment où la mort vint mettre fin au labeur incessant d'un cerveau d'une activité prodigieuse. En 1913 et en 1914, Pierre Bonnier avait résumé toute sa théorie en deux livres : « Action directe sur les centres nerveux et « Défense organique et centres nerveux » ; le premier comprenant l'anatomie et la clinique, le second contenant toute la partie physiologique, biologique et philosophique de la Centrothérapie.

Ces deux livres, comme tous ceux qui sont dus à sa plume, sont écrits dans une langue peu usitée dans les livres de médecine.

Originale tout en restant classique, forte, souple, fluide et agile, rigoureusement scientifique et cependant imagée comme celle d'un poète, elle fait revivre dans l'esprit du lecteur l'expression saisissante de Flaubert : « Le style est le sang de la pensée ».

Les idées, neuves et originales il est vrai, mais simples au fond, la forme sous laquelle elles étaient présentées, la haute valeur scientifique et morale incontestable et incontestée du savant qui les exposait, tout semblait assurer un sort heureux à la nouvelle théorie.

Il n'en fut rien. Bien au contraire. Et il faut se rappeler l'incompréhension, les plaisanteries faciles que rencontrèrent certains travaux de Brown-Sequard, source de l'opothérapie aujourd'hui triomphante, pour avoir une idée de l'accueil qui attendait la Centrothérapie.

La portée des notions de Biostatique et de Défense organique, tant au point de vue théorique qu'au point de vue thérapeutique, ne fut saisie ni des biologistes, ni des physiologistes. A plus forte raison, la théorie restat-elle lettre morte pour les praticiens, spécialistes ou non.

La présence, côte à côte dans le même cadre, des maladies les plus disparates semblaient un défi au bon sens pathologique le plus élémentaire. Une méthode qui s'adressait indifféremment à l'asthme, aux entérites, à l'épilepsie, aux dermatoses, à l'anxiété, etc., ne pouvait être admise par personne et paraissait absurde à tous. Dans son ensemble, la Centrothérapie était, aux yeux du monde médical, une véritable hérésie.

La discussion, qui ne tue que les idées fausses, Pierre Bonnier ne la craignait pas ; au contraire, il la recherchait ; mais sa dernière théorie était jugée trop extravagante pour mériter une discussion approfondie. Les plus indulgents traitaient la théorie de « simple point de vue » et son auteur, d'esprit chimérique, de visionnaire.

Il semblait qu'elle dût tomber peu à peu dans l'oubli pour finalement disparaître avec celui qui l'avait inventée.

Mais une idée vraie ne saurait être périssable, quelles que soient les vicissitudes de sa fortune scientifique. Repoussée quand elle est imposée prématurément et avec trop de violence, elle pénètre aisément les esprits sous un nom ou sous un autre, à l'heure favorable.

Enfin, il arrive que des recherches guidées par des idées absolument différentes, entreprises par des moyens différents également, viennent éclairer d'un jour nouveau une théorie restée longtemps incomprise. Bien plus, en aboutissant à des conclusions analogues ou identiques, ces recherches viennent confirmer la théorie dédaignée.

C'est le grand service que, sans le vouloir, l'Anaphylaxie d'une part, et, d'autre part, la Vagotonie rendent aujourd'hui à la théorie de la Centrothérapie.

ANAPHYLAXIE

On connaissait depuis longtemps l'idiosyncrasie : l'intolérance que des substances alimentaires, médicamenteuses, des odeurs, parfaitement inoffensives pour tout le monde, provoquent chez certaines personnes.

L'anaphylaxie, découverte par M. le Professeur Richet, à qui elle doit aussi son nom, est une idiosyncrasie à caractères spéciaux. Une *sensibilisation* antérieure est nécessaire à sa production. Ainsi, dans l'anaphylaxie par le sérum, le choc apparaît chez un sujet ayant reçu auparavant une ou plusieurs injections sans aucun accident. De même, l'anaphylaxie digestive se manifeste chez des personnes qui, pendant longtemps, ont supporté l'aliment incriminé et qui ne sont devenues *sensibles* que peu à peu.

Un autre caractère essentiel de l'anaphylaxie est la sensibilité de plus en plus grande du sujet à l'agent anaphylactisant dont une dose minime suffit pour produire le choc à l'injection ou à l'absorption seconde, tandis qu'une dose beaucoup plus forte a été supportée la première fois.

Quelle que soit la voie de pénétration de la substance anaphylactisante ou de l'antigène, la réaction de l'organisme se manifeste par un ensemble de signes cliniques : troubles vaso-moteurs, respiratoires, cardiaques, manifestations cutanées, etc., qui constitue le choc anaphylactique. Les symptômes peuvent être associés ou isolés, plus ou moins accentués, mais ce tableau clinique est toujours précédé et accompagné d'un trouble plus profond, d'une perturbation vasculo-sanguine caractérisée par une chute brusque de la pression artérielle, une diminution des globules blancs par rapport aux globules rouges et par quelques autres signes physiques. Ce bouleversement, appelé *choc hémo-clasique* ne serait lui-même qu'une manifestation particulière d'un phénomène plus général : la *colloïdoclasie* ou rupture de l'équilibre physique des substances colloïdales dans le plasma du sang, de la lymphe et sans doute aussi dans le plasma qui imbibent nos tissus.

Or, dans un très grand nombre de maladies chroniques, on constate le choc colloïdoclasique au moment des crises. Et aujourd'hui, pour beaucoup de cliniciens, l'asthme, l'urticaire, la migraine, l'épilepsie, le rhume des foins, certaines entérites, en un mot presque toutes les maladies que Pierre Bonnier rangeait dans le cadre de la Centrothérapie, seraient les manifestations d'une anaphylaxie plus ou moins larvée ; et, de même que dans la Centrothérapie, les maladies les plus disparates se trouvent réunies dans un seul cadre, liées entre elles par une pathologie commune.

On sait l'importance que M. le Professeur Widal et ses élèves attachent à la colloïdoclasie. Elle serait une véritable diathèse, caractérisée par une instabilité humorale. « Anaphylaxie et Idiosyncrasie seraient toutes deux expressions d'une même tendance anormale des humeurs : aptitude facile au déséquilibre colloïdal ».

C'est donc l'instabilité humorale qui serait à la base

d'une foule de maladies chroniques à crises et l'équilibre humoral serait la condition essentielle de notre équilibre organique.

Il y a entre cette conception et celle de Pierre Bonnier une analogie frappante. Ce dernier assigne en effet un rôle primordial et prépondérant à *l'équilibre lympho-statique*, c'est-à-dire à l'équilibre humoral. Toute la vie organique, à l'état physiologique comme à l'état pathologique, dépend, selon lui, de cet équilibre :

« Quand l'équilibre lymphostatique est assuré, l'organisme vit dans un état de paix intérieure que l'on nomme euphorie. Quand cette paix est troublée, la lutte s'éveille.

La méthode anti-ananphylactique elle-même n'est pas sans analogie avec l'action directe de la Centrothérapie, car, pour parer au choc brutal de l'anaphylaxie et désensibiliser peu à peu le sujet, elle procède par des chocs minimes et répétés. N'est-ce pas là le principe même de la Centrothérapie ?

On ignore encore la nature de la sensibilisation et de la désensibilisation, de même que le mécanisme du choc colloïdoclasique, et, par conséquent, celui du choc anti-ananphylactique. Mais de plus en plus on voit se dessiner une pathogénie nerveuse de l'anaphylaxie. Lors de la découverte de l'anaphylaxie, M. le Professeur Richet a attribué celle-ci à une intoxication des centres nerveux. Besredka, dans sa théorie de l'anaphylaxie par le sérum, admet la production d'un anti-corps spécial, la sensibilisine, qui, se fixant sur le système nerveux, rend celui-ci hypersensible à l'action du sérum. L'anesthésie des centres nerveux empêche le choc anaphylactique de se produire.

D'après M. Lumière, la colloïdoclasie, caractérisée par la formation dans le sang d'un précipité floculé, ne se manifeste par le choc que lorsque le floculat arrive brusquement au niveau des centres nerveux, irritant l'endothélium vasculaire. La ligature des carotides met obstacle au choc.

Le froid, la chaleur, une simple émotion, peuvent provoquer une crise colloïdoclasique. Une émotion peut également empêcher une crise de se produire ou l'arrêter à son début.

Mais l'anaphylaxie ne nous présente encore qu'une ébauche du rôle des centres nerveux dans l'équilibre organique ; la défense organique tout entière, nous allons la retrouver dans la théorie sympathique avec sa Vagotonie.

VAGOTONIE

Deux grands systèmes nerveux, d'après cette théorie, président à la vie organique végétative :

1° Le système thoraco-lombaire, ou *système sympathique vrai*, formé par le nerf grand-sympathique.

2° Le système cranio-pelvien, ou *parasympathique*, composé du nerf pneumo-gastrique ou vague, et d'un certain nombre de nerfs craniens, ceux qui sont en partie des nerfs de la vie végétative par les éléments du grand-sympathique qu'ils contiennent. A ce groupement cranien vient se joindre le nerf pelvien, que sa physiologie seule rattache au système parasympathique.

Le système sympathique et le système parasympathique ont chacun leur électivité pharmaco-chimique, leur tonus, et par conséquent leur activité propre.

Ces activités sont *antagonistes* et l'état physiologique de notre organisme dépendrait du maintien de l'équilibre entre les deux tonus, de l'antagonisme bien réglé des deux activités. La rupture de la balance déterminerait l'état pathologique et cette rupture serait à la base des maladies chroniques. Selon la prédominance de l'un des deux systèmes, les maladies chroniques sont partagées en deux catégories : les *sympatico-toniques* et les *vago-toniques* ; ces dernières, de beaucoup les plus nombreuses.

On décèle facilement en clinique l'hypervagotonie à l'aide du réflexe oculo-cardiaque qui est exagéré chez les vago-toniques et absent ou inversé chez les sympatico-toniques. Or, ce réflexe montre que, dans toutes les maladies où on constate la crise colloïdoclasique, l'hypervagotonie précède et accompagne le choc hémoclasique. Dans l'asthme, dans la manie aiguë, dans l'épilepsie, dans l'anxiété, les paroxysmes surviennent en état d'hypervagotonie. C'est à elle qu'il faut rapporter la pathogénie d'une foule de maladies chroniques à crises.

Quels sont les centres nerveux qui commandent la vagotonie ? Autrement dit, quelles sont les origines centrales du système parasympathique ?

Tandis que le système sympathique vrai est surtout d'origine médulaire thoraco-lombaire, le para-sympatique est presque exclusivement d'origine bulbaire. En effet, sauf le nerf pelvien, qui naît dans le segment sacré de la moëlle, sauf le noyau organique pupillaire annexé à la troisième paire, et qui se trouve dans le pédoncule cérébral, tous les noyaux du système parasympathique sont dans le bulbe.

Hypervagotonie est donc synonyme d'excitabilité bulbaire. L'instabilité du système parasympathique, c'est l'instabilité de certains noyaux bulbaires et son irritation est l'énervement bulbaire, l'épistasie de Pierre Bonnier.

La notion de l'état physiologique de l'organisme, maintenu par l'équilibre des deux systèmes nerveux, correspond exactement à la défense organique, comme la notion de l'équilibre humoral dans l'anaphylaxie, correspond à la biostatique.

Il est plaisant de voir des théories nées ou développées au laboratoire, théories dont plus d'un adepte compte parmi les adversaires avérés de la Centrothérapie, venir confirmer si pleinement une « simple vue de l'esprit ».

Les résultats obtenus en clinique montrent assez la valeur de la Centrothérapie en tant que méthode.

Il importait de faire voir ici que les travaux de Pierre Bonnier marquent une étape. « Bulbo ignoto » avait-il mis comme épigraphe à son livre. Il n'est plus possible, grâce à lui, d'ignorer le bulbe et quelles que soient les théories nouvelles concernant la vie organique dans sa physiologie, comme dans sa pathologie, elles aboutissent inévitablement aux idées générales de Pierre Bonnier qui furent si peu comprises et si injustement décriées.

Doctoresse E. PIERRE BONNIER

Le volume « Défense organique et Centres nerveux »,
paru chez MM. Flammarion en 1914, était épuisé
depuis plusieurs années déjà. La librairie Alcan, qui
vient de rééditer « La Voix », a tenu à faire figurer, à
côté de « L'Action directe sur les Centres nerveux », la
« Défense organique et Centres nerveux » qui en est
le complément nécessaire.

Je ne puis terminer cette préface sans témoigner
toute ma gratitude à M. Borel, Directeur scientifique,
et à MM. Alcan et Lisbonne pour les soins qu'ils ne
cessent d'apporter à la publication de l'œuvre de Pierre
Bonnier.

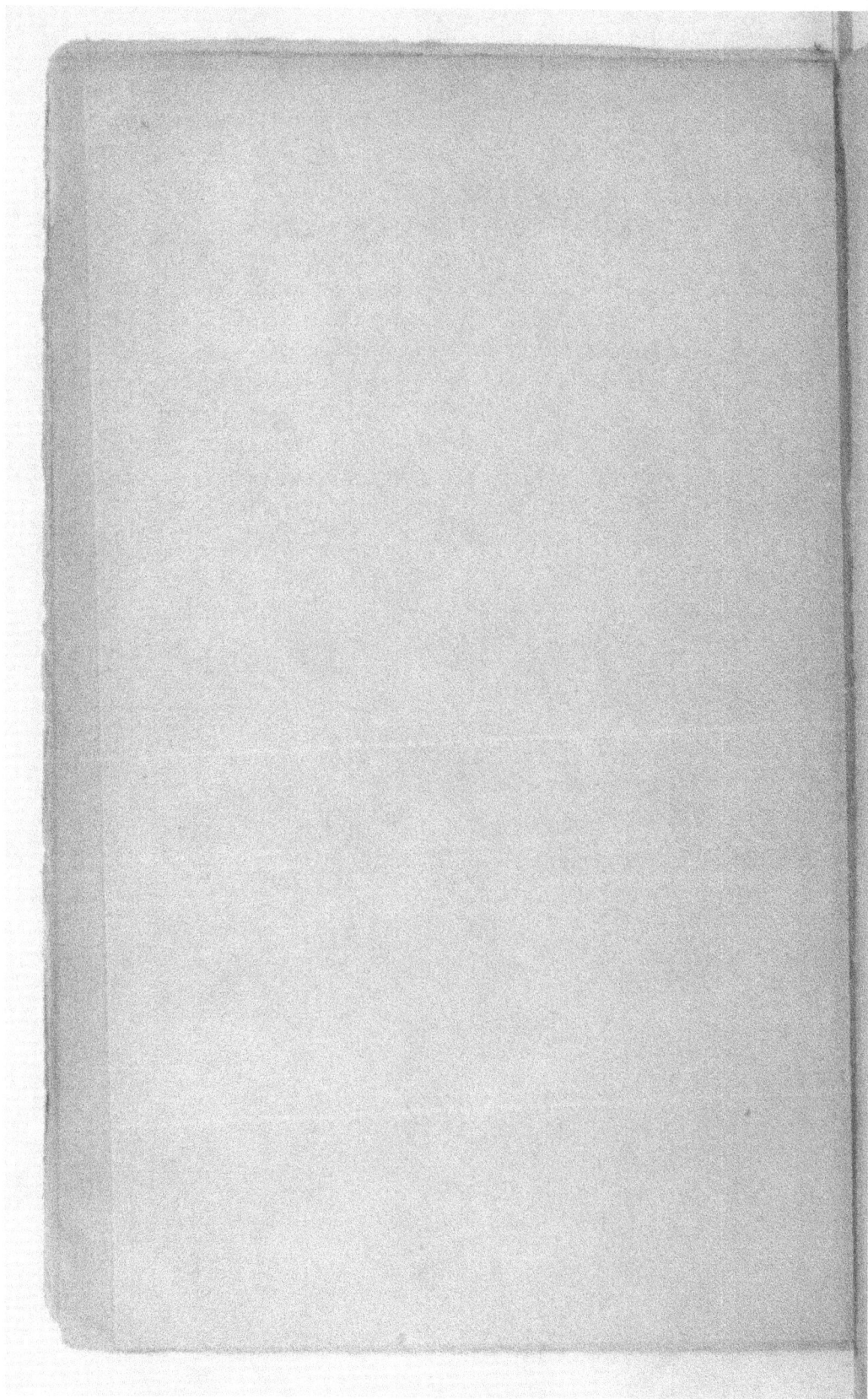

Défense organique
et Centres nerveux

CHAPITRE PREMIER

UNE IDÉE SIMPLE

Je vais, dans ce livre, raconter l'histoire d'une idée fort simple, que voici :

« La vie est une lutte incessante de l'organisme contre les causes extérieures et intérieures de mort.

« Comment lutte l'organisme ? Nous n'en savons encore presque rien. — Mais il y a quelqu'un qui le sait parfaitement, c'est notre *système nerveux*. Interrogeons-le.

« L'organisme, dans l'ensemble de ses éléments, n'obéit qu'à lui, ne vit que par lui. Seul, dans notre organisme, il sait et il peut. Quand il sait mal ou quand il peut mal, nous souffrons. Quand il ne sait plus ou ne peut plus, nous mourons.

« Il a la garde de l'intégrité organique et de l'équilibre fonctionnel. Si ceux-ci s'altèrent, s'il y a maladie, c'est que le système nerveux a fléchi. Cherchons donc à combattre la maladie en secourant le système nerveux.

en le redressant en bonne attitude fonctionnelle, car c'est lui qui nous défend.

« Redressé, il agira. Comment agira-t-il ? Cela le regarde ; il en sait plus que les médecins, lui qui nous fait vivre, et il leur apprendra leur métier. Adressons-nous à lui directement ; toute thérapeutique n'agit d'ailleurs sur le corps qu'en redressant directement ou indirectement l'activité nerveuse qui l'anime et en lui permettant de reprendre son équilibre.

« Tous les moyens nous seront bons, mais surtout les plus directs [1]. »

1. La vérification expérimentale de ces données se trouve dans mon livre l'*Action directe sur les centres nerveux, Centrothérapie* (F. Alcan édit.)

CHAPITRE II

MÉDECINE ET PHYSIOLOGIE

Il y a plus d'un demi-siècle, Claude Bernard montrait que l'irritation directe, chez le chien, de certains centres bulbaires provoquait immédiatement des désarrois fonctionnels, comme, par exemple, l'apparition du sucre dans les urines. D'autres chercheurs, opérant de la même façon, ont pu créer des états pathologiques divers, et réaliser, en quelque sorte expérimentalement et systématiquement, ce que nous appellerions des symptômes de maladies, si nous les observions dans la pratique de la médecine.

Cette idée ne devait-elle donc pas venir à un médecin, à tous les médecins, qu'en présence d'un trouble fonctionnel, et en opérant d'une façon plus médicale, on pourrait rétablir l'équilibre fonctionnel perdu par un procédé analogue et contraire à celui qui avait pu le faire perdre ? C'était le processus de guérison directement confié aux forces vives de l'organisme, à l'organe central qui réunit toute compétence et toute autorité, — au système nerveux.

Les résultats obtenus par Claude Bernard eurent un grand retentissement, tout médecin les connaît. Si Cl. Bernard avait eu un continuateur, nous eussions tenu la clef de la résistance organique à la maladie au moment où Pasteur trouvait celle de l'atténuation du virus morbide. Malheureusement pour des millions d'êtres humains, ni Bernard, ni Pasteur ne firent souche.

On eût pu néanmoins, dès cette époque, imaginer que les médecins allaient prendre l'habitude de penser, comme on l'a dit, physiologiquement. Mais cette habitude, les physiologistes eux-mêmes ne l'ont guère encore prise. Le *sens physiologique* manque aussi souvent aux médecins que le *sens biologique* aux philosophes. Faute d'une formation physiologique, faute aussi d'une sage culture de ce flair intellectuel qu'on appelle le bon sens, et que l'instruction universitaire émousse en nous sans le remplacer par une doctrine rationnelle appuyée sur une dialectique experte, — le médecin raisonne en général fort court.

Il semble que le magnifique développement des techniques impersonnelles de laboratoire ait quelque peu atrophié en nous la technique intellectuelle qui, avec l'observation sagace, formait toute la science de jadis. J'osais l'écrire, en 1890, dans ma thèse [1].

« Il y a dans tout le domaine scientifique actuel plus de faits qu'il n'en faut pour établir des conceptions générales totalement étrangères à celles qui ont cours. L'école du Fait, qui a enrichi la science, a, peu à peu, atrophié chez nous les facultés dialectiques que l'on s'attachait autrefois à développer trop exclusivement : l'observation objective est arrivée à une supériorité de méthode et à une puissance d'analyse chaque jour plus fécondes : mais quel merveilleux degré de clairvoyance n'avait pas atteint l'observation subjective, la Dialectique des anciens !

1 *Le sens auriculaire de l'Espace.* Paris, 1890.

« De même que les procédés hémostatiques, que l'anesthésie et l'asepsie ont peut-être, en rançon d'immenses avantages, laissé s'émousser la grande maîtrise manuelle des chirurgiens d'autrefois, de même les procédés d'analyse chimique et biologique, si développés aujourd'hui, ne semblent guère avoir développé la faculté de pénétration diagnostique, si aiguisée chez nos grands cliniciens d'il y a quarante ans et plus. Rien n'est moins prisé de nos scientifiques actuels que les théories, les idées, les vues de l'esprit... »

C'est sans doute un effet direct de l'intervention du machinisme dans la science de nous mener à savoir et à produire plus, tout en comprenant et en pensant moins. Là aussi l'industrialisation de la médecine et de la pharmacie joue son rôle de ferment évolutionniste, posant le problème social avec une netteté qui commence à frapper. La machine scientifique a tous les jours plus de servants, sans que la science ait pour cela plus de savants. Et c'est pourquoi la crise qui se dessine aujourd'hui dans le petit monde médical est toute professionnelle et économique, nullement scientifique.

La mentalité scientifique est encore religieuse ; on n'élimine pas en un siècle une telle hérédité. Elle a besoin de marcher au mirage, guidée, dans le désert de l'inconnu, par ces colonnes de fumée que sont ses rêves d'absolu et de définitif.

Je me souviens qu'au Congrès international de Philosophie, en 1900, — où j'avais, dans un rapport sur *l'intuition spatiale et les représentations intellectuelles*, montré que la distribution anatomique de la matière cérébrale, la topographie du milieu psychique étaient la base même de nos idées de forme, de substance, de subjectivité et d'objectivité, et comparé l'orientation psychique aux autres orientations sensorielles, — je fus pris à part par un prêtre, professeur dans une des grandes Universités catholiques étrangères. Ce prêtre me dit que des idées aussi catégoriquement matérialistes que celles que j'avais émises, idées qui ne le choquaient d'ailleurs nullement lui-même, ne pouvaient être accueillies par nos philosophes et par nos psychologues français, lesquels, me disait-il, ont rejeté le divin sans avoir perdu aucune de leurs habitudes mentales de religiosité, à peine transposées et maquillées. « Notre enseignement à nous, nos livres, indiquait-il, sont pénétrés de l'idée que toute conduite scientifique ne pourra que grandir l'idée que l'homme doit se faire de la Création et du Créateur ; — mais, après l'acte de foi de la préface, notre travail a dans la recherche scientifique une liberté, une audace et une sécurité qui manquent visiblement à vos messieurs de la Sorbonne, dont la philosophie opportuniste fait songer à une politique de révolutionnaires, qui, ayant chassé un despote, semblent garder sa place à un prétendant. Le Spiritualisme a ses Talleyrand. » — J'admirai, tout en reconnaissant l'Église, l'extrême bon sens de ce prêtre.

Notre éducation, encore toute engourdie et obscurcie de dogmatisme, viciée par des siècles d'un mysticisme enfantin, nous rend la réalité peu maniable ; et, même dans l'étude des choses douées de vie comme nous, dans le domaine biologique, notre petite subjectivité ne se sent pas à l'aise dans son étroit logis.

Le prétendant qui a directement hérité des priviléges de la chose révélée, c'est le Fait. La Foi est morte, vive le Fait ! Les âmes bien pensantes craignent l'incertitude scientifique et philosophique autant que l'anarchie politique. Pas de théories, nous dit-on, des faits, rien que des faits !

Rien de plus absurde, malgré les apparences. Comment savoir si un fait est bien celui qu'on pense ? Il y a dans la science dès aujourd'hui bien plus de faits qu'il n'en faut pour édifier les théories qui nous éclaireront demain, et pour renverser les faits les plus admis maintenant. Chaque fois qu'une nouvelle conception scientifique se fait jour, on reconnaît aussitôt qu'elle aurait pu naître depuis longtemps si l'on avait envisagé autrement, vu sous un autre angle des faits connus depuis longtemps, eux aussi, — si l'on avait, devant ces faits, vu mieux et pensé plus droit. Une théorie est-elle autre chose qu'une manière de voir ? Il y a des manières de voir des faits qui font que ces faits n'en sont plus, ou qu'ils sont autres, — jusqu'à plus ample informé. Un fait d'ailleurs n'est pour nous un fait que le jour où nous le comprenons. Jusque-là, il n'est qu'une apparence, une donnée. Comment savoir d'emblée, avant d'en avoir la théorie, si nous avons affaire à un fait vrai ou à un fait *faux* ? Il faut que le fait devienne un fait acquis, et qu'il le reste. La science actuelle est encombrée de faits qui disparaîtront avec un peu de sens critique. Pour une bonne expérimentation, cent mauvaises. Comme les oracles anciens, la nature se plaît à répondre des absurdités aux questions mal posées. Malheureusement, ces absurdités prennent tout le crédit des acquisitions correctement expérimentales ; car, il faut l'avouer, en science on n'y regarde pas toujours de très près ; et bien des dogmes scientifiques iront rejoindre les autres, quand la foi du jour, foi souvent aveugle, fera place à l'esprit de contrôle.

La superstition du Fait est une superstition comme

une autre, pire que beaucoup d'autres, parce qu'on ne
s'en méfie pas. Il n'y a de vrai, en science, que ce qui
est vérifié, et comme c'est nous qui vérifions... Il suffit
que nous croyions à quelque chose pour que ce quelque
chose devienne un fait ; la réalité, pour une chose, consiste en ce qu'elle est tenue par nous pour réelle.

Pour beaucoup d'esprits, les faits, ou soi-disant tels,
ont avant tout cet attrait inappréciable qu'on peut les
admettre sans les comprendre. Ils ont cet autre avantage de nous donner la sensation du fixe, de l'invariable,
de l'absolu, du défini.

Or, la fixité n'est nulle part dans l'univers, pas plus
dans l'infiniment grand que dans l'infiniment petit. La
fixité ne peut d'ailleurs se concevoir dans la nature, pas
plus que le fini ou le commencé ; c'est au contraire l'infini et l'évoluant, l'impénétré et le variable, qui sont les
notions auxquelles notre esprit doit s'attacher sans cesse
avec autant de sécurité et de confiante habitude qu'il l'a
fait pendant des siècles pour les notions si enfantines et
si déraisonnables de fixe, d'absolu, de créé, de commencé
ou de fini.

Le plus petit phénomène vital constitue, dans le
monde atomique, des tourbillons auprès desquels les
révolutions du monde stellaire, ramenées à la même
échelle, seraient négligeables. La vie est en réalité une
action continue, son apparente fixité n'est que la stabilité, l'équilibre relatif d'un corps en mouvement. Être,
c'est agir. Ce qu'on appelle un état n'est qu'un moment donné au cours d'une activité.

La pensée de l'homme attribue des états aux choses
pour se donner le temps de se les définir à elle-même.
La matière vivante est en perpétuel devenir, comme
l'univers entier. La *statique*, en matière biologique, n'est

qu'une manière de parler, une épreuve cinématographique prise à part et sur laquelle nous nous arrêtons, pour entrer dans le détail de cette transformation continue qu'est la vie. Elle n'a qu'un semblant de réalité.

L'équilibre organique oscille et flotte constamment autour d'un équilibre théorique que nous imaginons et que nous fixons arbitrairement pour nous donner une base dans nos opérations inductives. Il doit nous suffire de nous rappeler que cette fixité est imaginaire pour laisser aux choses leur mobilité objective et ne pas nous duper nous-mêmes.

Il faut donc bien nous faire à cette idée, un peu troublante d'abord, que tout essai de définition des phénomènes biologiques manquera forcément de base fixe, que tout y sera provisoire et flottant, que rien n'y sera, là comme ailleurs, absolument vrai et que tout l'édifice scientifique s'élèvera sur le plus mouvant des sables, la pensée d'un cerveau d'aujourd'hui, de notre époque.

Mais ceux-là seuls sauront nager qui ne craignent pas de perdre pied. Pour se plonger en pleine réalité, en pleine objectivité, en plein contact avec l'intimité des choses, il faut oser quitter la berge des notions réputées solides, — parce qu'elles sont depuis quelque temps classiques, — et se risquer là où l'on est sûr de n'avoir pas fond. Si l'on s'éloigne un peu de ce bord, on est aussitôt frappé de la petitesse des notions dites fondamentales, et souvent de leur absurdité, d'autant plus apparente qu'on aura pris plus de recul. Toute la science peut-elle d'ailleurs prétendre à autre chose qu'à inventer des points d'appui factices dans cet inconnu insaisissable, à accommoder l'immense univers selon les goûts intellectuels du jour, selon notre capacité actuelle de compréhension, et à ravaler l'infini des phénomènes naturels à l'échelle de nos petites idées d'hommes ?

Sans doute il est sage de faire des hypothèses, mais il est sot de s'y laisser prendre. Les vérités scientifiques sont des idoles de notre façon : si nous voulons en adorer, que ce soient au moins les prochaines.

La science est une recherche, et chaque progrès lui permet seulement de chercher plus loin. Il est toujours puéril de croire aux acquisitions définitives et à la conquête possible de l'absolu.

Notre imagination philosophique est encore trop peu libérée du divin et de l'idéal pour que nos inductions scientifiques acquièrent d'ici longtemps la vraie sagesse et la placide sagacité sans lesquelles il n'est pas de bon travail intellectuel. Quelle fatuité de vouloir arrêter n'importe quelle donnée scientifique à la date du XXᵉ siècle ! Cela nous eût paru ridicule de la part du siècle dernier, cela le sera-t-il moins le siècle prochain ? La nature est éternelle ; la science, qui aura duré moins encore que l'humanité, doit au moins être patiente. Le fait le plus évident, le plus démontré, le plus définitif n'est en réalité qu'un énoncé provisoire. Prenons-le donc comme tel, datons-le et attendons à demain.

L'univers n'est fait que de choses concrètes, et rien n'existe qui ne soit quelque chose et quelque part. Le reste n'est que mots. Quoi de plus concret d'ailleurs que l'empreinte laissée par les choses de l'univers sur notre matière pensante, quoi de plus matériel que la pensée, que la sensation, les seules matières en réalité dont nous aurons jamais la connaissance directe ?

Mais précisément pour cela, parce que la sensation, la pensée sont des états passagers de la partie pensante de notre organisme, tout y est incessamment variable et dans le plus instable des équilibres. Laissons donc nos convictions prendre l'allure de la vie qui les mène ; la vérité, par définition, sera toujours en marche ; devant nous, la terre sera refroidie et toute vie humaine éteinte avant qu'elle entende notre appel.

Que la science nous donne aujourd'hui notre vérité quotidienne ; l'humanité est encore toute jeune, et le passé, avec son lourd héritage de fois superposées, tient dans notre cerveau infiniment plus de place que nous ne pouvons en offrir au présent et surtout à l'avenir de notre pensée. Combien d'exemples contemporains montrent qu'on peut encore être à la fois un savant et un croyant. L'intelligence, la moralité et la mentalité n'évoluent pas parallèlement avec le savoir. Il y a encore beaucoup de sorcellerie dans la science. Sur combien de points la science moderne, si bien outillée pour savoir, est-elle en retard sur la mentalité des grands penseurs grecs ?

C'est surtout en médecine que la manière de voir a besoin d'être formée, rectifiée, car la manière de voir commande la manière d'agir, et il nous faut agir.

Le médecin oublie constamment, en présence d'une perte de l'équilibre fonctionnel ou d'un trouble de l'intégrité organique, que l'homme ne vit à chaque instant que par la vigilance et par l'activité de centres nerveux chargés précisément du maintien et de l'adaptation incessante de cette intégrité et de cet équilibre. Le médecin n'est pas entraîné, dans l'étude de chaque signe clinique, à remonter de la manifestation périphérique, extérieure, à l'origine centrale. Il se borne trop à voir le trouble en lui-même, à soigner le mal là où il le constate, où il affleure. Grasset proteste avec raison contre cette si courte vue.

La classification des maladies, dans les manuels comme dans l'esprit du praticien, se fait encore par organes, selon l'aspect anatomique, superficiel, de la question. Maladies du foie, de l'intestin, du rein, du cerveau, de la peau, du sang. Ou bien, on classe selon l'agent microbien, au lieu de voir la réaction organique.

Or, le système nerveux est la *charpente physiologique* du corps comme le squelette en est la charpente anatomique.

L'idée que nos organes sont, dans la santé comme dans la maladie, le reflet de la santé et de la maladie de leurs centres nerveux, cette idée, n'ayant jamais figuré dans la liste des questions d'examens et de concours, semble n'avoir jamais non plus trouvé place dans les cerveaux encombrés des jeunes médecins. Quand on pense au système nerveux, c'est que la cause du trouble observé ne peut plus être cherchée ailleurs que dans ce terrain obscur et vague où réside la force des choses physiologiques et pathologiques, auquel on ne nous a pas habitués à penser, et dont nous pouvons très bien n'avoir aucune idée, pendant toute notre carrière de praticiens.

Sans doute, si un malade a de l'albumine dans son urine, nous ne pensons pas que c'est son urine qui est malade, ni même, probablement, sa vessie : nous remontons jusqu'au rein, et nous en restons là, parce que nos livres nous ont appris que l'albuminurie indiquait une maladie du rein. — Pourquoi ce rein laisse-t-il passer de l'albumine ? Parce qu'il est malade. Ce rein a un vice albuminurique comme l'opium a une vertu dormitive. Si vous émettez l'opinion que ce rein a perdu peut-être son intégrité organique et certainement son équilibre fonctionnel par la défaillance de ses centres nerveux, que c'est par eux qu'il se porte bien, et que, comme il ne se porte pas du tout par lui-même, c'est forcément par eux aussi qu'il se porte mal, on vous regarde de travers. Les plus savants, les plus récents travaux sur les néphrites laissent totalement de côté le système nerveux.

Si c'est du sucre que contient l'urine, on remonte du rein au sang, et du sang au foie, et l'on raisonne pour lui comme l'on raisonne pour le rein, c'est-à-dire assez mal. Mais il est tout de même difficile, ne fût-ce qu'en souvenir de Claude Bernard, de ne pas songer un moment aux centres nerveux, au bulbe. Mais si c'est au pancréas que l'on s'arrête, on trouve là des choses si intéressantes et si nouvelles, que pour longtemps on n'éprouvera pas le besoin de songer aux centres nerveux. Et il en sera ainsi de toutes les maladies, sauf de celles qui sont visiblement propres à l'organe nerveux lui-même.

Sans doute, le médecin reconnaît volontiers que le système nerveux joue un certain rôle dans le fonctionnement et dans la vie des organes ; il le sait, mais il n'y pense pas.

Et c'est alors absolument comme s'il ne le savait pas.

Comme ce rôle des centres nerveux est naturellement d'autant plus mal connu qu'il est plus souvent méconnu, et comme la neurologie est encore la moins scientifique des sciences médicales, on croit pouvoir, dans la pratique, raisonner comme si les organes vivaient, fonctionnaient, souffraient, et se défendaient par eux-mêmes. On dit : « Ce foie se défend bien, cette peau se défend mal ». Cela simplifie tant les choses, et la médecine semble parfois devenue si claire, quand on a délibérément laissé de côté tout ce qui ne cadre pas avec l'idée qu'on s'est faite !

Il faut pourtant reconnaître que les choses ne peuvent jamais être plus simples que dans leur état de réalité, aussi complexe que soit parfois celui-ci. Les choses sont comme elles sont, et ce n'est pas simplifier et faciliter leur étude que de les supposer autrement qu'elles ne sont. Chercher la sémiologie ailleurs que dans la physiologie, étudier un trouble sans être à même de définir ce qui est troublé, décrire la maladie par ses symptômes superficiels, analyser la rupture d'un équilibre fonctionnel sans avoir la moindre idée de ce qu'est cet équilibre, prétendre réparer un accident de la machine vivante sans connaître le fonctionnement de cette machine, c'est faire de la clinique et de la thérapeutique de hasard.

Notre empirisme, sans cesse troublé par les acquisitions de plus en plus rapides des techniques de laboratoire, a perdu ce tact que donnait jadis au praticien l'observation patiente avec la méditation rassise. Combien de fois l'instinct biologique, si lucide et si sûr chez les animaux, et souvent resté si vivace chez l'homme, n'est-il pas sottement contrarié et violenté par une thérapeutique inspirée de l'erreur en vogue aujourd'hui, et condamnée demain par une nouvelle erreur devenue classique à son tour ?

Quand on découvrit des microbes infectieux dans la salive, les chiens eurent tort de lécher leurs plaies et il devint très dangereux de mouiller de salive un bobo écorché. Puis, on observa les propriétés bactéricides du mucus buccal et de la salive, et les chiens ne furent plus trouvés si sots, ils faisaient de l'excellente antisepsie sans le savoir. La bête la plus bête met ingénument en pratique une thérapeutique à laquelle l'homme n'est pas encore arrivé.

Nous nous sommes crus très sages en accablant d'antiseptiques puissants, à l'intérieur comme à l'extérieur de l'organisme, les microbes auxquels nous donnions la chasse. Aujourd'hui, on se calme et l'on commence à deviner que l'antisepsie a le plus souvent pour effet de paralyser la résistance propre de l'organisme, de tuer surtout les sucs microbicides qu'il élabore pour sa défense, et que le corps vivant sait le secret d'antiseptiques que l'on ne trouvera jamais dans les meilleures pharmacies.

Plus l'homme s'élève par sa propre science, plus celle des autres bêtes devrait le rendre modeste. Il est d'un petit esprit de rejeter les pratiques thérapeutiques qu'a consacrées l'expérience séculaire de l'humanité, dans lesquelles nous retrouvons si vivace cet instinct biologique que nous gardons en commun avec tout le reste de l'animalité, que notre intelligence ne dépasse pas souvent, et qu'elle ne remplace jamais. Il y a, dans ce qu'on appelle si dédaigneusement la médecine des bonnes femmes, des vérités qu'un peu de science nous fait rejeter, mais auxquelles un peu plus de science nous ramène.

Ce n'est presque jamais la chose la plus importante qui nous apparaît la première. Beaucoup de sciences, de philosophies, de doctrines sont ainsi restées, pendant des siècles, la tête en bas. L'effet est pris souvent pour la cause, l'embouchure pour la source.

Dans notre terrain particulier, nous avons vu les cliniciens, à la suite des anatomo-pathologistes, entraînés, par le perfectionnement de la technique histologique, à ne s'attacher plus qu'aux lésions visibles, aux troubles constatables, enfermer un peu trop la clinique dans l'idée de lésion ; la langue ne s'est également faite que sur ces points. La mésaventure récente de l'aphasie montre combien ces notions peuvent subir de vicissitudes, sans que d'ailleurs la doctrine physiologique s'en soit beaucoup éclairée.

De même, les physiologistes ont peut-être trop étendu au milieu organique la physiologie d'éprouvette et souvent confondu les réactions de laboratoire avec les réactions biologiques et organiques. Nous sommes des éprouvettes à parois vivantes. Les physiologistes sont encore trop fortement tentés de considérer les phénomènes vitaux et les équilibres fonctionnels comme le jeu automatique des régulations et des équilibres que les lois physico-chimiques tendent naturellement à établir dans les milieux inorganiques. Il y a entre les deux ordres de réactions les différences qu'on observe entre l'équilibre d'un corps au repos et celui d'un corps en mouvement.

La vie n'est rien, n'a rien produit et ne produit rien qui ne soit d'ordre physico-chimique, c'est bien entendu ; mais les procédés biologiques ont une complexité, surtout chez les êtres à organisation supérieure, qui ne permet plus l'assimilation grossière du milieu vivant à l'extrême simplicité des réactions que nous pouvons réaliser dans un laboratoire. Nous soupçonnons à peine le rôle du système nerveux dans toute cette chimie, et sa constante intervention ; bien plus, nous ne semblons décidés à le faire intervenir que si les

phénomènes observés présentent des caractères plus
compliqués que ceux qu'on peut voir dans une éprouvette.

La vie réalise une physique et une chimie qui sont
celles des corps bruts, mais à un degré de complexité
supérieur ; et cela est forcé, puisque la matière vivante
ne contient rien qui n'appartienne à la matière brute.
Ce n'est que par une digestion continue, digestion nu-
tritive et digestion de défense, que la matière vivante
maintient son équilibre de constitution. Mais il n'y a là
aucune raison d'y voir quoi que ce soit qui ne serait pas
d'ordre physico-chimique.

La biologie, comme l'électrologie et la radiologie,
n'est qu'un chapitre particulier de la physico-chimie.

Le lien général de tous les éléments de l'organisme,
cette sorte d'entente intercellulaire qui est le dernier
refuge des conceptions vitalistes, réside en ce fait que
l'évolution de l'individu est fortement imprégnée du
maintien du type spécifique, qu'à travers l'individu et
la masse de ses cellules, l'espèce continue ; que chaque
cellule de notre corps est fille et petite-fille de notre
cellule originelle ; que les liens intercellulaires, intraorganiques apparaissent visiblement dans la distribution
du système nerveux, qui cimente les activités élémentaires et les coordonne.

Il y a encore beaucoup d'inconnu dans les phénomènes biologiques et organiques, mais il n'est plus
temps d'y voir encore du merveilleux.

Quand j'entrepris, en 1884, mes études médicales
et physiologiques, non pour en faire une carrière, —
j'étais loin d'y penser, — mais pour donner une forme
biologique à ma recherche d'une critique esthétique et

psychologique rationnelle, il était assez de mode de se
moquer de la *théorie des humeurs*. Chaque jour, l'anatomie microscopique apportait de nouvelles données ;
il ne pouvait plus être question que des éléments
figurés, des cellules, des tissus. La cellule était tout.
Puis, la même fixation momentanée se fit pour les
espèces microbiennes, et la bactériologie se figea pour
un temps dans la conception morphologique. Longtemps, on ne connut en science que ce qui se voyait à
l'œil nu, puis à la loupe, puis au microscope.

Mais bientôt les progrès de la recherche amenèrent
les physiologistes à étudier surtout le jus de cellules,
les sucs, les sérums, et les bactériologistes à s'attacher
au jus de microbes, aux toxines. Actuellement, la morphologie, la figuration visible ne tient plus que le second rang. Ce que l'on a appelé la cellule n'est plus
guère qu'une cellule au sens propre du mot ; c'est
l'enclos où se tient ordinairement la matière vivante,
le protoplasma concret, granuleux, visible, lequel produit soit dans la cellule, soit hors de la cellule, une matière vivante, fluide, invisible, que nous ne connaissons
que sous forme de sécrétion, de suc. Ce n'est plus la
cellule qui nous intéresse maintenant dans notre recherche, c'est son jus ; c'est entre le jus de cellule et le
jus de microbe que va se livrer la bataille. Toxines, antitoxines, anticorps, sérums, sensibilisatrices, hormones,
opsonines, ferments, quels que soient les termes un peu
puérils qu'on emploie encore, c'est précisément ce
qu'on ne voit pas qui est le plus important : l'orchestre
invisible de la symphonie organique.

De même que l'astronomie mathématique dépasse la
portée des plus puissants télescopes, de même les réactions biologiques nous révèlent des choses invisibles.

Ce n'est plus l'infiniment petit qui nous échappe, c'est l'invisible, c'est l'amorphe.

La morphologie, qui a si longtemps régné en maîtresse, va maintenant céder le pas à une nouvelle science, autrement complexe, l'*amorphologie*.

Les phénomènes intimes de la vie sont sans forme, au moins sans forme visible, et c'est ici que se retrouve la vieille formule chimique, simplement adaptée : *corpora non vivunt nisi soluta.*

Ce que nous étudions au microscope, ce qui est visible dans le tissu vivant, dans la cellule, c'est la partie la moins vivante de la matière organique, c'est comme une sédimentation que la substance vivante retire de son activité pour s'en faire un squelette, une carapace. La matière organique elle-même est à peine visible quand une matière colorante l'imbibe après sa mort : c'est un peu plus que de l'eau.

De sorte que les études fondées avant tout sur la morphologie s'adressent bien plus aux squelettes des êtres vivants, qu'il s'agisse de morphologie microscopique ou macroscopique, qu'à la matière vivante elle-même. Celle-ci nous échappe comme la chair des fossiles ; le microscope ne nous montre que ses concrétions, ses granulations et celle de ses parties qui sont assez figées pour arrêter la lumière. C'est une gelée transparente, essentiellement amorphe et plastique, qui vit en cellule.

De sorte aussi que c'est sur un autre plan que celui des formes organiques visibles, sur un autre plan aussi que celui des formes cristallines, sur un plan qui nous échappe par l'*amorphologie* elle-même des phénomènes physico-chimiques qui s'y passent, qu'il nous faut aller étudier dans leur intimité les faits biologiques. La vie, si l'on peut ainsi dire, y est à l'état de solution, la matière vivante y est dissoute. A ce plan profond, la morphologie n'existe plus que pour la forme ; la matière vivante est essentiellement amorphe.

Dans la cellule, les parties relativement solides, concrètes, celles qui lui donnent sa charpente, sa forme, sont les moins vivantes. On pressent, d'autre part, dès maintenant, que la gelée protoplasmique qui constitue la vraie matière vivante de la cellule, la vie la plus active, siège dans les parties les plus fluides de la masse protoplasmique, dans les sucs, dans les sécrétions mêmes du protoplasme, sécrétions internes qui l'imbibent, et sécrétions externes qui s'épandent au dehors. Ce qui vit le plus dans la cellule, ce n'est pas son écorce, ce n'est pas sa pulpe protoplasmique, c'est son jus. Les sécrétions cellulaires sont vivantes, d'une vitalité qui traverse les filtres les plus délicats.

Nous sommes loin de la période cellulaire de la biologie. Il semble que l'on ait filtré l'ancienne histologie, et avec elle nos conceptions anatomo-pathologiques. En isolant des toxines, on a remis sur pied toute l'ancienne physio-pathologie. L'étude des sérums, des sécrétions internes, de l'anaphylaxie, de la diaphylaxie, de l'immunisation, de toute cette splendide physio-pathologie de la défense organique des milieux liquides, colloïdes, amorphes, d'une biologie qui nous échappe par son amorphologie même, tout cela va peut-être nous faire comprendre ce qu'il fallait entendre par *humeurs peccantes, âcreté des humeurs, vices du sang, sangs tournés*, etc.

Pourquoi avoir tant ridiculisé ces expressions d'une langue si jolie, qui montrent bien que si nos pères ne voyaient pas autant de choses que nous, ils regardaient mieux bien souvent, et du bon côté. La langue scien-

tifique contemporaine est encore bien incapable de
s'exprimer en termes équivalents. Ces mots disaient des
idées simples et vraies, et ils les disaient bellement.
Nous n'aurons une langue scientifique aussi belle que la
langue vulgaire que le jour où les savants sauront assez
pour penser simplement et nettement.

Une idée, vraie ou non, ne trouve de mots que quand
elle est simple. Les mots ne viennent qu'aux idées qui
se conçoivent d'un coup.

Par l'absence d'esprit de synthèse, de capacité analo-
gique, et aussi, il faut bien le dire, d'idées générales,
qui caractérise la formation intellectuelle et professionnelle de la majorité des médecins, rien n'est plus difficile à faire admettre immédiatement que les idées simples,
je dirais volontiers les idées de bon sens. J'ai passé
vingt-cinq ans à faire reconnaître, ou plutôt à montrer
à mes confrères en otologie les énormes contre-sens de
la théorie classique de l'audition, à mes confrères en
laryngologie ceux de la théorie classique de la phonation, à mes confrères en neurologie ceux des théories
classiques du sens musculaire, du vertige, de l'anxiété,
de l'orientation psychique. J'ai conscience d'avoir tra-
vaillé dans le vide. Les questions classiques des examens,
des concours, celles en dehors desquelles il n'y a pas de
carrière, ont à tel point rempli les cerveaux des arrivés
actuels et des arrivants en travail, que non seulement
les idées neuves ne trouvent plus de place, mais que les
vieilles idées fausses ne peuvent plus se redresser. C'est,
naturellement, dans les spécialités, et surtout dans celles
qui offrent un champ opératoire d'exploitation facile et
constante, que l'esprit de carrière étouffe le plus vite
l'esprit de généralisation scientifique ; mais, depuis sept

ans passés que mes recherches sur les centres nerveux bulbaires m'ont pratiquement ramené vers la médecine générale, j'ai pu me convaincre que, soixante ans après Claude Bernard et ses expériences si classiques, le commentaire clinique de l'idée qu'elles comportaient n'a pas encore trouvé d'écho dans le monde médical d'aujourd'hui.

CHAPITRE III

LA MÉDECINE DES CENTRES NERVEUX

La donnée du problème, infinimen simple, que je me proposais de résoudre directement et pratiquement, était celle-ci :

Si l'on peut, expérimentalement, troubler une fonction en lésant son centre, ne peut-on, tout aussi expérimentalement, rétablir l'équilibre fonctionnel troublé en réveillant, en dégageant ce centre responsable et compétent ?

Pas d'idée thérapeutique plus élémentaire et plus légitime ; c'est celle qui devait venir à tout médecin la première fois qu'il se reportait aux célèbres expériences de Claude Bernard.

Et la réponse, on va le voir, était d'autant plus aisée, s'imposait d'autant plus au médecin, qu'en réalité *aucune thérapeutique n'agit autrement.*

Prenons-en divers exemples, les plus simples.

Quand on ouvre un abcès, quand on rompt une adhérence, quand on coupe un membre, on agit évidemment sur la partie atteinte ; quand on aseptise, quand on antiseptise, quand on cautérise, on agit sans doute directement sur les germes infectieux. Mais qui va dès maintenant présider à la restitution de l'intégrité organique et à la reprise de l'équilibre fonctionnel, sinon le système nerveux central, qui en a les plans, comme un architecte en son agence ?

Quand le mercure ou l'arsenic sont dirigés contre une lésion syphilitique, ils peuvent atteindre le germe infectieux, mais font-ils par eux-mêmes repousser tel tissu en tel endroit, au point que les plus grosses lésions puissent ne laisser aucune trace ?

Quand un médicament, introduit dans l'organisme et porté en tous ses points par le torrent circulatoire, produit tel effet sur tel organe, sur telle fonction, est-ce par action directe sur les cellules de cet organe, ou sur les centres nerveux auxquels seuls peuvent obéir ces cellules ?

Même les topiques, même les produits qui semblent les plus nettement agir immédiatement sur la peau, agissent-ils sur la vitalité des tissus en contact par échange chimique avec leur substance, ou n'ont-ils pas plutôt, par la modification apportée à la partie en souffrance, une action directe de soulagement, de redressement, sur les centres trophiques organostatiques, diaphylactiques, fonctionnels de cette partie ?

Un cataplasme, un vésicatoire, un sinapisme, une ventouse, un cautère, un bain de pieds, une vessie de glace agissent-ils sur l'organe, ou, par lui, sur ses propres centres qui à leur tour remettent tout en ordre ?

Quand nous appliquons un cataplasme sinapisé, une couche de teinture d'iode sur la peau d'un malade atteint de bronchite, agissons-nous directement sur le poumon sous-jacent ? Pas le moins du monde. Entre la peau, la paroi thoracique et le poumon, il y a un abîme, la cavité pleurale, qui forme une parfaite solution de continuité entre l'organe visé et la paroi sur laquelle nous agissons. Seulement, la région pulmonaire enflammée et la paroi qui la recouvre, et sur laquelle nous exerçons une action irritante de dérivation, ces deux régions ont leurs centres nerveux au même étage : de sorte que le cataplasme agit, par la peau, sur les centres nerveux de cette peau, de ceux-ci sur les centres nerveux du poumon enflammé, et c'est par cette voie compliquée qu'un cataplasme semble agir directement sur le poumon qu'il recouvre, comme s'il calmait son irritation à travers la plèvre et toute l'épaisseur de la paroi costale.

C'est ainsi que pour communiquer par téléphonne avec mon voisin, je dois remonter jusqu'à notre bureau commun, situé parfois très loin de lui et de moi, pour obtenir le contact avec son fil particulier et avoir avec lui une communication directe, mais très détournée.

Une ventouse scarifiée ne retire pas directement du sang au poumon fluxionné, car les vaisseaux du poumon et ceux de la paroi correspondante n'ont entre eux aucun rapport ; mais la saignée produite sur la peau exerce une action sur les centres de celle-ci, puis sur les centres voisins ou conjugués de la circulation pulmonaire, et par eux sur la fluxion. Une vessie de glace placée sur un appendice malade n'a de même aucune action directe sur cet organe, complètement indépendant de la paroi abdominale, dont le sépare aussi un abîme, la cavité péritonéale ; mais les centres de la paroi qui recouvre l'appendice, sont logés au même étage métamérique que ceux de l'appendice, et c'est encore une fois de centre à centre que s'effectue le phénomène de dérivation qui va apaiser au loin l'appendice irrité. Dans la plupart des cas, c'est par des connexions de centre à centre que peuvent s'expliquer les actions en apparence directes de telle partie des téguments sur les parties profondes : mais souvent aussi, il s'agit d'une action diffuse exercée de la périphérie sur la masse des centres nerveux, dans laquelle certain centre plus particulièrement susceptible réagira plus que les autres. Les centres en équilibres supportent indifféremment une foule d'irritations qu'arrêtent au contraire les centres déséquilibrés et auxquelles ils réagissent. Ainsi de l'action lointaine d'un bain de pieds sur une migraine, sur un coryza, d'un purgatif sur une bronchite, d'une dérivation intestinale sur un engorgement des reins, d'un refroidissement des mains suspendant les règles, ou d'un bain de pied chaud les rétablissant.

Mais quand il s'agit d'un corps médicamenteux introduit dans l'organisme, là surtout se montre l'action élective du médicament sur tel centre nerveux. On n'imagine pas un médicament agissant directement sur un organe, sur une cellule, et modifiant même passagèrement sa façon d'être, de vivre, de fonctionner, sans intéresser primitivement les centres de cette cellule, de cet organe. C'est par l'intermédiaire de leurs centres qu'un médicament agit sur un élément organique, sur un organe, sur une région, sur l'organisme entier. Dans un organisme aussi hautement différencié, aussi nettement *étatisé* que le corps humain, les centres ne souffrent pas d'intermédiaire entre eux et les éléments, qui ont dès les premiers stades de leur évolution ontogénétique abdiqué toute indépendance fonctionnelle, toute compétence, toute autorité, toute spontanéité. Le système nerveux central tient en bride toutes les vies, toutes les activités élémentaires dont est faite la vie de l'ensemble.

Un sérum spécifique n'agit, lui aussi, pas tant en modérant momentanément une toxine, une toxicité microbienne, en faisant tout d'abord marquer le pas à l'infection envahissante, — qu'en permettant, et par-dessus tout en réveillant l'action de défense des centres nerveux qui président à la lutte contre l'agent microbien. Il neutralise un peu la toxine, mais il provoque surtout la sécrétion de l'antitoxine que le système nerveux avec sa compétence éprouvée, commande aux organes capables de l'élaborer. L'antitoxine qui va lutter contre la toxine microbienne, c'est bien moins celle qu'on injecte que celle que va maintenant se remettre à produire l'organisme, sous la commande des centres diaphylactiques auxquels la première a permis de se ressaisir. C'est de cette reprise des procédés de défense organique que va dater la lutte réelle de l'organisme contre la maladie.

Et il en est ainsi de toute intervention thérapeutique. Un sérum n'est spécifique que dans la mesure où il provoque, de la part de l'organisme, des centres nerveux diaphylactiques de l'organisme envahi, la reprise des procédés de défense, des sécrétions de digestion humorale par lesquelles l'agent infectueux sera spécialement, spécifiquement attaqué, dompté, digéré, fécalisé, supprimé. Le sérum dit spécifique n'est que l'amorce particulière qui va faire détonner nos capacités diaphylactiques engourdies, sidérées par la toxine microbienne. C'est de nous, et non de lui, que naît la résistance réelle à l'infection ; c'est par nos propres forces, c'est par la vigilance, la compétence et par l'activité de nos centres nerveux, que nous allons lutter et triompher de l'envahisseur. Le sérum dit spécifique, et beaucoup commencent à s'en douter, n'est qu'un moyen, souvent le meilleur, de réveiller l'activité de nos centres nerveux de défense ; mais tout autre moyen sera bon, s'il agit sur ces mêmes centres dans le même sens.

Un organe, un tissu, un élément ne connaissent qu'une action spécifique, c'est celle que leurs centres nerveux exercent sur leur manière d'être et d'agir. Toute la vie organisée, chez les animaux supérieurs, est dans les mains, si l'on peut ainsi parler, du système nerveux. Les seuls éléments qui semblent sans rapport direct avec lui, les globules du sang, sont néanmoins sous sa dépendance pour l'action directe du système nerveux sur le milieu liquide où vivent et agissent ces éléments globulaires.

Quand on observe tant de malades chez qui telle affection microbienne, staphylococcie, streptococcie, se localise uniquement sur une moitié du corps, d'un seul côté du plan médian, sans jamais, ou à peine effleurer l'autre, on ne peut pourtant admettre que les phagocytes d'un côté soient inférieurs à ceux de l'autre, que les sécrétions internes, brassées par le torrent circulatoire, que tous les produits de défense soient moins actifs de ce côté que de l'autre. Nous devons bien admettre que les centres nerveux bulbaires, qui, eux, sont nettement ou tout droits ou tout gauches, sont d'un côté incapables de bien diriger la lutte, tandis que ceux de l'autre côté s'opposent victorieusement aux implantations infectieuses, aux localisations pathologiques.

Il est donc naturel qu'une thérapeutique gagne à s'adresser *aussi directement que possible* aux centres nerveux, puisque, directement ou indirectement, c'est toujours à eux qu'elle aboutit, puisque c'est toujours d'eux que dépendra, en définitive, le résultat cherché.

— 28 —

Travaillons donc à réaliser directement et surtout consciemment ce que nous faisons si souvent sans nous en douter. Rien n'est plus pratique que de savoir ce que l'on fait. Même quand nous ne connaîtrons pas le mécanisme de l'action que nous provoquerons, le système nerveux le saura pour nous ; il est on ne peut mieux placé pour cela, et possède, pour faire marcher la machine vivante, des secrets merveilleux auxquels nous devons à chaque instant d'être en vie.

Nous ne survivons, en effet, chaque jour, chaque seconde, que parce que, sous la direction vigilante de notre système nerveux, nous savons digérer les produits utiles, les matières alimentaires, et aussi les produits dangereux. Une matière ingérée, un microbe introduit dans l'organisme ne deviennent toxiques ou pathogènes que si l'organisme ne sait pas s'en rendre maître. Aucune officine de pharmacien, aucun laboratoire ne pourra jamais, comme notre organisme, préparer les sucs qui digéreront tel aliment, tel microbe. C'est donc à l'organisme, c'est aux centres nerveux, compétents et constitués, que la thérapeutique doit s'adresser tout d'abord. Elle n'y songe pas assez, elle n'y songe même pas du tout.

Notre thérapeutique, encore prisonnière de façons trop superficielles de considérer la lutte organique pour la vie et pour la défense, reste souvent confinée dans son rôle d'ambulancière, d'infirmière. Comme le malade, le médecin voit trop la maladie, le trouble, le symptôme à la surface, là où ils affleurent, là où ils se manifestent.

Les organes eux-mêmes n'ont le plus souvent aucune responsabilité dans la maladie qui les affecte. L'intestin ne joue qu'un rôle secondaire, passif, dans ce qu'on appelle, en général, les maladies de l'intestin. Il fonctionne mal, parce qu'il est mal commandé ; il se défend mal, parce qu'il est lui-même mal défendu par ses centres nerveux ; il résiste mal, parce que sa résistance n'est pas dirigée et que les centres nerveux responsables font mal leur métier. De même pour l'appareil génital, urinaire, respiratoire, pour la peau, pour tout organe, pour les centres nerveux eux-mêmes.

Un organe ne se défend pas ou à peine par lui-même, ne résiste pas par lui-même. Le plus souvent, il ne souffre réellement en lui-même qu'à la longue des effets de son mauvais fonctionnement ; l'état général en souffre parfois plus que lui, et l'expérience montre qu'on peut, du jour au lendemain, se remettre d'une maladie ancienne et en apparence sérieuse, quand les centres nerveux responsables reprennent solidement en main la conduite fonctionnelle et la défense de l'organe troublé.

On ne remplace pas les centres nerveux dans la conduite d'un organe, d'un élément : rien ne se fait que par eux. Notre vie est leur vie, notre santé n'est que la santé de notre système nerveux.

Un intestin se laisse obstruer : on le débarrasse par des lavages ; ne vaut-il pas mieux, si l'on peut, le faire sécréter et se contracter comme il convient ? Nous pouvons, par des produits que vendent les pharmaciens absorber les gaz, neutraliser les acidités, ajouter aux sucs digestifs ce qui leur manque : tout cela est très bien ; mais ne vaut-il pas mieux, en agissant sur les centres nerveux, compétents et responsables, empêcher la production de fermentations, de gaz, réveiller la contraction des parois qui se laissent distendre ? L'organisme, quand il est bien conduit par ses centres, élabore, avec une correction merveilleuse et une parfaite appropriation, tous ces produits vivants et actifs qu'on appelle sécrétions internes et qui constituent le milieu organique en activité.

Aucun clinicien ne saura jamais ce qui convient à un malade, comme le savent les centres nerveux de celui-ci. Le mieux est donc de réveiller leur conscience et leur lucidité, et de les rappeler à l'exercice d'une fonction dont ils se tirent mieux que personne.

Aussi embrouillée que soit une situation pathologique, aussi dangereuse que soit une maladie, le meilleur sera toujours, pour en tirer le malade, de s'adresser au système nerveux central, chargé de l'équilibre fonctionnel dont on constate la perturbation ; c'est lui qui doit en avoir la clef. De même que pour un accident de machine, il vaut mieux s'adresser à un mécanicien qu'à un maréchal ferrant, de même, en cas de trouble fonctionnel, — tout symptôme est avant tout un trouble fonctionnel, — il est préférable et urgent de s'adresser au système nerveux qui a l'habitude de diriger la machine, et a spécialement pratiqué la machine en question.

Aucun médecin, je le répète, ne connaît le corps et la physiologie d'un malade donné, comme les centres nerveux de ce même malade. Il s'agit de les réveiller et ils referont, s'ils le peuvent, ce qu'ils ont tant de fois si bien fait : c'est leur métier. S'ils sont devenus incapables d'agir, rien ne les remplacera, la partie est perdue d'avance. Il a fallu à l'homme des siècles, le hasard d'une expérience et la découverte de l'électricité pour qu'il apprît à faire contracter un muscle de grenouille ; mais les centres nerveux de cette grenouille s'en tiraient infiniment mieux et tout naturellement, sans l'avoir jamais appris.

Il ne faut pas songer à obtenir un résultat thérapeutique quelconque tant qu'on n'aura pas entraîné les centres nerveux à reprendre leur fonction. Rien ne se fait sans eux ni contre eux. Aucun médicament, aucun sérum, aucun produit physiologique n'agit que par eux. On ne saurait trop insister sur cette notion qui, à mon avis, domine toute la médecine. Jamais aucun laboratoire ne produira de sucs digestifs, de sérums aussi naturellement appropriés que ceux que l'organisme élabore à chaque instant de notre vie. C'est d'ailleurs à l'organisme vivant lui-même qu'on demande leur fabrication. Le meilleur médicament n'agit qu'en rappelant tel centre nerveux à son équilibre fonctionnel, et non en se substituant à lui, car l'organe malade, comme l'organe sain, ne peut obéir qu'à ses propres centres nerveux. Le meilleur sérum est celui qui réveillera, développera, entraînera l'activité des centres nerveux, les poussera en quelque sorte à une conception plus haute et plus large de leur fonction naturelle, les montera à un niveau physiologique plus élevé. Cette notion si simple est si ignorée, ou si oubliée, qu'on ne saurait trop la répéter.

Les centres nerveux sont comme autant de compteurs automatiques, coordonnés entre eux, autant de régulateurs physiologiques qui distribuent, règlent, équilibrent en tout point de l'organisme la vie dans toutes ses particularités.

Ils sont la conscience et le bon vouloir organiques.

En général, c'est quand un médecin ne comprend plus un phénomène clinique qu'il commence à penser que le trouble pourrait bien être nerveux. Il ferait mieux de commencer par là, car si l'équilibre fonctionnel est confié au système nerveux, il est naturel de voir ses défaillances dans tout déséquilibre physiologique. Nous vivons par la vigilance du système nerveux, c'est par lui que nous résistons ; c'est donc à son secours qu'il faut se porter tout droit quand la résistance diminue, quand la vie fléchit et se fausse.

Soixante ans après Claude Bernard, la nomenclature clinique est encore aussi éloignée d'une notation physio-pathologique des symptômes et des maladies que les termes de l'ancienne pharmacopée l'étaient de la nota-tion chimique actuelle : je montrais, il y a longtemps, dans mon premier livre, *le Vertige*, que si nous avions des mots pour désigner divers troubles fonctionnels, vertige, anxiété, faim, dépression, nous n'en avons pas encore pour définir les fonctions mêmes dont ces phéno-mènes révèlent la perturbation.

Et nous n'avons pas de mots uniquement parce que nous n'avons pas d'idées.

Dans la langue commune, les états de santé et d'équi-libre ne sont pas définis. Nous disons : « Je vais bien, ça va bien. » — Notre machine, bien agencée, bien ré-glée, bien graissée, glisse sans bruit, fonctionne sans s'échauffer, sans heurt, d'une allure insensible et conti-nue. Notre mouvement vital est silencieux, notre allure physiologique paraît uniforme, et cette activité infinie qu'est la vie ressemble ainsi à un état d'équilibre, de repos.

On ne se sent pas vivre, et l'on en profite pour vivre en dehors de soi, objectivement. Pas de sensations infé-rieures, pas besoin de mots pour indiquer ce qu'on ne sent pas, ce qu'on ne se figure pas. C'est surtout en ma-tière physiologique et psychologique que les états heu-reux n'ont pas d'histoire.

Mais ce qui nous frappe vivement, en revanche, c'est

la panne, l'accident, le frottement, les états pathologiques et malheureux. Pour eux, les impressions et aussi les expressions abondent ; cela, nous le définissons à nous-mêmes et aux autres : le langage s'en est ainsi fait. Et c'est parfaitement naturel.

Un homme a une syncope, un vertige, il perd connaissance, il perd l'équilibre, l'aplomb moral ou physique : il a quelque chose qu'on définit et qu'on dit. Quand il retrouve sa connaissance ou son équilibre, il dit, et on dit de lui, qu'il n'a *plus rien* ! Il avait quelque chose quand la connaissance et l'équilibre lui manquaient ; quand il retrouve ce qui lui manquait, quand il a *tout*, on conclut avec lui qu'il n'a *plus rien*.

Recouvrer, posséder sa connaissance et son équilibre, cela ne mérite pas de nom, cela ne se dit par aucun mot : *ce qui existe, c'est d'en manquer*.

Ce *rien*, c'est la reprise d'activité d'une infinité de vigilances fonctionnelles sans lesquelles il nous serait impossible de nous tenir debout une seconde. Le médecin devrait dire, lui : ce malade avait perdu ce quelque chose de puissant et de magnifique qui le maintenait debout ; maintenant il l'a retrouvé, ce quelque chose qui mériterait bien un nom. Ce *rien* du malade devrait être un *tout* pour le médecin, pour le philosophe, pour le physiologiste. Malheureusement, le médecin n'a aucun mot pour désigner cette merveille, il est à peine plus avancé que son malade sur cette question. Pourquoi aurait-il le mot, quand il n'a pas l'idée ?

Le mal, le manque, la faillite physiologique ont leur terminologie, leur philosophie ; le bien, l'équilibre fonctionnel, la possession, ne l'ont pas encore. L'état d'équilibre ne figure ni dans notre langage, ni dans notre conscience.

Et c'est pourquoi, dans la conscience médicale, dans la langue scientifique, les choses ne sont pas beaucoup plus avancées que dans le monde non médical.

Ce n'est pas seulement une lacune, c'est une aberration que je signalais il y a plus de vingt ans, dès mes premières recherches, et que je rappelais encore récemment à la séance annuelle qui réunissait les sociétés de Neurologie et de Psychiatrie. Des volumes, par milliers, ont été écrits sur les états pathologiques, sur les maladies, sur les symptômes ; sur l'équilibre fonctionnel, sur l'état de santé, les traités de physiologie eux-mêmes ne savent comment dire.

Comment en effet définir, en langage médical, physiologique, l'état d'un homme qui *n'a pas de vertige*, pas d'incoordination motrice, de syncope, d'absence de congestion, de fièvre, de palpitations, de gonflement, de douleur ? Par quels mots exprimer la régulation de température, celle de la pression intérieure, de l'hydratation, de la respiration, de la nutrition, du sommeil, de la tonicité musculaire, de la présence d'esprit, de la présence de force ?

Je l'écrivais autrefois, il y aura eu des volumes écrits sur *l'ataxie* avant qu'il y ait eu une ligne écrite sur la *taxie*. Il y a des chapitres sur l'incoordination, sur le vertige, l'aphasie ; y a-t-il beaucoup de chapitres sur le sens des attitudes, sur la coordination, sur le geste vocal ? Le peu qui en est dit n'est que le commentaire des faits pathologiques. Et ainsi pour tout. Nous étudions toutes les pannes possibles, tous les accidents de la machine organique, et pour tous, nous avons des mots ; mais nous n'en avons pas pour chacun des états physiologiques dont l'accord fait que notre machine marche sans bruit, sans accroc.

On comprend que pour le malade, l'accident, l'accroc soit tout, le préoccupe seul, frappe seul son esprit et figure seul dans sa conscience et son langage. Il attend que nous l'ayions réparé pour l'oublier et revenir à ses affaires. Mais nous, médecins, comment pourrons-nous réparer la panne si nous ne pouvons nous définir à nous-mêmes, mieux encore que l'accident, le contraire de l'accident, c'est-à-dire le bon équilibre fonctionnel ?

Ne devrions-nous pas avoir une nomenclature physiologique de toutes les particularités d'un bon fonctionnement, et dont chaque trouble serait un symptôme, dont le nom deviendrait ainsi immédiatement significatif ? Il n'en est rien. Ou presque rien. Et il est grand temps que la recherche d'une nomenclature vraiment scientifique des choses médicales vienne nous montrer l'incohérence et la pauvreté de la plupart de nos conceptions actuelles, et mettre, par les mots, un peu de clarté dans les idées.

Je le répète, si les mots manquent, c'est que les idées nous font défaut, et cela à un point que ne s'imagineraient jamais ceux qui savent combien sont chargées les études médicales et le travail qu'elles ont exigé. Et dans ces idées mal définies, aucune orientation ne se dessine ; la masse si considérable des faits cliniques, bactériologiques, toute cette biologie expérimentale qui associe constamment la vie de l'homme à celle des êtres placés à l'autre extrémité de la série organique, tout cela forme la nébuleuse de systèmes doctrinaires qui sont loin de se définir encore dans des idées et dans des mots.

Toute idée, en effet, ne se définit que sous forme verbale ; on ne conçoit bien que ce qu'on peut énoncer clairement. Nous venons de voir, dans un monde nouveau de choses et d'idées, celui des sports mécaniques, naître toute une langue, avec autant de mots que de choses et de faits à dénommer. En médecine, notre langue est pauvre, et si, comme l'a dit Condillac, *une science bien traitée n'est qu'une langue bien faite*, la pauvreté de notre langue médicale, et, j'ajouterai ses nombreuses malfaçons, révèlent la pénurie de nos idées générales et particulières sur une foule de points de première importance.

Nous manquons, dans nos idées, d'orientation supérieure, de classement, de définition par analogie et par réciprocité ; par suite, nous manquons de termes explicites, de mots valables et actifs. Un peu de critique linguistique et biologique nous montrerait bientôt à nous-mêmes que les mots appartiennent à une langue mal faite et les idées à une science mal traitée. Quand nos pères parlaient d'humeurs en mouvement, d'âcreté du sang, des germes d'une maladie, ils parlaient joliment et nettement de choses que nous ne savons pas encore définir en termes scientifiques. Notre langage ne vaut pas encore le leur. Nous savons plus, mais nous ne pensons pas mieux, mais nous ne disons pas toujours aussi bien.

CHAPITRE IV

LA QUESTION ORGANIQUE

Il a dû exister une *question organique* bien longtemps avant qu'il existât une question *sociale*, et, chose remarquable, les deux questions sont de même ordre, d'ordre biologique. La médecine doit donc étudier l'une comme l'économie politique étudie l'autre. Et il est intéressant de voir comment, dans l'organisme vivant et dans la société vivante, se sont résolus l'équilibre fonctionnel et la défense organique, sociale, et l'on peut en réalité définir les deux phénomènes dans le même langage.

L'organisme humain est constitué par des milliards de petits individus cellulaires vivant dans une harmonie parfaite et en plein équilibre organique.

Quel régime a pu réaliser ce miracle ?

Le patrimoine organique — ou national, si l'on veut — n'est dans les mains ni d'un individu, ni d'une famille, ni d'une caste, ni d'un groupement, ni d'une classe ; dans l'organisme, tout le monde est rentier, mais aussi tout le monde est fonctionnaire. Chacun vit par l'ensemble et pour l'ensemble ; tout le monde obéit à l'intérêt commun, général, fait de l'organisation des intérêts de chacun.

Ce n'est donc ni un régime monarchique, ni un régime oligarchique. Il n'y a ni lutte politique, ni lutte de castes, ni lutte de classes, ni lutte d'individus. Il n'y a aucune sorte de liberté, car chacun est à sa juste place et fait ce qu'il a à faire ; il n'a aucune raison, aucun besoin d'être à une autre place et de faire autre chose. Il y a encore moins d'égalité, car il n'y a pas dans le corps vivant deux éléments cellulaires qui occupent la même place, qui aient exactement les mêmes besoins et les mêmes fonctions. La fraternité n'a pas plus de raison d'être, car chacun vit de la vie générale et nullement de celle du voisin. Donc, aucune des formules métaphysiques par lesquelles la Bourgeoisie a jadis exproprié le Clergé, la Noblesse et la Monarchie, et mis en morceaux le patrimoine national.

Il n'existe pas d'exploitation d'un individu par un autre, par conséquent rien qui ressemble à l'esclavage, au servage, au salariat. Les échanges se font avec avantage mutuel, réciproque ; il n'existe ni profit, ni usure, ni capital, ni accaparement, et tous les intérêts individuels communient dans l'intérêt général parce qu'il n'y a pas de propriété individuelle, ce qui serait un contresens et une iniquité.

Tous les intérêts individuels sont socialisés dans une individualisation d'un ordre supérieur, l'organisme lui-même. La production et la consommation sont socialisées, nationalisées, organisées. C'est le collectivisme biologique, le nationalisme au sens vrai, propre et exact du mot, *l'organisme* dans son sens littéral.

C'est cette socialisation des individualités plus petites en une individualité plus grande qui constitue l'organisation des êtres vivants et peut seule réaliser l'équilibre fonctionnel dans l'individu comme dans la société.

Grâce à l'organisation de la circulation sanguine chaque élément vit de la vie de l'ensemble, et vit sa propre vie dans un milieu vivant sans cesse renouvelé.

Grâce à l'organisation de la circulation nerveuse, chaque élément participe à la conscience générale, fait valoir ses droits et connaît ses devoirs.

Il nous faut donc prendre maintenant la question organique d'un peu haut, à son commencement...

Et pour cela, cherchons à orienter un certain nombre de notions et d'idées, forcément encore bien incomplètes, en nous demandant ceci : comment, à quelles conditions, la Vie peut-elle être et durer ?

CHAPITRE V

LA STATIQUE BIOLOGIQUE

Le refroidissement progressif de notre globe terrestre, qui l'aura mené, à travers l'éternité, de sa chaleur solaire initiale au froid lunaire qui l'attend, est une simple recherche de l'équilibre entre sa température, déjà basse aujourd'hui, et l'abîme de froid intersidéral qui l'enserre jusqu'à l'infini. Les divers éléments de sa matière cosmique, avec des vitesses variables, tombent successivement de l'état gazeux à l'état liquide, et de celui-ci à l'état solide [1].

La Terre avait accompli la plus grande partie de sa destinée, elle était déjà bien loin de l'âge d'or des astres, l'âge gazeux, quand la formation d'une écorce solide fournit l'écran qui permit la précipitation de son énorme atmosphère de vapeurs et que les premiers océans s'étalèrent bouillonnants à sa surface. Peu à peu les océans cessèrent de bouillir, l'eau ne fut plus que chaude, puis tiède; et alors, la lie des premières sédimentations s'étant déposée, certaines réactions chimiques d'une délicatesse sans exemple jusque-là dans l'histoire chimique de la matière terrestre purent s'effectuer, — et la vie se réalisa. Toutes les sédimentations qui forment la surface de

[1]. Ce qui suit a paru dans *Biologica*, 15 mars 1912.

l'écorce à partir de cet âge des eaux tièdes sont imprégnées de matière organisée, et ce sont même les couches biologiques qui nous disent l'âge des couches géologiques. Dans toute l'épaisseur de l'écorce terrestre, — à part bien entendu les couches profondes formées de roches qui remontent à une température sous laquelle les réactions biologiques étaient impossibles, — dès que l'on rencontre les terrains formés de sédimentations contemporaines de la période tiède des océans, la vie a laissé ses traces, végétales et animales.

Entre les 100° de l'eau bouillante et le 0° de l'eau solide, et évidemment même dans la moitié inférieure de cette échelle thermométrique, la vie aura été possible et la matière aura fait sa plus noble conquête. La température moyenne de l'eau libre à la surface de notre globe est actuellement bien plus près du zéro terminal que du degré où la vie a pu apparaître, et c'est l'homme qui clôturera l'histoire des sédimentations biologiques.

Donc, la vie est d'une antiquité inconcevable ; et comme la vie de chacun de nous remonte sans interruption à travers les espèces et les individus superposés, jusqu'à l'apparition de la première matière qui s'est prise à vivre au sein des océans, la continuité de cet ensemble de réactions chimiques d'une aussi infinie délicatesse, pendant des milliers et des milliers de siècles, est bien la chose la plus merveilleuse à laquelle l'homme puisse songer. La vraie immortalité, elle est en amont, et non en aval de notre petite vie personnelle et actuelle. L'enfant qui vient de naître aujourd'hui, tout jeune qu'il soit, est d'une matière qui vit depuis des millions d'années.

La vie individuelle n'est qu'un éclair auprès de l'incommensurable durée de la vie sériaire qui aboutit à chacun de nous, et c'est le souvenir confus de cette quasi-éternité antérieure, imprégnant toute notre substance, qui a déposé en nous l'instinct d'une immortalité ultérieure, et fait naître la naïve croyance en un principe immatériel qui survivra à notre corps. La vie si ancienne que nous vivons dans notre petite vie individuelle la dépasse tellement en arrière, que nous la supposons infinie en avant de nous, et que notre raison peut à peine nous convaincre que notre mort terminera d'un coup et notre vie personnelle et le filon de vie qui des profondeurs du passé aboutit à nous. Mais il faut en prendre notre parti ; seul se survit, dans sa descendance, l'être qui a procréé, et par qui la vie passe à d'autres. Chaque vie individuelle cesse tout entière par la mort individuelle ; à part l'embranchement de vie sériaire qui va passer à nos enfants, la mort termine bien en nous notre vie personnelle et la chaîne ininterrompue de vie qui nous rattachait à l'origine de la vie sur le globe.

Mais pour que la vie se soit ainsi continuée pendant tant d'âges, de siècles, sans que le flambeau se soit jamais éteint d'un courrier à l'autre, il a fallu que la matière devenue vivante pût se maintenir en vie, en assurant à l'ensemble de ses réactions physico-chimiques un certain équilibre, qui ne s'est ni démenti ni rompu un seul instant.

Dans ses expériences restées célèbres, Pasteur a montré que dans des recherches mal conduites, desquelles on avait cru pouvoir conclure à la génération spontanée, il n'y avait pas eu en réalité de génération spontanée ; et il a également montré qu'en se plaçant dans des conditions où toute génération spontanée était impossible, il n'y avait pas génération. On s'est empressé d'en conclure qu'il n'y avait jamais eu de génération spontanée, et que comme la vie n'avait pu se réaliser toute seule, il avait bien fallu que quelqu'un la créât. Beaucoup de cerveaux rêvent encore sur ces contes merveilleux.

La matière en vie ne diffère en rien de la matière non vivante, quant à ses éléments chimiques ; ce sont les mêmes corps simples qui ont formé l'écorce terrestre, dont nous sommes la poussière. Mais la matière en vie compose ces éléments et leurs qualités chimiques en un groupement complexe, d'où naît une activité particulière capable de s'entretenir indéfiniment, à la condition que de nouveaux matériaux sans cesse empruntés au milieu extérieur l'alimentent constamment. C'est, en chimie, le problème du mouvement perpétuel réalisé par l'organisation moléculaire.

Qu'est pour le chimiste, le phénomène appelé *vie* ? Nous ne le savons pas encore. Mais savons-nous davantage ce qu'est en physique le phénomène appelé électricité ? Savons-nous chimiquement ou physiquement, ce qu'est, non pas même la matière vivante, mais la *matière* même ?

Il est si naturel que nous sachions peu de choses encore, il est si certain que nous ne saurons jamais tout ! Mais pourquoi inventer, comme des enfants, et rechercher l'absolu de la nature là où il n'y aura jamais que du relatif forcément humain ?

Cet équilibre que la matière vivante a su garder tant de siècles, d'espèce en espèce, d'individu en individu, à travers les modifications géologiques, climatériques, physiques et chimiques du milieu solide, liquide et aérien où nous la trouvons toujours, cet équilibre par lequel, en un mot, *la vie est restée vie*, nous lui donnerons un nom, qui est celui d'une importante partie de l'histoire de l'écorce terrestre, et nous l'appellerons BIOSTATIQUE.

C'est par le maintien constant de cet équilibre, d'ordre physico-chimique, que le filon de la matière en vie s'est poussé sans interruption depuis les plus profondes assises des terrains sédimentaires jusqu'aux formations actuelles de l'écorce terrestre.

Cet équilibre résulte de la composition de divers autres équilibres particuliers, que nous allons passer sommairement en revue.

Non seulement la vie, en tant que vie, s'est maintenue sans interruption depuis l'origine jusqu'à nos jours, mais des différenciations spécifiques se sont dessinées qui ont abouti à l'infinie variété des espèces animales ou végétales, actuelles ou disparues ; et, dans chaque filon, une autre forme d'équilibre s'est maintenue d'individu en individu, perpétuant, à travers les adaptations et les différenciations successives, pendant des temps toujours très longs, le type spécifique, la livrée de l'espèce. Par cet équilibre, *l'espèce se maintient espèce* et c'est par lui qu'elle évolue et se transforme comme la vie elle-même. Nous lui donnerons le nom de PHYLOSTATIQUE.

L'équilibre *biostatique*, qui a conduit la matière vivante depuis les origines de la vie jusqu'à nos vies actuelles, dépasse en durée et en étendue, ainsi qu'en importance, l'histoire des individus et celles des espèces. Il n'y a pas d'appareil biostatique organisé dans chaque individu : tout l'individu est cet appareil même.

Si, d'ailleurs, on se reporte aux raisons qui ont suscité la division d'une première masse vivante en individus secondaires, — lesquels ont recommencé une nouvelle vie individuelle soit en liberté et isolément, comme chez les Protozoaires, avec des refontes cycliques régénérant la matière initiale en des conjugaisons qui sont la forme primordiale de la sexualité, soit au contraire en associant leurs petites vies élémentaires en une individualisation collective d'un ordre biologique supérieur, comme chez les Métazoaires, — on est tout naturellement porté à considérer chaque individu cellulaire, libre ou socialisé, et même l'individu métazoïque, comme un véritable *organe* de l'espèce, maintenant l'équilibre *phylostatique* par la division, dans l'espace et dans le temps, de la matière vivante évoluant dans sa conquête continue du milieu extérieur. L'individu est donc un véritable membre actif de l'espèce, qui ne nous révèle son identité biologique que si nous nous plaçons assez haut, dans le temps et dans l'espace, pour envisager l'ensemble des individus de même souche.

L'équilibre biostatique, sous chaque forme actuelle et particulière d'équilibre phylostatique, impose le sceau organique de sa continuité dans une partie de l'individu destinée à survivre à l'individu. C'est l'*appareil génital*.

Nous étudierons donc, en lui donnant sa place propre dans l'économie, au milieu des autres appareils, l'appareil génital. Mais, comme c'est par lui et en lui que l'Espèce se fait en quelque sorte parasite de l'Individu, nous devons fixer ce point.

Si l'on se place, contre tout esprit philosophique, au point de vue étroit de l'individu organique, l'appareil génital semble une partie organique de l'individu, destinée à assurer sa propre reproduction par la conjugaison avec une partie correspondante et complémentaire d'un autre individu de même espèce, mais de sexe différent. Mais si l'on s'élève au point de vue de l'espèce, l'individu tout entier risque fort, au contraire, de n'être plus qu'un ensemble organique destiné à assurer un stage de vie individualisée, un avatar nécessaire, une incarnation passagère à ce peu de substance vivante, que nous retrouvons identique à l'origine de toutes les espèces, de tous les individus, l'ovule et le spermatozoïde, vivant en parasites dans l'organisme qui les porte, jusqu'au jour où une conjugaison donne à leur substance, jusque-là primitive, l'élan d'une série de différenciations qui lui permettra de parcourir par bonds d'une vitesse merveilleuse toutes les étapes de l'histoire spécifique, recommençant, dans l'enveloppe maternelle, la vie de tout le filon biologique dont elle est l'aboutissant, pour rattraper, en quelques mois, la dignité biologique à laquelle elle a droit.

L'individu n'est plus alors qu'un organe de l'espèce, il est le fruit vivant et libre qui porte la graine, le dépôt que l'espèce lui a confié. Il est contre nature de faire de la graine un organe de la plante; c'est le contraire qui est le vrai.

L'espèce prime l'individu; et dans certaines espèces animales, surtout chez celles qui gardent la vie collective, chaque individu nous apparaît bien comme un petit organe libre et indépendant de la collectivité gagnant sa propre vie, mais plaçant la conscience des intérêts de l'Espèce et de la collectivité infiniment au-dessus de ses petits intérêts élémentaires. Il en est visiblement de même dans l'énorme individualité métazoïque que nous sommes, dans laquelle les millions de cellules associées et liées semblent orienter leurs petites consciences élémentaires dans le consensus d'un même et unique intérêt général, sous leurs multiples livrées physiologiques.

L'équilibre phylostatique assure la continuité du type spécifique ; un autre équilibre, que nous allons voir, assure celle de l'individu ; mais le compromis entre ces deux intérêts, l'équilibre momentané entre cette vie sans cesse transférée de l'espèce et cette vie sans cesse interrompue et périssable des individus qui se la transmettent, cet équilibre régit notre vie sexuelle, génitale, permet à l'individu d'être parasité par l'Espèce et garantit la survie du filon spécifique dans son court passage à travers l'individu. Nous appellerons dès maintenant cet équilibre GONOSTATIQUE.

Dans chaque petite vie individuelle, et dès l'origine même de cette vie, à travers la série des formes successives reproduisant en raccourci les étapes de l'évolution des espèces dans chaque filon spécifique, à travers les multiples adaptations symbiotiques des millions de cellules de notre corps s'organisant pour vivre ensemble comme filles d'une même mère, — la cellule originelle, — la vie commune maintient une nouvelle forme d'équilibre, celui de la vie individuelle, personnelle à l'ensemble de ces cellules de même origine et associées en un même être, créant sous l'équilibre spécifique un équilibre métazoïque, individuel. Par cet équilibre, l'*individu se maintient individu*. C'est l'équilibre ONTOSTATIQUE ; il comprend tous les suivants.

Dans cet équilibre de tout l'être, chaque cellule assure pour son compte l'équilibre de sa petite vie individuelle. La *cellule se maintient individu*. Nous nommerons cet équilibre CYTOSTATIQUE.

Cet ensemble de petites vies restées en société sous le type communiste ne se maintient que par la réalisation active, par l'entretien et le renouvellement constant d'un *milieu intérieur*, dans lequel chaque élément trouve les conditions immédiates de sa survie et de son activité. La composition chimique et les qualités physiques de ce milieu ne peuvent s'écarter de certaines conditions favorables à la vie de chaque élément et à celle de l'ensemble. Cet équilibre du milieu intérieur, nous l'appellerons MÉSOSTATIQUE. Il domine toute la physiologie et toute l'anatomie. C'est par lui que le milieu intérieur se maintient tel qu'il doit être pour la survie de l'individu. Nous le classons, dès maintenant, dans la série des équilibres organiques parce qu'il est le point de départ des suivants, mais nous l'étudierons mieux plus loin, sous un nom plus particulier.

Le maintien de cet équilibre du milieu intérieur, condition absolue et immédiate de la vie collective de nos éléments, n'est possible que par une division infinie du travail d'alimentation, de circulation et d'élimination, division qui a créé autant d'appropriations fonctionnelles que de besoins organiques différenciés. Cette distribution du travail général en fonctions définies et spéciales ne peut avoir son plein effet que si chaque fonction garde sous l'équilibre général, qu'elle contribue à assurer, son petit équilibre propre associé et coordonné avec les autres équilibres fonctionnels voisins. C'est l'équilibre de l'ensemble organique, celui de la vie individualisée, qui maintient chaque fonction dans ses propres caractères attributifs, et c'est sur ces mille petits équilibres fonctionnels et sur leur coordination que repose la vie continue de l'ensemble. C'est par cet équilibre particulier que *la fonction se maintient fonction*, et précisément telle fonction. Nous le nommerons PHYSIOSTATIQUE.

La différenciation que subit toute matière vivante pour se plier à une exigence fonctionnelle, les modifications que l'habitude d'un même travail impose comme autant de plis physiologiques, l'adaptation de chaque partie organique à son rôle spécial dans le concours des activités biologiques, toutes ces conditions exercent une sélection par laquelle se tracent des déviations morphologiques, qui habillent chaque partie d'une véritable livrée, d'une tenue de travail correspondant à chaque attribution fonctionnelle. On a ainsi pu dire que la fonction *créait* l'organe.

Autant de fonctions, autant de livrées fonctionnelles, d'adaptations morphologiques superficielles ou profondes. Comme pour les fonctions elles-mêmes, et concurremment, l'équilibre de la vie individualisée exige une coordination morphologique, une économie anatomique dans laquelle chaque partie organique se classe et affirme ses attributions dans une orientation physiologique générale. S'il nous fallait un mot précis pour désigner la distribution fonctionnelle, le classement, le caractère que la fonction impose à la matière vivante, nous n'en pourrions trouver de meilleur que le terme de PHYSIONOMIE, qui a exactement ce sens. La définition fonctionnelle, ou physionomie, est bien ce qui va distinguer entre elles les diverses parties de l'organisme et nous fournir la notion d'*organe*. L'équilibre par lequel l'*organe se maintient organe*, et précisément tel organe, sera l'équilibre ORGANOSTATIQUE.

Le maintien de l'équilibre intérieur, ou *mésostatique*, en continuité d'échanges avec le milieu extérieur, en imposant à la masse des éléments de même origine qui forment l'individu organique, une différenciation extrême du travail, a en même temps revêtu les éléments de même attribution fonctionnelle d'une livrée commune, qui les distingue dans toutes les parties de l'ensemble où s'exerce cette attribution. Cette livrée, qui n'est anatomique que parce qu'elle est une tenue de travail physiologique, je le répète, est le résultat d'un compromis, d'un équilibre entre les exigences de la vie élémentaire de la cellule et les exigences du travail que l'organisme entier peut attendre d'elle, entre l'offre cytostatique et la demande physiostatique. Cet équilibre dans la tenue, qui groupe anatomiquement dans une même livrée toutes les cellules de même attribution fonctionnelle, et par lequel *le tissu reste tissu*, est l'équilibre HISTOSTATIQUE.

Chaque élément cellulaire a sa fonction propre : la cellule, chaque cellule est donc un *organe*.

Les groupements des éléments de même fonction en tissus, classés selon leurs attributions *histonomiques*, permettent de considérer chaque tissu particulier comme un organe ayant sa fonction propre : un tissu est donc aussi un organe. C'est un organe général, ayant une même attribution dans les parties les plus diverses de l'organisme dans lesquelles on peut le rencontrer.

Les habitudes spécifiques, les nécessités de l'équilibre individuel ont combiné et réparti les tissus divers en groupements fonctionnels associant leurs activités propres en une activité composée. Il en résulte des formations complexes, nées d'une distribution du travail d'un type plus élevé morphologiquement et d'un plus grand domaine dans la pratique. Ces formations sont les

DÉFENSE ORGANIQUE ET CENTRES NERVEUX

organes proprement dits (œil, foie, main, peau, etc.). Ce sont des *unités physiologiques* supérieures, orientées et définies selon les diverses formes d'activités segmentaires de l'individu, et dont la morphologie associe les intérêts de l'individu et ceux de l'espèce. L'organe ainsi défini est un véritable *membre*, au point de vue physiologique ; et cet équilibre s'appellera MÉLOSTATIQUE.

En dehors de l'attribution fonctionnelle qui définit toute partie organique, les connexions anatomiques, la répartition segmentaire des vaisseaux, des nerfs, des muscles, les rapports organiques des diverses parties d'un ensemble fonctionnel, l'équilibre ontostatique, ainsi que les lois et les habitudes de la distribution morphologique ont créé, à côté des unités physiologiques, de véritables unités morphologiques, dans lesquelles règne un évident équilibre par lequel *la région reste région*, et telle région. Cet équilibre s'appellera MÉRO-STATIQUE.

Anatomiquement et physiologiquement, tout l'organisme se réduit à deux entités : la *cellule* d'abord, et ses innombrables variétés morphologiques, — et, d'autre part, ce milieu liquide dans lequel vivent ces cellules, que toute notre activité cherche à entretenir dans cet équilibre que j'ai appelé mésostatique, et qu'on nomme la *lymphe*.

Cellules et lymphe, c'est tout ce qu'on peut trouver dans l'organisme vivant.

Nous pouvons donc préciser encore un terme de notre nomenclature, et, à côté de l'équilibre cytostatique, qui concerne la cellule, nous considérerons l'équilibre LYMPHOSTATIQUE, qui guide l'effort organique dans son maintien de l'équilibre physico-chimique et biologique du milieu dans lequel vivent les éléments cellulaires, maintien actif de ses qualités dans les conditions utiles.

Aussi différenciée par sa fonction que soit une cellule, aussi déguisée et méconnaissable que nous puissions la trouver sous sa livrée physiologique, elle reste cellule, de par son équilibre cytostatique, et, en tant que cellule, elle doit voir assurer les conditions fondamentales et générales de sa vie cellulaire. C'est dire que si la cellule est restée cellule depuis ses premières différenciations jusqu'à sa forme actuelle, dans quelque tissu que nous l'étudions, si nous retrouvons les mêmes caractères essentiels dans la cellule libre du protozoaire et dans la cellule si profondément socialisée du métazoaire que nous sommes, nous devons retrouver également dans le milieu auquel cette cellule, quelle qu'elle soit, doit sa subsistance et les conditions de son activité biologique, une certaine identité de caractères physico-chimiques. C'est dire également que le milieu lymphatique dans lequel vivent les cellules de notre corps garde les caractères essentiels du milieu pélagique dans lequel la matière a pu autrefois devenir vivante et le rester depuis.

Depuis que l'on a reconnu que l'évolution de l'individu, ou *ontogénie*, reprenait en la condensant l'évolution du filon spécifique, ou *phylogénie*, on sait que le milieu liquide dans lequel vivent les cellules de notre corps n'est autre que le milieu pélagique, l'eau de mer entretenue et sans cesse reproduite par l'activité organique tout entière, et adaptée aux conditions actuelles de notre vie aérienne et spécifiquement humaine. La découverte de Quinton est un peu celle de l'Amérique, et cette notion m'avait, en 1890, paru déjà si banale en biologie, que dans ma thèse, longtemps avant les premières publications de Quinton, j'observais, à propos de l'oreille interne et des cellules auditives qui vivent dans le milieu lymphatique de l'oreille comme de véritables petits infusoires ciliés et pédiculés : « Il est intéressant de voir ce milieu marin, pélagique, dont l'entretien peut être considéré comme la fonction fondamentale de la nutrition et de la circulation, baigner constamment toutes les formations ectodermiques des organes des sens, plus peut-être que les autres éléments de l'économie. Toutes les différenciations que nous allons voir survenir dans la structure de l'appareil tactile du sens auriculaire ont lieu au sein d'un liquide qui ne diffère pas essentiellement du milieu marin et dont le renouvellement sera activement assuré par des aqueducs spéciaux, etc.[1] ». — La lymphe est donc le milieu pélagique réalisé par l'organisme, modifié selon ses besoins métazoïques, adapté aux conditions d'une vie organique supérieure ; c'est comme un petit océan portatif que l'organisme garde et renouvelle en lui. Et nous en venons à cette donnée biologique intéressante, que le milieu intérieur dans lequel vivent nos cellules en société métazoïque est la persistance, au sein de l'organisme, du milieu extérieur que ces cellules ont connu jadis, au début des différenciations organiques, quand elles étaient des éléments cellulaires libres dans leur existence protozoïque.

De même que nous verrons, par les appareils de la nutrition et de la respiration, le milieu extérieur pénétrer dans l'intimité de la masse organique de l'individu,

---

1. *Le sens auriculaire de l'Espace*, Thèse de Paris, 1890.

— de même nous voyons ici, par la circulation vasculaire, le milieu pélago-lymphatique originel promener dans l'intimité des tissus l'abondance de ses ressources nutritives permettant à chaque élément de trouver sa vie sur place, sans quitter son poste organique.

Quelles sont les qualités fondamentales de ce milieu lymphatique, quelles sont les bases de l'équilibre *lymphostatique*, qui réalise à chaque instant dans l'individu vivant ce miracle de la vie qu'ont vu jaillir autrefois les premiers océans qui recouvrirent l'écorce encore chaude de notre globe terrestre ?

L'équilibre *lymphostatique* repose sur le concours d'un certain nombre d'équilibres secondaires et particuliers des qualités physiques, chimiques et biologiques de ce milieu.

Ce milieu doit être avant tout *liquide*, parce que d'une part il doit se déplacer sans cesse et circuler, et d'autre part parce qu'il est en quelque sorte vivant lui-même, plein des sécrétions cellulaires, plein de matière alimentaires immédiatement assimilables, animé de mille ferments solubles, qui en font une sorte de protoplasma roulant qui n'attend plus que son incorporation cellulaire pour s'individualiser en une vie propre. Cette constante fluidité est assurée par ce que nous appelons l'équilibre HYGROSTATIQUE.

Une seconde condition d'ordre physique est la *pression*, qui intervient dans tout phénomène physico-chimique, et par conséquent biologique. L'équilibre entre la pression minima et la pression maxima compatibles avec les phénomènes de la vie sera donc assuré par la MANOSTATIQUE.

Les conditions biologiques ne pouvant se trouver utilement réunies que sous certaines données moyennes de *température*, réalisant les eaux tièdes originelles, ici encore est exigé un équilibre de température que nous devons nommer THERMOSTATIQUE.

Les appareils organiques qui se consacrent au maintien de ces divers équilibres d'ordre particulièrement physique sont encore mal étudiés ; mais nous pourrons reconnaître le rôle, directeur des centres nerveux dans cette triple régulation physiologique.

Au point de vue particulièrement chimique de la composition de la lymphe, du renouvellement de substance, de tout ce qui, en un mot, réalise d'une façon permanente ce que nous voudrions appeler la *synthèse mésostatique lymphostatique*, nous admettrons l'équilibre de composition, qui fait que *la lymphe reste la lymphe*. C'est l'équilibre SYNTHÉTISTATIQUE.

Le rationnement en *oxygène*, assuré par la respiration, réalise l'équilibre OXYSTATIQUE.

L'eau, non plus l'eau physique cette fois, comme pour l'HYGROSTATIQUE que nous venons de considérer, mais l'eau chimique, sans cesse acquise par les appareils d'alimentation, est aussi fabriquée par l'organisme lui-même en ses nombreuses sources thermales profondes. La formule connue que nous adapterons à la chimie biologique, *corpora non vivunt nisi soluta*, est applicable non seulement à tous les corps qui composent notre matière vivante, mais à l'eau elle-même, qui naît toute vive de presque toutes nos réactions intérieures les plus intimes. En dehors même de la véritable eau de combinaison qui jaillit à chaque instant de la moindre réaction biologique, il semble bien plus que l'eau physiologique est dissoute dans notre matière vivante que celle-ci ne semble dissoute dans l'eau qui lui donnerait sa fluidité. Nous pouvons donc, sans confusion possible avec une autre acception du même terme, donner le nom d'HYDROSTATIQUE à cet équilibre fondamental.

Le rationnement également fondamental en carbone, en hydrogène et en azote, qui assure les assises mêmes de la constitution biologique de la matière animée, s'effectue selon diverses espèces alimentaires dont la plupart sont directement empruntées à de la matière déjà en vie, sous forme végétale ou sous forme animale. Elles se groupent pratiquement selon un mode habituel, selon un régime qui facilite sensiblement le travail d'assimilation organique, par une sorte d'appropriation et d'accommodation extérieures et préalables. C'est de la chair déjà faite qui va passer, après une certaine *humanisation* indispensable, dans notre milieu intérieur, à la disposition immédiate de nos éléments cellulaires.

Ce régime implique, lui aussi, une série d'équilibres particuliers dans le rationnement utile, qu'il nous suffira pour le moment d'énumérer.

Les matières albuminoïdes, dont le rationnement est régi par l'équilibre PROTÉOSTATIQUE ;

Les matières hydrocarbonées, sous l'équilibre HYDRO-CARBOSTATIQUE, et particulièrement GLYCOSTATIQUE ;

Les graisses, et la STÉASTOSTATIQUE ;

Les chlorures, d'où CHLOROSTATIQUE ;

Le phosphore, le soufre, le fer, la soude, etc., avec autant d'équilibres PHOSPHO-SULFO-SIDÉROSTATIQUE, etc.

Cette nomenclature semblera puérile par sa simplicité, mais la biologie n'a-t-elle pas dès aujourd'hui pris le parti d'envisager, dans l'histoire naturelle de l'homme, au point de vue chimique, l'histoire naturelle des albuminoïdes, du sucre, du carbone, de l'eau dans l'économie, et ces petites histoires spéciales ne sont-elles pas toutes l'étude d'une statique particulière dans la mésostatique générale ?

Nous pourrions donc dès maintenant faire la table des matières d'un travail dont tant de chapitres sont commencés et chercher à donner une orientation commune à des recherches qui ne peuvent que gagner à s'assurer une nomenclature physiologique aussi simple et rationnelle que la nomenclature chimique actuelle l'est apparue après l'ancienne nomenclature.

Il nous reste, dans le même ordre de classification, à désigner le merveilleux équilibre qui règne dans les activités biologiques de ces serviteurs invisibles de l'organisme, sur lesquels est fondée la vie elle-même, aussi bien dans la chimie du milieu lymphatique que dans celle du protoplasma cellulaire, je veux parler des *ferments*. C'est par eux que nos humeurs sont vivantes, c'est par eux que nous vivons. On peut donc bien dire que tous ces équilibres ne sont réellement utilisables que si un équilibre plus intime, plus profond et plus général est assuré par des sécrétions internes qu'on commence à peine à connaître aujourd'hui. Ouvrons donc pour lui l'immense chapitre de l'équilibre ZYMOSTATIQUE.

L'association des termes *équilibre* et *statique* forme, je le sais, un véritable pléonasme ; mais l'idée qu'ils sont

deux à représenter est encore si éloignée des habitudes
mentales des médecins, et même de la plupart des biologistes, qu'ils ne sont réellement pas trop de deux.
Si j'en savais un troisième, je l'aurais déjà employé.

Tous ces ferments, ces matières actives de la lymphe, tous ces sucs, ces jus de cellules, qui donnent une
véritable vie dissoute au milieu liquide où baignent nos
cellules, sont les produits de sécrétions sur lesquelles
règne l'équilibre OPOSTATIQUE.

Nous voyons donc le rationnement alimentaire
assuré dans la lymphe même ; mais le passage du milieu
extérieur dans le milieu intérieur s'effectue grâce à une
puissante activité fonctionnelle et à un dispositif organique très différencié, distribué en deux appareils auto-
nomes en apparence, *l'appareil digestif* et *l'appareil respiratoire*. La digestion et la respiration assurent le
rationnement alimentaire, et leur activité est dominée
par un équilibre dont nous connaissons l'oscillation
rythmique, les variations fonctionnelles, les périodes
de surtravail et de repos mesuré, selon les besoins
organiques, selon l'allure de la circulation intérieure,
selon les dépenses physiologiques, et aussi selon les
circonstances extérieures. Ce qui commande l'activité
digestive et respiratoire, c'est ce que nous pouvons
appeler l'équilibre TROPHOSTATIQUE.

Une autre activité, de rôle inverse, dont les effets
alternent en quelque sorte avec l'activité trophique, est
employée à purger le milieu intérieur des produits inutiles ou dangereux. L'objet de la première est *l'aliment* ;
celui de la seconde est *l'excrément*. Chaque cellule se
purge des produits de sa petite activité digestive élé-

mentaire dans le même milieu qui l'a nourrie. Il faut donc que ce milieu, en aval de cette cellule, soit débarrassé de produits devenus inutiles ou dangereux, et qu'une première fécalisation immédiate s'exerce sur cette portion du milieu circulant, en attendant leur issue par les exutoires naturels ou leur transformation dans certains dépotoirs intérieurs qui tireront quelque parti de leurs matériaux. L'essentiel est que le milieu nutritif soit purgé en amont et en aval de chaque cellule ; et cet état d'équilibre excrémentaire, opposé à l'équilibre alimentaire, nous l'appellerons, par un néologisme tiré du mot excrément lui-même, équilibre PÉRITTOSTATIQUE.

Cette double fonction, *trophostatique* et *périttostatique*, met à elle seule à contribution la presque totalité de nos organes.

Le milieu intérieur doit aussi être défendu contre l'infection. Aussi est-il le siège d'une véritable *digestion*, d'une fécalisation et d'une destruction continues des germes pathogènes, activité physiologique à laquelle il doit sa survie de chaque instant. C'est cette défense intérieure que j'ai appelée DIAPHYLAXIE.

Il s'établit entre le milieu intérieur, d'où vient tout ce qui est bon et où s'en va tout ce qui est mauvais, et chaque cellule de notre corps, une sorte de flux qui apporte et de reflux qui remporte, par une véritable pulsation, par un mouvement de marée de notre océan inférieur, qui rythme la vie élémentaire. Mais l'équilibre organostatique de l'appareil qui canalise ce flux et ce reflux a de bonne heure créé des voies de retour distinctes des voies de pénétration, le mouvement alternatif s'est avantageusement transformé en mouvement rotatif ; et ainsi s'est dessiné l'appareil *circulatoire* qui fait sans cesse passer le milieu alimentaire devant chaque convive cellulaire immobile à sa place, selon une vitesse, une pression et une régularité dont le maintien est dû à ce que nous nommerons DROMOSTATIQUE, si singulier que puisse paraître ce néologisme.

Les conditions de sa diffusibilité sont assurées et réglées par ce que nous appellerons OSMOSTATIQUE.

Le maintien de l'équilibre LYMPHOSTATIQUE, sans lequel la vie élémentaire et la vie générale sont impossibles, doit être considéré comme le centre d'orientation de toutes les activités et de toutes les formations organiques.

Si le *primum vivere* est bien la devise de tout être vivant, grand ou petit, simple ou complexe, il est aussi la raison de toute adaptation biologique, — qu'il s'agisse des actes les plus élémentaires de la vie ou des aspirations les plus exaltées de la pensée abstraite, que l'animal recherche sa subsistance la plus immédiate ou que l'homme songe à assurer sa survie dans l'éternité, la devise est la même, *primum vivere*.

Cette simplicité d'orientation et cette unité dans l'effort nous facilitent l'exposé des attributions organiques et des contributions physiostatiques.

Voyons d'abord la *motricité*, la *force motrice*. Depuis les actes, les gestes les plus intimes de la circulation jusqu'à la puissante pulsation cardiaque, — depuis les plus simples aspirations alvéolaires du poumon jusqu'à la manœuvre complexe et large de l'appareil respiratoire, — depuis les sécrétions les plus légères des glandes et de la muqueuse digestive, depuis les plus délicats frémissements ondulés des tuniques intestinales jusqu'aux gestes énergiques de succion, de mastication, de broyage, de brassage, de propulsion de l'appareil digestif, — depuis les mouvements immédiats de préhension, de recherche, jusqu'à ces gestes plus lointains et plus longs de chasse, de guerre, de recherche et d'exploration industrielle, scientifique, de conquêtes politiques, territoriales, économiques, religieuses ou philosophiques, — tout cela n'est, au fond comme à la surface, que formes diverses, particulières ou générales, directes ou indirectes de cette recherche de l'entretien du milieu lymphatique dans lequel vivent les éléments cellulaires de notre masse, et du maintien de son équilibre mésostatique, biologique.

C'est ainsi que l'histoire organique conduit l'histoire économique, morale, politique et sociale de l'humanité ; c'est la conquête continue et nécessaire du milieu extérieur par le milieu intérieur. C'est à une même recherche que se livrent, dans son petit milieu obscur, le plus rudimentaire des organismes vivants, la cellule, et aussi toute la politique intérieure et extérieure des grandes nations qui composent l'humanité.

Cette recherche de la survie par l'entretien du milieu intérieur est toujours, dans toute condition, le plus profond mobile de n'importe quel acte.

Les appareils de sustentation, de progression, de reptation, d'aviation, de natation, de locomotion, ces appareils n'ont en d'autre raison d'être que de permettre à l'individu la conquête du milieu extérieur, pour la satisfaction des intérêts ontostatiques, ou la conquête de l'individu du sexe complémentaire, pour celle des intérêts phylostatiques. Toute notre musculature, celle qui sert aux actes les plus inconscients et celle qui est le plus directement soumise à notre volonté, n'est que la servante de ce besoin de vivre et de chercher notre vie.

Ce dynamisme organique demande un nom propre, car il implique la notion d'*effort*. Cette capacité dans l'effort est entretenue, maintenue par un équilibre physiologique, qui fait que toujours *la force reste force* et nous appellerons cet équilibre STHÉNOSTATIQUE.

Nos sens, nos sensibilités internes et externes n'ont de même pas d'autre objet. Ils sont faits pour conduire nos activités. Ils apprécient en dedans de nous nos manières d'être, nos besoins, nos peines, surveillent nos gestes internes, contrôlent nos actes les plus superficiels et les plus profonds ; par eux l'organisme est sans cesse informé de lui-même, se connaît et se sent vivre, se définit topographiquement, se révèle à tout instant son *moi* organique et physiologique. Par eux se forme une conscience organique par laquelle s'associent et se coordonnent nos actes les plus obscurs ; par eux aussi se crée un domaine purement sensoriel, le monde psychique, la conscience de cette conscience plus profonde, qui s'en est détachée au point de nous faire imaginer en nous l'existence d'un principe immatériel, d'une âme distincte du corps, et qui le dirigerait. C'est la plus forte illusion sensorielle dont l'homme ait été victime, et celle à laquelle il a le plus de peine à renoncer, car, comme nous l'avons vu plus haut, elle flatte ses besoins enfantins de survie et d'immortalité.

A l'extérieur, nos sensibilités étendent notre recherche, explorent le domaine de notre expansion mésostatique, guident et contrôlent nos gestes, exercent nos goûts, modèlent nos habitudes sensorielles, créant des formules esthétiques qui organisent objectivement la satisfaction de nos besoins les plus habituels et disciplinent nos activités volontaires.

Cette discipline sensorielle s'exerce aussi sur notre systématisation psychique ; nos habitudes intellectuelles y puisent cette esthétique mentale que nous nommons la *logique* et cette autre esthétique de la volonté que nous appelons la *morale*, et sous lesquelles s'orientent de leur mieux nos gestes, nos attitudes et nos habitudes psychiques.

Cette capacité sensitive, sensorielle, psychique, implique, elle aussi, un effort, et elle est entretenue, maintenue par un équilibre, qui fait que *la sensibilité reste sensibilité*, et que nous appellerons ESTHÉSIOSTATIQUE.

Nous pouvons isoler de cette sensibilité générale la sensibilité interne propre aux milieux nerveux eux-mêmes, la conscience de la conscience, qui définit physiologiquement le domaine *psychique*. Nos habitudes intellectuelles et morales gravitent autour de la recherche de l'équilibre, de l'apaisement, de la stabilité même provisoire de nos activités internes, équilibre qui est la base réelle de notre sécurité psychique.

Il existe donc une sorte de mésostatique psychique, qui n'est qu'une forme dérivée de la grande, plus spécialement fonctionnelle, et qui résulte de l'équilibre mésostatique de la partie pensante de l'organisme.

Cette paix psychique, aussi recherchée que la paix physico-chimique de la totalité de l'organisme, résulte de l'entretien et du maintien d'un équilibre, par lequel *la conscience reste la conscience*, et que nous nommerons PSYCHOSTATIQUE.

Quand l'équilibre lymphostatique est assuré, l'organisme vit dans un état de paix intérieure que l'on nomme *euphorie*, et la sensation générale de cet état, nous la nommerons *euthymie*.

Quand cette paix est troublée, la *lutte* s'éveille aussitôt, et avec elle la sensation de besoin, de détresse : l'*anxiété*, que les anciens Grecs, avec cette double vue philosophique et scientifique qui nous dépasse encore de si loin, appelaient justement *agonia*.

L'ÉQUILIBRE ORGANIQUE

Biostatique . . . . *La Vie.*
Phylostatique . . . . *L'Espèce.*
Ontostatique . . . . *L'Individu.*
Gonostatique . . . . *La Sexualité.*
Cytostatique . . . . *La Cellule.*
Mésostatique . . . . *Le Milieu intérieur.*
Physiostatique . . . . *La Fonction.*
Organostatique . . . . *L'Organe.*
Histostatique . . . . *Le Tissu.*
Mélostatique . . . . *L'Appareil.*
Mérostatique . . . . *La Région.*
Lymphostatique . . . . *La Lymphe.*
Hygrostatique . . . . *Sa liquidité.*
Manostatique . . . . *Sa pression.*
Thermostatique . . . . *Sa température.*
Synthétistatique . . . . *Sa composition.*
Oxystatique . . . . *L'Oxygène.*
Hydro-Protéo-Hydrocarbo-Glyco-Stéato-
　　Chloro-Calco-Phospho-Sulfo-Sidéro-
　　statique . . . . *Matières premières.*
Zymostatique . . . . *Le Ferment.*
Opostatique . . . . *Les Sécrétions.*
Trophostatique . . . . *L'Alimentation.*
Périttostatique . . . . *L'Excrémentation.*
Diaphylaxie . . . . *La Désinfection.*
Dromostatique . . . . *La Circulation.*
Osmostatique . . . . *La Diffusion.*
Sthénostatique . . . . *La Force motrice.*
Esthésiostatique . . . . *La Sensibilité.*
Psychostatique . . . . *La Conscience.*

CHAPITRE VI

LE BULBE

Des éléments organiques de même fonction sont naturellement groupés en corporations, en organes définis, qui constituent l'anatomie grossière de l'individu, — mais ces organes à fonctions définies sont maintenus dans le consensus, dans l'équilibre physiologique par le système nerveux central, par un service continu d'informations des besoins et des états de chacun, et aussi par un service de distribution qui porte la vie et la force à domicile.

Qui est, en effet, responsable, vis-à-vis de l'organisme entier, des mille équilibres fonctionnels dont est faite notre vie normale et de l'intégrité des milliards d'éléments qui forment notre corps ? Quel est l'appareil qui oriente toutes ces petites vies élémentaires en une vie collective, qui centralise toutes les demandes, toutes les offres, traduit tous les besoins, canalise, capitalise toutes ces activités, distribue tous les rôles, surveille toutes les fonctions, surtout la sienne ; dispense force et santé à chacun selon ses besoins propres et selon ses devoirs organiques, impose l'intérêt général de l'organisme aux mille consciences socialisées qui constituent notre moi ? C'est le système nerveux.

A mesure que les organismes vivants, dans la série animale, se sont élevés vers un type physiologique et morphologique supérieur, ce service d'information et de distribution s'est centralisé, *capitalisé*, c'est-à-dire a pris tête, — des centres, des bureaux plus centraux, des directions plus générales se sont créés, superposés aux régulateurs capitalisés. Le lieu de ces compteurs généraux des mille spécialités de la vie, c'est le *bulbe*, la partie supérieure, la tête, la partie capitale de la moelle.

Le bulbe constitue à la fois une Bourse et une Confédération générale du travail organique, où les intérêts de chacun sont directement composés dans l'intérêt général.

Toutes les fonctions formées en corps distincts s'y coordonnent et s'y équilibrent en un ensemble harmonique. C'est là que la question organique se pose et se résout sans cesse ; c'est le bulbe que le médecin doit constamment considérer quand il aborbe l'étude d'un fonctionnement ou d'un trouble fonctionnel, d'un symptôme, d'une maladie ; c'est bien le centre auquel il faut remonter quand on analyse un phénomène périphérique ; c'est lui qu'il faut viser dans toute spéculation thérapeutique.

C'est par le bulbe que se maintiennent l'intégrité organique et l'équilibre fonctionnel de l'ensemble et des parties de notre corps. C'est par le bulbe que tout, dans l'organisme, élément, tissu, organe, appareil, est à chaque instant ce qu'il doit être et fait ce qu'il doit faire.

Le cerveau n'entre pas dans le détail de notre vie organique ; il demande et commande, mais n'agit pas directement. Il est comme le paralytique clairvoyant, conscient, monté sur le bulbe aveugle, mais ingambe. La vie se passerait plus facilement du cerveau que du bulbe.

Aucun trouble organique ou fonctionnel, aucun fait pathologique qui ne soit primitivement lié à une défaillance, à une perte d'équilibre de ces centres bulbaires. Aucune infection, aucune intoxication dont ils ne soient les complices immédiats, en leur abandonnant le terrain dont ils ont la garde.

Le bulbe est le gardien de la physiologie pratique par laquelle notre vie se continue de seconde en seconde Toute maladie est une déviation de cette physiologie.

Il en sait plus que tous les médecins. Il est le conducteur de notre machine ; quand elle va de travers, c'est qu'il sommeille. Au lieu de pousser aux roues, réveillons-le. Réveillé, il agira, et il agira bien.

Jetons donc, comme un filet dans l'océan des phénomènes physiologiques et pathologiques, l'hypothèse suivante ; nous verrons si les faits cliniques s'y laissent prendre.

Chez l'homme, l'animal le plus hautement organisé et centralisé de notre planète, le système nerveux est *le maître de la vie*, il la domine toute, il la fait toute, *et la lutte incessante contre la maladie et contre la mort relève directement, uniquement, de sa compétence et de son activité.*

Tous les centres essentiels de la vie organique, de la défense organique, sont dans le bulbe ; le cerveau n'en contient aucun. Le cerveau, plus récent dans l'évolution organique, peut le dominer, mais comme le cavalier domine sa monture, et est porté par elle.

Le cerveau sait et voit, mais il ne peut rien par lui-même : il n'agit que par la moelle, le bulbe. Le bulbe réunit toutes les forces de la vie , mais il ne peut diriger la marche de l'individu dans son milieu.

Pour tout ce qui concerne le maintien de l'intégrité

organique et des équilibres fonctionnels, le cerveau est absolument imcompétent : il n'intervient que si le bulbe est impuissant à réagir dans l'intérieur de l'organisme, et s'il s'adresse à la conscience et à la volonté du cerveau, sous forme de *besoin* ou de *gêne* sentis, pour en obtenir une intervention de tout l'être. Le cerveau commande alors les actes que l'instinct ou l'expérience lui ont révélés capables de faire cesser ces sensations pénibles, mais son domaine est extérieur à la vie organique proprement dite. Il met à son service l'intelligence, la conscience, la volonté ; il sait réaliser les conditions extérieures de la vie ; il ne commande pas, il n'organise pas la vie intérieure dans laquelle la conscience, l'intelligence et la volonté ne font que des sottises. Il est bien le paralytique monté sur les épaules de l'aveugle.

La moelle, et le bulbe qui est la tête de la moelle, est bien, au contraire, le moteur qui fait tout fonctionner, y compris le cerveau. Dans le bulbe sont les compteurs, les régulateurs automatiques qui commandent l'équilibre fonctionnel général, et donnent une individualité, une personnalité à la vie organique. De l'agencement intérieur de notre bulbe, de sa façon d'être et de faire résulte notre *tempérament*, comme notre *caractère* manifeste notre agencement cérébral.

La région du bulbe est le point de l'organisme où se nouent et se dénouent toutes les questions vitales. Le cœur, le cerveau de la vie organique, c'est le bulbe. C'est lui qui maintient l'intégrité de notre capital vital ; c'est par ses défaillances que nous tombons dans telle ou telle diathèse : c'est par le bulbe qu'on est asthmatique, goutteux, diabétique, anxieux, gras ou maigre, dyspeptique, vertigineux, que l'on vit, que l'on dort, que l'on se défend, que l'on est et que l'on continue d'être.

Telle viciation dans la formule ordinaire de nos sécrétions internes cause les nombreux troubles de la diathèse thyroïdienne, ou nous rend moins apte à résister à telle infection, à telle maladie, à nous défendre de tel parasite, de tel microbe, de tel insecte, de
tel ver.

Quand un microbe infectant pénètre dans l'organisme, si les centres nerveux bulbaires sont de taille à
résister, nous assistons à cette lutte qui constitue les
formes aiguës de nos maladies, et nous nous en débar-
rassons plus ou moins vite et définitivement. Quand
une maladie s'installe et dure, devient chronique, cela
veut dire que nos centres nerveux luttent mal, ou peut-
être que leur faiblesse a été la cause déterminante de
l'invasion. Après une maladie aiguë, les centres nerveux
surmenés restent souvent et longtemps impuissants à
réparer totalement la brèche, et la maladie, d'aiguë,
devient chronique. Des traumatismes, des ébranlements
moraux ou autres, des insuffisances héréditaires nous
rendent moins aptes à la lutte, par défaillance acquise ou
congénitale de ces centres.

Nous avons alors ce qu'on appelle des points faibles,
des *lieux de moindre résistance*.

Et il semble que ces centres, moins valides, moins
solides à leur poste, laissent péricliter les organes et les
fonctions dont ils ont la garde, parfois pendant des années. On peut ainsi vivre pendant un temps très long
avec des organes en mauvais état fonctionnel, garder de
l'entérite chronique, de l'asthme, du catarrhe bronchique, des migraines, des rhumatismes, du diabète, de
l'anxiété, de la congestion du foie, de la gravelle, de la
goutte, et une foule de troubles pénibles qui sont évidemment de simples *sabotages* fonctionnels, car, s'ils

étaient dus à des lésions réelles des organes, ils ne dure-
taient pas si longtemps sans danger.

Nous en arrivons donc à cette conclusion pratique :
le bulbe, centre général des opérations organiques, centre
des équilibres fonctionnels et de la défense, est le gardien
vigilant de la santé générale et locale. Dans tout état de
maladie, c'est au secours du bulbe que doit se porter
notre thérapeutique.

CHAPITRE VII

L'ACTION DIRECTE
SUR LES CENTRES BULBAIRES

Cette conclusion, que je travaille en vain depuis près de sept ans à faire accepter, se réduit donc à une idée extrêmement simple, trop simple sans doute, que voici sous deux formes :

Quand une voiture n'avance plus, parce que le cocher s'est endormi, lequel vaut mieux : pousser à la roue, ou réveiller le cocher ?

Quand un organe fonctionne mal, par la torpeur de ses centres nerveux, lequel est mieux : *agir sur l'organe ou sur ses centres ?*

Un organe ne fonctionne que par ses centres. La question ne comporte donc qu'une solution. C'est sur les centres qu'il faut agir. J'ai montré plus haut qu'en réalité on n'agissait sur l'organe que par l'intervention de ses centres, mais qu'on le faisait par trop en aveugle. Je montrerai bientôt qu'on peut le faire directement et expérimentalement.

Comment s'y prennent ces centres pour faire bien fonctionner les organes qu'ils régissent, cela les regarde et nous échappe ; on peut admettre qu'ils s'en tirent très bien. Aucune thérapeutique n'intervenant sur le fonctionnement d'un organe et sur sa pathologie que par l'intermédiaire des centres de cet organe, la meilleure thérapeutique sera trouvée par ce centre lui-même. Voilà le grand Maître qu'il convient tout d'abord d'appeler en consultation. Non seulement il connaît très bien la médecine, car il en pratiquait une excellente longtemps avant qu'il y eût des médecins, mais encore il sait mieux que personne celle qui convient au malade qu'il a fait vivre jusque-là. Il suffira de lui rendre, ne fût-ce sans doute qu'un instant, sa liberté d'action et l'énergie nécessaire ; il se réveillera, rétablira l'équilibre fonctionnel dans son propre domaine, où il a l'œil et l'autorité du maître : l'allure que reprendra sa machine le réveillera tout à fait, et tout marchera de nouveau, — et pour longtemps.

L'expérience montre en effet que dans ce tassement, dans cette cohérence, dans cette compression réciproque d'activités qui constituent la vie d'un ensemble organique, un équilibre fonctionnel perdu peut rester longtemps sans pouvoir se redresser, — et c'est toute la pathologie chronique, — mais qu'une fois redressé, ne fût-ce qu'une seconde, il peut également rester longtemps redressé, — et c'est le mécanisme même de toute guérison.

De même qu'une pierre, dans un tas, peut rester indéfiniment bien ou mal placée, maintenue en bonne ou en mauvaise posture par le poids de celles qui l'entourent, de même une des pièces de notre agencement physiologique général peut, pendant des années, fonctionner tout de travers, dérangeant plus ou moins profondément la mécanique de l'ensemble : c'est une maladie, une diathèse, un désarroi, un sabotage avec lequel on vit tant bien que mal parfois pendant toute sa vie.

Puis un petit choc, ou encore la survenue d'un autre trouble, remettront le rouage en bonne tenue, et la vie reprend, normale, redressée en ce point.

Comment agir sur ces centres bulbaires ?

Un médicament introduit dans l'organisme par la voie digestive ou par la voie sous-cutanée est brassé, entraîné par la circulation, et le torrent sanguin le met en contact avec tous les centres nerveux. Mais il n'a d'action que sur certains de ces centres, dont il exalte ou paralyse l'activité, modifiant ainsi la fonction qui en dépend. La vertu dormitive de l'opium ne commence qu'au delà du centre nerveux de qui dépend que nous soyons en état de veille ou de sommeil. L'antipyrine, le sulfate de quinine ne portent pas en eux-mêmes la faculté de mettre notre corps à la température de 37° : ils sont simplement des excitants physico-chimiques des centres bulbaires auxquels est dévolu le réglage de notre température intérieure. Et ainsi de tout médicament.

Mais l'action du médicament qui se fait par échange moléculaire est forcément passagère, et doit être répétée ; de plus, elle s'émousse assez rapidement.

L'eau de mer, le sérum physiologique, troublent passagèrement la composition du sérum sanguin, et, au niveau des centres bulbaires dont ils secouent la torpeur, provoquent un réveil fonctionnel dont profite l'organisme.

Les sérums infectieux, mais atténués, éveillent l'activité des centres nerveux de défense, entraînent et éduquent leur capacité diaphylactique, leur apprennent à connaître et à combattre un ennemi nouveau en mobilisant des sécrétions internes capables d'exercer sur lui une action digestive appropriée et à lui opposer une résistance effective quand il se présentera en force. Cette éducation des centres de défense est réalisée par la *vaccination*. Quand ces centres possèdent ce pouvoir dès la naissance, par hérédité, ou quand ils gardent la capacité que leur a conférée la vaccination, il y a *immunisation*. Le sérum infectieux atténué a intronisé dans l'organisme une véritable école de guerre préparant les centres de défense aux grandes luttes cliniques. C'est donc par l'intermédiaire des centres nerveux diaphylactiques que s'effectue l'entraînement pastorien.

Médicament ou agent biologique, c'est toujours par une action sur les centres bulbaires que l'intervention thérapeutique réalise une physiologie meilleure.

En dehors de l'action chimique et biologique, il nous est encore possible d'agir directement sur les centres régulateurs. Tout organe est naturellement, par ses nerfs, uni à ses propres centres, et toute action directe sur l'organe est en fait une action directe sur ses centres. C'est ainsi qu'agissent les topiques et toutes les interventions thérapeutiques locales. L'oxyde de zinc appliqué sur une peau malade n'a pas en lui-même la propriété de substituer des cellules épidermiques normales à des cellules eczémateuses ; mais il se trouve être l'excitant périphérique, superficiel, capable d'envoyer de la peau vers les centres de cette peau une irritation particulière qui les secouera, et obtiendra d'eux la reprise de la vie normale pour la peau victime de leur égarement. Ces centres, *revenant à eux*, se remettront, et avec eux remettront la peau, dont ils ont la garde, en bonne voie physiologique.

Pourtant, cette route n'est pas toujours la meilleure, car c'est par elle qu'est venu le mal ; d'ailleurs, dans bien des cas elle n'est pas praticable, comme lorsqu'il s'agit d'un organe profondément situé et inaccessible.

On prend alors une autre voie. Le centre visé, celui de l'organe qu'il s'agit de ramener au bien, est logé dans le bulbe, au même étage, sur le même palier que d'autres centres qui, eux, seront directement accessibles. Adressons-nous à ces derniers, et par eux, mettons-nous en communication avec leur camarade.

Soit un cœur qui s'affole. Nous ne pouvons actionner ses centres régulateurs bulbaires par son intermédiaire, en agissant directement sur le cœur lui-même. Mais ces centres régulateurs du cœur sont logés tout près des centres nerveux de la peau qui recouvre la région du cœur. Excitons cette peau, modifions son équilibre physiologique par un cautère, par des pointes de feu, par une ventouse, des sangsues, ou par une vessie de glace dont le froid la saisira... Les centres de cette peau s'exaltent, leur agitation réveille leurs voisins, et le cœur se calme, se remet au pas. Il semble, tant l'action paraît rester locale, que nous avons agi directement sur le cœur au travers de la peau, des côtes, du péricarde.

L'expérience séculaire nous a révélé les relations entre la physiologie des organes profonds et celle des téguments qui les recouvrent. L'observation montre, d'autre part, que l'irritation de la région profonde a souvent sa réverbération à la surface cutanée, sous forme de prurit, d'hyperesthésie, d'hyperthermie, d'herpès... Notre rappel à l'ordre suit la même voie, mais en sens inverse, et c'est là-haut, dans le bulbe, que se fait la jonction des deux lignes et que se coudoient les deux directions physiologiques.

Mais un centre peut aussi avoir communication avec d'autres centres commandant des organes parfois très lointains. C'est ainsi que le froid aux pieds provoque de la congestion, du prurit de la muqueuse nasale, nous fait éternuer, et si cette action paralyse les centres bulbaires de défense de cette muqueuse, celle-ci s'ouvre à l'infection, la cultive, et nous voilà enrhumés. Par un juste retour, pendant que le coryza travaille cette muqueuse, il nous est impossible de nous réchauffer les pieds.

Mais si un bain de pieds sinapisé parvient enfin à réveiller les centres qui règlent notre température aux extrémités, la chaleur revient, et par une nouvelle action à distance, le rhume peut être jugulé. Ce n'est pas la chaleur du bain qui nous réchauffe les pieds et attire le sang en bas, selon l'expression courante, c'est l'excitation cutanée, qui peut d'ailleurs se faire sans chaleur, dont la sollicitation va redresser l'activité des centres bulbaires et rétablir aux extrémités le chauffage normal dont ils ont la garde.

Les rapports bien connus entre la peau et la muqueuse digestive nous expliquent pourquoi la thérapeutique des affections cutanées cherche tout d'abord à rétablir le bon fonctionnement de l'estomac, du foie et de l'intestin, — le bon exemple donné par les centres de ces appareils pouvant entraîner le retour au bien des centres dont les divagations induisent la peau à vivre tout de travers. Quelquefois, le dérèglement passe de la peau à la muqueuse ou réciproquement, comme si un commutateur faisait passer la folie d'une série de centres à une série d'autres, comme dans ces éclairages successifs des affiches lumineuses où les lampes vertes s'éclairent quand s'éteignent les rouges. C'est ainsi qu'un eczéma qui a résisté à dix traitements, pendant des années, disparaît subitement en même temps que commence une entérite ; celle-ci s'effacera devant un asthme, qui fera place à des migraines, à du vertige, à des hémorroïdes, à de l'anxiété, etc.

Tous les points du corps ont leurs représentants dans le bulbe, tous les nerfs mènent au bulbe. Mais le vaste réseau nerveux dans les mailles duquel est tassé notre corps a sa géographie, ses voies plus ou moins directes pour mener d'un point à un autre, qu'il faut apprendre à connaître, et que nos médecins devraient bien étudier auprès des rebouteux.

Il y a plus de deux siècles que Valsalva guérissait les névralgies dentaires et faciales par la cautérisation de points définis du pavillon de l'oreille. Il y a sans doute bien plus longtemps que l'on guérit la sciatique en cautérisant le lobule de l'oreille. On la guérit tous les jours ainsi, mais pas dans nos hôpitaux.

Mais les Chinois, qui étaient des civilisés quand nous étions encore des barbares et dont l'expérience a fixé tant de choses que ne soupçonne pas encore notre science, pratiquent depuis un temps très reculé une méthode nommée *Tcha-Tchin*, ou piqûre d'aiguilles, qui consiste en piqûres très légère à l'aide d'aiguilles préparées, sur certains points du corps, bien définis selon le trouble visé, sur lesquels ils brûlent ensuite un peu d'armoise. Ce cautère semble avoir une action physiologique remarquable, car son efficacité surprend les Européens qui le signalent, et à qui elle semble surnaturelle. La science physiologique des Chinois ne paraît pas devoir être capable de donner la théorie de ces faits bien constatés ; sans doute cette méthode est purement empirique et traditionnelle ; peut-être est-elle un vestige d'une science antique et oubliée, où la clairvoyance et le tact intellectuel des Chinois édifiaient des notions que nos moyens scientifiques occidentaux n'ont pas encore saisies.

Cette méthode était d'ailleurs pratiquée en Europe dès le xiie siècle.

L'avenir de la médecine n'est-il pas ?dans la compréhension, déjà bien tardive, de ces acquisitions empiriques consacrées par le temps, dont un peu de science nous éloigne et auxquelles une science plus éclairée nous ramènera forcément ?

Aucune thérapeutique n'agit directement sur un organe, sur une fonction. Pour rétablir un état physiologique, normal, là où il y a pathologie, trouble, il faut en appeler aux centres nerveux qui ont seuls le pouvoir de mener droit une activité organique ; et tous les moyens sont bons qui obtiendront cette restauration heureuse. Le massage, surtout le massage délicat, n'agit que par la sollicitation des centres nerveux. La percussion, la vibration lente, obtenue à la main ou par un appareil, la vibration rapide et pénétrante à laquelle on a attribué tant de succès, cette vibration plus rapide encore, qui est la chaleur, cette autre, qui est la lumière solaire, l'ultra-violet, l'électricité, la radio-activité, autant de formes de l'excitant nerveux, sollicitant nos centres régulateurs, et les *reboutant* en attitude physiologique.

Il y a aussi la suggestion et l'autosuggestion. En effet, une autre voie de pénétration vers les centres régulateurs bulbaires est offerte par les fibres qui unissent le bulbe au cerveau, et particulièrement aux régions cérébrales supérieures, qui sont l'organe de cette vue intérieure qu'on nomme la *conscience*. C'est grâce à ces fibres

que les états bulbaires deviennent conscients par leur
projection dans le champ des représentations cérébrales,
que, par exemple le vertige, phénomène bulbaire,
devient la sensation vertigineuse, phénomène cérébral,
que l'anxiété bulbaire devient la sensation anxieuse, etc.
C'est inversement par des fibres parallèles à celles-là
que certaines irritations cérébrales mettent en branle
certains centres bulbaires, puis médullaires, et qu'une
volonté née dans le champ cérébral de la conscience
devient un acte par l'office des centres bulbaires qui
commandent directement des activités musculaires que
le cerveau est incapable de grouper, de coordonner, de
diriger. Le cerveau ne peut rien sans le bulbe, il ne
sait pas le détail de la volonté, de la mise en œuvre des
agents de son exécution. Il décide, commande, mais
ignore le mécanisme de l'acte, lequel est l'objet du
réglage bulbaire. Notre volonté est souvent maladroite
en matière de conduite organique ; dans les actes de la
vie végétative, le cerveau est plutôt gênant. L'homme
qui pense à sa digestion digère mal, l'homme qui se
sent respirer, chanter, parler, respire, chante et parle
mal ; le cerveau, par son intervention déplacée dans
les actes soumis au réglage bulbaire, trouble l'automa-
tisme de ces actes et se mêle visiblement de ce qui ne le
regarde pas.

Certains états cérébraux provoquent de profonds désarrois bulbaires et désorientent totalement certaines
fonctions. Ce sont ces énervements d'origine cérébrale
qui constituent les états hystériques. Une rupture
brusque de ces énervements rend au bulbe sa liberté, et
la vie se reprend à être normale.

La suggestion peut ainsi, par captation de la faculté
de direction cérébrale, provoquer des troubles bul-

baires, avec les troubles organiques ou fonctionnels qui en sont la conséquence ; elle peut aussi les faire disparaître.

Cependant, l'importance de cette voie a été fortement exagérée.

CHAPITRE VIII

LA VOIE NASALE ET LE TRIJUMEAU

Mais il existe une voie de pénétration absolument directe, la plus courte, la plus large aussi, et la plus commode que nous offre l'organisme. Le médecin n'est séparé des centres bulbaires de son malade que par la longueur du nerf trijumeau, le vaste nerf sensible de la face. Celui-ci, par les mille fibres issues de tous les points de la peau et des muqueuses du visage et du nez, réunies en un gros câble téléphonique, va porter les excitations qu'il recueille dans l'intimité de la masse des centres bulbaires, desservant tous les étages du bulbe, du haut en bas, et abandonnant de ses fibres plus ou moins directement à tous les centres régulateurs.

Cette voie du trijumeau, nous la connaissons bien. C'est en excitant, en saisissant la peau du visage par des aspersions froides, ou la muqueuse nasale par des bouffées d'éther, d'ammoniaque, de nitrite d'amyle, de datura, que nous savons, à l'autre extrémité du nerf, réveiller dans le bulbe les centres de la circulation, de la respiration, et couper une syncope, un accès d'asthme, une ébriété, une crise d'angoisse, etc. C'est ce que fait, en tout petit, le priseur...

C'est par ces rapports intimes entre le nerf trijumeau et tous les centres régulateurs bulbaires que s'expliquent

les nombreuses réverbérations que tant d'affections viscérales projettent dans la région du visage et au niveau
de la muqueuse nasale, des yeux. Le facies dit périto-
néal, le facies hépatique, le masque utérin, le nez chaud
ou glacé des entéritiques, le nez mort des rénaux, les
prurits du nez signalant la présence de vers intestinaux,
l'extrême susceptibilité à certaines irritations extérieures
de la muqueuse dans la névrose bulbaire de l'asthme des
foins, les engorgements périodiques de certains points
de la muqueuse nasale au moment des règles, les pig-
mentations circumnasales chez les hépatiques, l'acné
mensuelle, l'acné gastrique, les migraines ophtalmiques
et autres, les névralgies faciales si durables qui ont leur
racine lointaine dans quelque sabotage gastro-intestinal
ou hépatique, les variations du teint associées à des
troubles digestifs, à de simples énervements dus à des
flatulences, etc., tous ces troubles nous montrent le
trijumeau victime, dans certaines de ses fibres, des irritations des divers centres bulbaires près desquels ces
fibres prennent naissance.

Mais, inversement, nous savons aussi que des priseurs
doivent au tabac d'éviter la constipation. Nous savons
que l'ablution fraîche du visage réveille toutes nos to-
nicités bulbaires, qu'une bouffée d'air frais à la figure
change toutes nos dispositions physiques et morales.
Nous savons encore que la cocaïne, en stupéfiant la
sensibilité en certains points de la muqueuse nasale,
arrêtera une crise d'asthme, une quinte de coqueluche;
en d'autres, comme l'a montré Fliess en 1897, elle sup-
primera les douleurs utérines pendant la période menstruelle. On sait l'action du gaz d'éclairage dans la coqueluche. Fliess a aussi montré que des cautérisations
en certains points de la muqueuse nasale peuvent non

seulement supprimer les douleurs des règles, mais aussi régulariser la périodicité mensuelle. Malheureusement, Fliess et ses continuateurs ont mal saisi le mécanisme de cette action sédative et modificatrice et ont attribué au sympathique ce qu'expliquait si bien l'anatomie du nerf trijumeau. Malherbe, en France, a pu, par ces points définis par Fliess, agir chez l'homme sur l'impuissance. Depuis longtemps on sait que la cautérisation de points particuliers de la muqueuse nasale peut guérir l'asthme, et aussi le rhume des foins. Malheureusement encore, les rhinologistes ignorent, ce que savent si bien depuis toujours les médecins chinois, que pour restaurer une activité nerveuse énervée, pour redresser un désarroi bulbaire, il faut, non pas une irritation brutale, cruelle et sanglante, mais, au contraire, une sollicitation extrêmement légère, à peine sentie. Les masseurs, les électriciens, les homéopathes savent cela : une variation un peu vive, mais légère, de l'équilibre nerveux peut déterminer une orientation toute nouvelle de l'activité de ce centre, et, par elle, une modification profonde de l'état fonctionnel.

Il y a toute une littérature de troubles, de maladies, qui ont subitement disparu à la suite d'une intervention nasale, faite dans un intérêt purement local, d'ailleurs. Mais ces cas, les médecins, ne se les expliquant pas, les considèrent comme des coïncidences curieuses, ou les attribuent à la suggestion, volontaire ou involontaire, ou encore à l'autosuggestion. Et le malheur est que cette explication simpliste les dispense de chercher à mieux les comprendre et à les provoquer expérimentalement. On dit aujourd'hui suggestion comme on disait diablerie autrefois. La mentalité n'a guère changé.

J'ai vainement cherché, depuis sept ans, à montrer

aux médecins et aux physiologistes quelle merveilleuse
voie de pénétration cet immense réseau téléphonique
du trijumeau nous ouvrait sur les divers centres bulbaires, permettant, en quelque sorte, avec un peu de
chance et de tact, de solliciter individuellement tel ou
tel centre régulateur et de le rappeler à son devoir, faisant ainsi reparaître l'intégrité organique et l'équilibre
fonctionnel là où il y avait désarroi et maladie. L'heureuse disposition du trijumeau, c'est-à-dire, d'une part,
l'étalement remarquable de la surface d'accès dans l'intérieur des fosses nasales avec les repères commodes que
nous offre leur structure accidentée, et, d'autre part, la
distribution intra-bulbaire des racines de ce nerf tout le
long des centres, depuis le haut du bulbe jusque dans la
moelle elle-même, cette disposition nous permet une
action directe sur tous les centres régulateurs, c'est-à-dire
sur tous les troubles organiques et fonctionnels, et cela,
simplement en recherchant sur la muqueuse nasale les
points conjugués aux divers étages bulbaires.

Sur ce vaste tableau téléphonique, il nous suffit de
placer notre fiche au point juste pour avoir la communication immédiate avec le centre régulateur auquel
nous devons rappeler son devoir. Nous adressant à cette
muqueuse, nous aurons sous la main, réunis en un tout
petit espace, ces communications nerveuses que le Tcha-
Tchin cherche sur toute la surface du corps. Notre route
est la plus courte et la plus immédiate, la plus praticable aussi. Au lieu de cautériser le lobule de l'oreille,
comme le faisait Valsalva, comme le font encore, tous
les jours, des rebouteux pour guérir la sciatique, nous
chercherons dans la muqueuse nasale le point qui nous
met en rapport avec la région bulbaire où se fait l'irritation du faisceau des fibres sensibles qui remontent de

la moelle pour se croiser dans le bulbe, et dont l'irritation, au niveau du bulbe, se traduit au loin en douleurs
sciatiques ; et nous guérirons cette douleur sciatique
aussi bien que ces rebouteux dont tous les médecins
connaissent les prouesses thérapeutiques, mais qu'aucun
ne cherche à imiter.

Au lieu de dilater l'urètre malade du tabétique,
comme le font Denslow et Jaworsky, pour soulager
les troubles ataxiques, nous chercherons simplement
sur la muqueuse nasale le point qui nous met en communication avec les centres nerveux de l'appareil uré-
tral, et par une cautérisation minuscule, sans danger
d'hémorragie ou d'infection, sans douleurs locales, nous
obtiendrons les mêmes effets, atteignant les centres par
un nerf resté sain au lieu de les solliciter par l'organe
même qu'ils laissent souffrir.

Le domaine du trijumeau semble petit, comparé à
la vaste étendue des téguments sur lesquels s'exerce le
Tcha-Tchin, mais ce domaine nous donne directement
accès, en panorama, sur les centres bulbaires, sur tous
les centres régulateurs, et, chose appréciable, une excitation minime peut y produire d'immenses effets.

L'observation, l'expérience, et aussi d'ailleurs la connaissance des conditions physiologiques de l'ébranlement nerveux, montrent que le procédé d'excitation le
plus actif et le plus pratique des centres bulbaires est
une très minime *pointe de feu*, au galvano-cautère, en
des points que nous allons définir, à peu près les
mêmes chez tous les sujets pour une même fonction,
pour une même maladie, mais avec certaines variations
individuelles ; ce qui fait que le succès, immédiat chez
l'un, sera beaucoup plus long à venir chez l'autre et de-
mandera un certain nombre de sondages. Malgré les di-

vergences parfois considérables que présentent les anatomies nerveuses individuelles, les similitudes sont
pourtant assez grandes en général pour que ce traitement donne des résultats positifs une fois sur trois en
moyenne du premier coup. Si je relève le nombre de
cautérisations faites depuis ces sept années sur des
milliers de malades, je trouve que chaque guérison a demandé, en moyenne, trois ou quatre essais au plus.
Certaines anatomies nerveuses sont assez différentes de
la normale pour que j'aie dû mettre, une fois, près de
cinquante séances pour atteindre enfin les centres digestifs et faire disparaître définitivement une constipation
ancienne avec migraine continuelle. Ce cas est le plus
long que j'aie relevé. Le plus souvent, la chose est faite
du premier coup.

La cautérisation est si légère qu'il est inutile d'insen-
sibiliser la muqueuse ; de plus, tout le monde ne tolère
pas bien la cocaïne et celle-ci peut créer des ennuis cent
fois plus sérieux que la piqûre ; d'autre part, on s'expose
à brûler, sur une muqueuse insensible, beaucoup trop
fort pour obtenir une sollicitation physiologique d'un
centre nerveux régulateur ; il faut, en effet, *saisir* le
centre nerveux et non le bousculer par une excitation impropre à lui rendre son équilibre. Je le répète, il
ne s'agit que d'un simple *garde à vous* destiné à rectifier
une attitude fonctionnelle. Les cruelles et brutales cautérisations des rhinologistes, qui mettent le nez à feu et
à sang, sont mille fois trop fortes pour provoquer un redressement nerveux.

Si le point touché sur la muqueuse est le bon et si la
cautérisation a la dose active, le centre bulbaire visé se
redresse et, la fonction reprenant instantanément son
équilibre, l'état physiologique se substitue à l'état patho-

logique, le mal cesse, et le malade connaît sa guérison en peu de temps, parfois instantanément. Certaines guérisons sont si absolues et si immédiates qu'on les a parfois trouvées miraculeuses. Le miracle n'est pas dans ce réveil, il est dans la vie elle-même, dans ce merveilleux équilibre de nos fonctions. Quand ce miracle faiblit, sommeille, l'intervention ne fait que *secouer* un peu le miracle, et le miracle reprend.

En quelque point de la muqueuse nasale que touche le cautère, il doit presque forcément actionner un centre bulbaire. Si ce point est autre que le point visé, nous touchons un centre qui a son équilibre physiologique, ou qui l'a perdu. Si ce centre est en bonne attitude, cent cautérisations ne produiront aucun trouble, aucun effet. De même, quelques gouttes d'eau sur le visage pourront tirer un homme d'une syncope, et elles ne donneront pas pour cela une syncope à un homme bien dispos. — Si, d'autre part, la cautérisation tombe sur un centre troublé, elle peut le redresser, et nous verrons alors disparaître quelque symptôme autre que celui que nous avons visé, et c'est d'ailleurs souvent de cette façon, en apprenant du malade la disparition de troubles dont il ne m'avait pas parlé, que j'ai su combien cette intervention était précise, absolument conditionnée par l'anatomie propre du malade, et aussi sur combien de phénomènes divers elle pouvait donner prise.

Il arrive exceptionnellement qu'un trouble, avant de disparaître, s'exagère légèrement, surtout s'il s'agit de phénomènes paroxystiques, comme le vertige, l'asthme, l'anxiété, etc. Mais j'ai presque toujours vu la guérison suivre de très près cette exaltation passagère, d'ailleurs sans danger. J'ai, depuis sept ans, dépassé le chiffre de deux cent mille opérations, sur des milliers de malades, sans avoir eu à déplorer le moindre accident même réellement pénible. En revanche, les guérisons sont de règle si le malade a la patience de laisser répéter un certain nombre de fois l'expérience. Certaines anatomies s'écartent énormément de la normale, et rien ne nous en avertit d'abord. Le moyen le plus sûr de procéder avec quelque chance de réussite est de bien connaître d'abord les points nasaux conjugués aux divers étages des centres bulbaires et surtout de pointer, sur un croquis des parois nasales, le siège exact de chaque cautérisation. Le malade, à la séance suivante, nous apprend, par le rapport de ce qui s'est passé en lui, si nous approchons du point critique. De plus, en cas de rechute, on économise les tâtonnements inutiles.

C'est ce petit choc, qui va faire tomber le grain de poussière et remettra la montre en mouvement, que nous allons donc chercher.

Il est, le procédé, tellement simple, tellement facile, tellement direct, que les médecins, qui n'ont pu admettre l'idée parce qu'elle était trop simple, n'ont pu, pour la même raison, admettre le procédé.

Il consiste en une minuscule *galvanocautérisation de la muqueuse nasale en un point déterminé, qui varie naturellement avec le centre visé.*

Une toute petite pointe de feu, c'est avec cela que nous allons solliciter les centres nerveux bulbaires.

L'idée de traiter systématiquement, par une série de sondages, de recherches méthodiques, *toutes les maladies* par de très légères cautérisations de la muqueuse nasale, pouvait et devait paraître absurde aux médecins dont j'ai cherché plus haut à expliquer la mentalité. Les plus indulgents me considérèrent comme un halluciné, et cela pour avoir songé, en France, et soixante ans après Claude Bernard, à reprendre méthodiquement et cliniquement la contre-partie de ses fameuses expériences sur le bulbe.

Les résultats ont dépassé de beaucoup mon attente, mais ils ne m'ont jamais surpris, car j'ai toujours eu la plus haute opinion du système nerveux.

Je fis, de 1907 à 1914, une série de communications à la Société de Neurologie, à la Société de Biologie, à l'Académie de Médecine, à l'Académie des Sciences, des articles dans les *Archives générales de Médecine et de Chirurgie*, qui ne parvinrent pas à intéresser le monde médical. Un article me fut refusé par la *Presse Médicale* ; un autre, sur l'*Épistasie*, paru dans le *Journal de Médecine interne*, en février 1909, scandalisa même fortement quelques sommités officielles.

La presse quotidienne ayant plaisamment commenté mes recherches sur l'anxiété, et quelques guérisons de *trac* chez des professionnels connus des théâtres parisiens ayant attiré l'attention du public non médical, je fis paraître, dans *La Revue*, un article exposant succinctement les données de ma recherche, et ce fut, dès lors, directement le public, attiré soit par la curiosité qu'éveilla la méthode, soit par la connaissance de quelques cures singulières, qui alimenta ma recherche, laquelle, je puis le dire, se fit presque totalement en dehors du monde médical.

En effet, une cinquantaine de publications, pendant ces sept années, ne suffirent pas à faire connaître l'intérêt de ces recherches, et, en 1913, la Commission du *Congrès International de Médecine*, à Londres, rejeta ma communication, résumé de mon dernier livre, *l'Action directe sur les centres nerveux.*

Les données qu'il renferme reposent maintenant sur plus de deux cent mille cautérisations notées sur environ dix mille personnes traitées uniquement de cette façon pour les affections les plus diverses.

Le système nerveux, qui devrait être sans cesse au premier plan dans toute étude clinique et physiopathologique, n'est souvent pas même au dernier plan ; le plus souvent on fait comme s'il n'existait pas.

En attendant que la physiologie se redresse sur ce point, et que les médecins regardent par le bon bout de la lorgnette, profitons de cette voie de pénétration que l'anatomie nous ouvre vers les centres bulbaires.

Comment utiliser cette voie si directe ?

Le nerf trijumeau est le nerf sensible de la muqueuse nasale dans toute son étendue ; il n'est pas pour cela le nerf de l'odorat. Le nerf olfactif vrai se distribue à la partie tout à fait supérieure de la cavité des fosses nasales, et si le trijumeau joue un rôle dans l'olfaction, c'est comme nerf de la sensibilité générale, veillant au bon état des parties muqueuses et du milieu physiologique dans lequel doit opérer le nerf de l'olfaction.

Tous les nerfs sensibles, avons-nous vu plus haut, mènent au bulbe. Nous savons que le séton sur la nuque, le cautère sur le bras ou sur la région cardiaque, la révulsion sur n'importe quelle partie du corps, l'aspersion froide sur le visage, le bain de pieds chaud ou sinapisé, la dérivation intestinale par une purgation, le bain froid, une clef dans le dos, une émotion, une vive distraction, une injonction, une variation quelconque de l'équilibre cérébral, psychique, toute modification parvenant au bulbe de n'importe quelle partie

du corps, d'un viscère, de la peau, des milieux sensoriels ou psychiques, tout peut être bon à une provoca-
tion, à une sollicitation des centres bulbaires, et à rétablir l'équilibre fonctionnel perdu, comme à le faire
perdre chez des sujets particulièrement ébranlables.
C'est ainsi qu'une migraine, une névralgie, un vertige,
un commencement de syncope, un affaissement moral,
une peur, une dépression physique, un accès d'asthme,
d'oppression cardiaque ou vasculaire, une fièvre, un
état plus ou moins ancien de dyspepsie, d'entérite
chronique, d'impuissance génitale, d'aménorrhée,
d'incontinence, pourront disparaître presque subitement, — de même que ces états physiopathologiques
auront pu apparaître et s'installer pour des années sous
l'influence de causes aussi minimes et aussi peu faciles
à dépister.

Cette voie du trijumeau nasal a sur toutes les autres
l'avantage d'avoir fait ses preuves de conductibilité,
puisque, je le répète, il existe toute une littérature de
faits malheureusement trop peu connus du monde
médical, faits dont l'extrême variété devait faire supposer *a priori* que cette voie d'accès menait à tous les
centres bulbaires ou, en tout cas, à des centres très
divers et situés à des étages très distincts et aussi très
distants dans la masse bulbaire. De plus, elle est extrêmement commode, très fréquentée, car les cautérisations de la muqueuse nasale se font couramment et
d'une façon infiniment plus profonde que celle qui
convient ici. Il suffira de les faire beaucoup moins
fortes, très superficielles, et beaucoup moins profondes
et étendues que celles que pratiquent journellement les
rhinologistes pour obtenir facilement des résultats identiques aux miens.

Il ne faut même pas anesthésier la muqueuse, car l'insensibilité du malade nous amènerait à cautériser trop : un léger contact de l'aiguille à peine rougie.

Ces galvanocautérisations doivent être assez légères pour ne pas laisser de traces après vingt-quatre ou quarante-huit heures au plus. Nous voilà loin des cautérisations que pratiquent les rhinologistes quand ils se proposent de modifier les malformations de la muqueuse nasale. Et c'est même pour cette raison qu'ils n'observent jamais ou presque jamais les réactions nerveuses que donnent les cautérisations légères et superficielles, ce qui les a portés à nier mes résultats, au lieu de suivre ma méthode.

Ce point particulier, l'*extrême légèreté de la cautérisation nasale*, est, en effet, de toute importance. Il appartient à un ensemble de faits généraux que les médecins et les physio-pathologistes ne sauraient trop méditer.

CHAPITRE IX

L'ÉNERVEMENT

L'étude de l'énervement et de ses formes multiples, de ses modes de production et de ses effets si intenses, si durables prendra, j'en suis absolument convaincu, une place considérable dans la physiopathologie de demain. Quelques exemples en donneront une idée.

Ce ne sont pas les grandes commotions physiques ou morales qui vont déterminer les plus grandes réactions nerveuses. La plus formidable de toutes, celle qui bouscule tous nos centres, qui trouble le plus profondément toutes nos fonctions, l'attaque d'épilepsie, la crise de haut mal, est provoquée, chez le sujet prédisposé, par une excitation si imperceptible que le malade ne peut s'en rendre compte, même quand l'attaque est précédée d'une aura plus ou moins explicite et prolongée. Le point de départ de cette aura, sa racine elle-même est le plus souvent introuvable, le malade ne la sent qu'au moment où elle est déjà assez sensible et assez importante pour qu'il en ait conscience. L'attaque n'apparaît pas à l'occasion d'une forte émotion ou d'un choc violent ; elle est toujours inopinée, ou bien souvent le point de départ de l'aura ne se rattache à rien que le malade puisse se définir à lui-même. Aucun prétexte appréciable ; souvent, elle naît dans le sommeil le plus profond.

Les tremblements de terre de Messine, au milieu de la panique la plus effroyable, et au sein de perturbations physiques si étranges que les animaux en sont affolés, n'ont provoqué aucun cas d'hystérie. Celle-ci naîtra, en revanche, d'une mince et futile contrariété, pour la plus petite secousse physique, morale ou même sensorielle qu'on puisse provoquer. La suggestion ne s'obtient d'ailleurs pas elle-même au moyen d'injonctions bruyantes ou brutales, mais, au contraire, à voix douce et patiente. L'exaltation entretenue à Lourdes empêche bien plus de miracles qu'elle n'en favorise. Le miracle aime le calme.

Certaines convulsions oculaires ou générales chez les enfants sont provoquées par des parasites intestinaux dont la présence n'est nullement perçue par leur hôte. Les grands vertiges ne se montrent pas, en général, dans les gastralgies intenses, dans les affections graves de l'estomac, ni dans les violentes coliques hépatiques ou néphrétiques ; ils apparaissent, au contraire, à l'occasion de malaises à peine perçus par les muqueuses gastrique, rénales ou hépatiques, et l'on a pu dire que certains vertiges *remplaçaient* la colique biliaire. Des migraines atroces, des névralgies faciales interminables, des anxiétés systématisées, des dépressions profondes sont souvent symptomatiques de troubles insignifiants, faciles à méconnaître, de nos fonctions digestives, si peu perceptibles sensitivement par le malade, qu'il les prend, comme son médecin, pour des effets d'une intoxication imaginaire.

Les grands phobiques s'effraient de choses qu'ils sont les premiers à regarder comme ridicules, et trouvent une hardiesse incroyable vis-à-vis d'un danger réel. Tel agoraphobe, qui n'oserait pour tout au monde traverser la place de la Concorde aux moments où elle est déserte, s'engagera tranquillement au milieu des automobiles courant en tous sens, s'il tient seulement un enfant par la main. Tel gaillard taillé en athlète, qui ne reculera devant aucun danger, s'évanouira à la vue d'une goutte-lette de sang perlant au bout du doigt. Les neurasthéni-ques que le moindre effort épuise, que les contrariétés les plus spécieuses et les plus insignifiantes découragent et bouleversent, se retrouvent, dans les moments de danger, de panique, plus fermes que les plus hardis, infatigables, et d'une constance dans la volonté et dans la résolution qui surprend leur entoura e. Les médecins savent par expérience que, pour une aide intelligente et active, en cas d'accident, ils pourront bien plus compter sur les neurasthéniques, les faibles, les femmes, que sur les hommes les plus valides et les plus puissants en appa-rence.

Les asthmatiques ont leurs crises, non pour les grandes épreuves respiratoires, pour les fortes perturba-tions atmosphériques ou météorologiques, mais, au con-traire, pour une odeur dont personne ne songera à se plaindre, pour une légère saute de vent que personne n'aura remarquée, pour une légère montée de la route. Ce ne sont pas non plus les fleurs aux parfums les plus violents qui enrouent ou entêtent le plus facilement. De même, l'asthme des foins éclatera chez divers malades pour les irritations les plus imperceptibles, pour les causes les plus spécieuses, pour telle poussière spéciale, pour tel parfum insignifiant ; celui-ci aura de l'asthme à Viroflay et pourra se promener impunément à Cha-ville ; un autre ne sera sensible qu'aux œillets d'une

certaine nuance, un autre à la neige, à la réverbération
du soleil sur l'eau, un autre ne pourra manger de certains plats, etc. De même l'urticaire, l'eczéma n'apparaîtront chez certains sujets que pour l'ingestion d'aliments très spéciaux, différents selon les malades. Les
grandes indigestions, les sérieuses infections gastro-
intestinales ne les provoqueront pas. Ce ne sont pas non
plus les angines diphtériques à grand appareil qui seront
le plus volontiers suivies de paralysies graves ; c'est,
au contraire, le diagnostic de la paralysie qui décèlera
la diphtérie passée inaperçue.

Les plus terribles complications tardives de la syphilis
au niveau des centres nerveux, comme l'ataxie et la
paralysie générale ne surviennent-elles pas souvent dans
des cas où le mal a pu se faire oublier, faute de manifestations pendant des années.

Un même médicament, à dose homéopathique, produit des effets que les plus fortes doses n'atteindront
pas, et souvent tout autres.

Nous résisterons à une douleur violente, nous ne
pourrons résister à un léger chatouillement, à une
démangeaison. Nous supporterons une injure grave, un
malheur cruel, mais un agacement, un mot trop souvent
répété dans la conversation, un tic verbal nous excèdent.
Le fou rire éclate souvent pour des causes à peine susceptibles de provoquer un sourire en d'autres moments.
Un frôlement donne le frisson, la chair de poule, tandis
qu'une blessure brutale pourra ne provoquer aucune
réaction de ce genre. De même, l'orgasme vénérien sera
déterminé par un attouchement léger, et non par une
brutale sollicitation. Les rougisseurs, les timides, les
anxieux, les scrupuleux, les douteurs succombent à des
embarras véritablement disproportionnés à leurs effets.

Il semblerait donc que les commotions vives et fortes, franches et nettes nous trouvent sur le qui-vive, nous ébranlent sans nous faire perdre notre équilibre moral ou physique, comme ces balles qui traversent une vitre sans la briser. Au contraire, les sollicitations spécieuses et spéciales nous surprennent et nous troublent au point de rompre cet équilibre et de s'emparer de nous sans résistance coordonnée de notre part.

Cette mise hors de lui de notre équilibre nerveux, je ne trouve pas pour le caractériser de mot meilleur que ce mot vulgaire d'*énervement*. Ici encore la langue populaire l'emporte en précision et en beauté sur la langue scientifique.

L'énervement n'est pas une fracture, une paralysie de la fonction, c'en est comme la luxation. La fonction devient autre qu'elle-même, elle se déforme, s'altère, dévie, mais n'est pas supprimée. Elle s'exalte, s'éteint, se vicie; son but n'est plus celui de la saine physiologie, de la saine anatomie. Elle forme avec d'autres fonctions des liaisons malheureuses, paradoxales. Elle déraille, verse hors d'elle-même, elle est *énervée*.

CHAPITRE X

L'ÉPISTASIE

Une condition caractérise l'énervement, c'est la disproportion extrême entre la cause, souvent minuscule, et l'effet, parfois formidable ou interminable.

Il y a deux grandes formes d'énervement.

La première, de beaucoup la plus connue, prend la forme brutale, rapide ; c'est l'attaque, la forme épileptique, de επιλαμβάνω, *je saute dessus*.

Elle peut constituer la plus formidable secousse qu'éprouveront nos centres nerveux. D'un point inconnu de la périphérie ou de la masse de nos centres nerveux part une excitation imperceptible, spécieuse, non sentie, qui atteint certains centres, suivant une route qui est souvent la même chez le même sujet, et qui éveille bientôt de vagues sensations chez le malade, assez définies pour qu'il sente venir l'attaque. C'est là que commence sensiblement ce qu'on appelle l'*aura*. Puis apparaissent des phénomènes moteurs, ou sensoriels, ou sensitifs, ou psychiques, suivant le trajet suivi par cette aura ; et, avec une rapidité foudroyante, selon un sillon nettement tracé, un plus ou moins grand nombre de ces centres sont ébranlés, secoués, comme tordus sous une avalanche dont la puissance s'accroît à chaque bond, jusqu'au moment où toute vie semble anéantie, où toutes les fonctions sont en proie à une agonie exaspérée. Puis la bourrasque s'éteint et s'éloigne, le malade sort peu à peu de son atroce torpeur, brisé et pantelant.

C'est l'attaque *épileptique*, le haut mal, qui peut prendre tant de formes, tant d'intensités diverses, et qui se caractérise par ce processus de boule de neige devenant subitement avalanche. C'est d'abord l'aura, le premier souffle lointain de l'ouragan que le misérable organisme sent s'élever en lui. Puis, subitement, il gémit tout entier, de toute la masse de ses centres nerveux. La forme majeure de l'attaque d'épilepsie semble frapper la totalité des centres nerveux, et, dans certains cas, l'aura est assez déployée, assez explicite pour que l'on puisse suivre la marche de l'ouragan d'étage en étage à travers la masse bulbaire, obscurcissant sur son passage les fonctions les unes après les autres, effaçant des tranches de vie, comme un orage qui circule à travers un paysage nous en masque successivement les divers points, que nous verrons bientôt renaître au soleil et revivre de nouveau tour à tour.

Mais il s'en faut que l'attaque d'épilepsie ait toujours cette forme d'énervement total. Souvent une seule région de nos centres reste un moment énervée, obscurcie, une fonction s'absente, un morceau de nous s'efface, et l'attaque s'en tient là. C'est le *petit mal*.

L'autre forme n'a rien de l'avalanche, elle n'a pas d'aura, elle ne procède pas par bonds. Ce n'est pas une attaque : elle est à l'attaque épileptique ce que le chantage est à l'agression. C'est l'énervement continu, la perversion physiologique maintenue pendant des semaines, des mois, des années, pouvant même être héréditaire.

Cette seconde forme d'énervement, pour être moins brutale, moins formidable que l'épileptique, n'en est pas moins tenace et formelle. Elle a, elle aussi, un point de départ imperceptible, souvent méconnu du malade, qui ne peut que très rarement en faire part à son médecin, lequel n'en tient d'ailleurs jamais compte. Elle ne procède pas par bourrasques, brutalement ; elle affecte au contraire généralement une forme continue, durable, chronique, avec des paroxysmes. Elle ne dure pas quelques minutes, comme les plus grandes attaques du haut mal ; elle peut durer des années, toute une vie. Elle est essentiellement chronique et obstinée ; elle se fixe sur un organe, sur une fonction, sur un système, sur un groupement fonctionnel, s'y maintient des années et peut disparaître du jour au lendemain sans laisser de traces.

J'ai donné à cette forme d'énervement, infiniment plus générale et plus étendue que la forme épileptique, le nom d'*épistasie*, du mot grec επιστάω, *je reste dessus*.

A vrai dire, toute la pathologie chronique en est faite. Toute altération de l'équilibre fonctionnel ou organique due à une cause étrangère à l'organisme provoque une réaction vive, exaltée souvent, de nos centres nerveux de défense. Qu'une anse intestinale se plisse et se ferme, qu'elle s'étrangle dans un hiatus herniaire, le cours normal des matières est suspendu, et nous voyons éclater une énergique protestation des centres nerveux, sueurs, fièvre, frisson, oppression, peur, anxiété, réaction péritonéale en générale bruyante. Mais que ce même cours des matières reste suspendu pendant des jours, des semaines, par la constipation, et les centres

nerveux, le plus souvent, affectent une indifférence, une
apathie qui surprend. Quand un trouble s'installe, isolé
ou associé à d'autres troubles, sans provoquer de réaction bulbaire, nous devons penser que ce trouble est
précisément d'origine bulbaire, et que ce sont les
centres eux-mêmes qui en sont cause. Il y a sabotage de
la part de la muqueuse intestinale, le bulbe n'en dit
rien, et pour cause : c'est lui qui l'ordonne.

Un homme a eu, jadis, une fièvre muqueuse, une
fièvre typhoïde plus ou moins sérieuse, quand il était
enfant. Pendant la période aiguë, ses centres nerveux,
et particulièrement ceux qui ont eu à lutter contre l'infection locale et générale, ceux qui ont fini par lui rendre
un intestin avec lequel il a pu se refaire et survivre,
ces centres d'abord intoxiqués par le poison microbien
ont été surmenés, épuisés. Ils ont triomphé, sans quoi
l'homme serait mort ; mais ils ont pu ne plus se
remettre eux-mêmes de cet assaut et de ce combat. Ils
restent en dessous de ce qu'ils étaient antérieurement,
assez forts pour continuer leur rôle, assez fragiles parfois
pour ne pouvoir empêcher une rechute immédiate, le plus
souvent assez invalides pour que l'intestin reste une
région moins bien défendue que le reste de l'organisme,
et devienne ce qu'on appelle un point faible, un lieu de
moindre résistance. Dès lors, une foule de causes de
perturbations organiques, infections, surmenages, contrariétés morales ou physiques, tout va se faire sentir
à cet intestin plus vivement qu'à tous les autres organes,
tout retombe sur lui. Et si l'organisme vient à perdre
de sa vigueur générale, s'il y a quelque cause d'affaiblis-
sement, d'épuisement, c'est sur cet intestin que le krach
va porter d'abord, il est le premier bas-fond qui va se
découvrir à marée basse. Il va nous donner une des

nombreuses variétés de sabotage intestinal que nous appelons les entérites chronique , diarrhée, constipation, ou les deux alternati ement, sécrétions anormales, gaz, fermentations, desquamation, catarrhe, bref, tous les troubles connus. Et ce trouble va s'installer pour des années, variant sans disparaître, n'empêchant pas le malade de vivre, mais lui faisant une vie anormale, en marge de la physiologie correcte. Et tous les traitements échoueront tant que l'un d'eux, directement ou indirectement, ne sera pas parvenu à redresser ces centres nerveux en bonne attitude fonctionnelle et à leur rendre la vigueur et l'autorité nécessaires à un bon fonctionnement.

Un centre nerveux quelconque, et avec lui tout son domaine fonctionnel, est ainsi mis en *épistasie* soit par un surmenage lors d'une lutte contre un assaut microbien, comme dans le cas d'une affection aiguë — et on dit alors que la maladie d'aiguë est devenue chronique — soit par suite d'une débilité congénitale, ou apparue à un tournant de la croissance, soit pour toute autre cause pathologique qui a pu le fléchir, le courber, comme ces branches, comme ces brins d'herbe qu'une rafale engage au-dessous des autres. Et il reste ainsi, en mauvaise posture fonctionnelle, blessé et foulé par le cours même de la vie ambiante ; et tant qu'il n'a pas été relevé, redressé, sous lui sa fonction se fait mal, un organe souffre, un office physiologique, une région pâtit, le malade se plaint de tel trouble, et nous, médecins, nous lui trouvons telle maladie...

En réalité, il n'existe pas de maladie chronique qui ne soit le fait d'une épistasie, d'un sabotage fonctionnel par lequel l'organe est autre qu'il ne doit être, fonctionne autrement qu'il ne doit fonctionner. Et cette épistasie, qui est, je le répète, à l'épilepsie ce que le chantage est à une agression brutale, pourra durer des années, toute une vie. C'est comme un faux pli physiologique, une diathèse, une tare, un trait de notre tempérament. Ce faux pli peut être héréditaire, dater de la conception ; mais il est souvent acquis pendant la croissance, pendant ces périodes où les mues successives de notre développement semblent nous livrer aux déviations, aux fêlures.

La masse entière de nos centres nerveux est sans cesse parcourue par des ondulations, par de véritables ondées de *tonus*, de vie circulant à flots, accourant par toutes les voies centripètes, et alimentant le potentiel dont doit disposer chaque centre à chaque moment. Tout centre valide y puise la force et l'activité, — mais tout centre mal équilibré y trouve en plus une cause d'énervement continu.

Quand un centre est ainsi chancelant, il peut se trouver ébranlé par les sollicitations les plus lointaines, les moins en rapport avec sa fonction propre. Un enfant louche, a des convulsions : une excitation intestinale qu'il ne perçoit même pas est la cause de ces troubles, et en effet, un simple vermifuge fera tout disparaître demain. Un homme a depuis des années du vertige, de grands maux de tête, des migraines, de l'insomnie ; il a l'occasion de traiter une légère insuffisance hépatique, et tous ses ennuis disparaissent. Une femme souffre cruellement de gastralgie, d'entérite, d'une neurasthénie qui a résisté à tout traitement : un curetage utérin la dégage immédiatement de tous ses troubles. Celui-ci voit double, cet autre tousse convulsivement depuis des années, ce troisième a des palpitations fréquentes, cette jeune fille a des hoquets qui la font passer pour une hystérique . Tout s'en va le jour où on les débarrasse d'un bouchon de cérumen qui ne troublait même pas leur audition. Cette femme souffre depuis longtemps d'asthme et de troubles mensuels pénibles. Un jour, pour arrêter une hémorragie nasale, on lui fait une légère cautérisation. Asthme et dysménorrhée disparaissent définitivement. Cet enfant arriéré, noué, incapable de tout travail, sournois, vicieux, digérant mal, dormant mal, va du jour au lendemain se changer du tout au tout parce qu'un médecin lui a enlevé quelques végétations dans l'arrière-nez. Cet homme voit disparaître des signes d'endocardite, de rhumatisme parce qu'on lui a brûlé quelques granulations dans le gosier.

Dans tous ces cas, qu'a fait le médecin, sans s'en douter ? Il a fait cesser une épistasie, il a permis au brin d'herbe de se redresser et de rentrer dans son attitude normale, à cette vie partielle de reprendre son allure propre.

A mesure que je multipliais mes recherches sur cette intéressante topographie naso-bulbaire, mon expérience se formait, et je fixais les points de la muqueuse nasale où l'on a le plus de chance d'obtenir la communication directe avec tel ou tel centre bulbaire. De telle sorte que pour un trouble donné, il existe un point de la muqueuse qui n'est pas, en général, difficile à trouver, si le sujet que l'on opère n'a pas une anatomie très écartée de l'anatomie moyenne que je vais indiquer.

Cette topographie nous montre que dans le développement de la muqueuse nasales, on peut observer des zones assez définies, qui, dans leur ensemble, répondent d'une façon satisfaisante à la configuration générale des centres bulbaires.

Ainsi, une chose frappe tout d'abord. Plus le centre bulbaire cherché est situé bas dans le bulbe, plus le point nasal correspondant est situé en avant. Les segments bulbaires superposés de bas en haut dans le bulbe ont des correspondances dans des segments nasaux disposés d'avant en arrière. Mais détaillons un peu.

Pour atteindre les centres génitaux-urinaires, pour agir sur l'incontinence d'urine, l'uréthrite, la cystite, le prurit vulvaire, les pertes séminales, l'impuissance, la gonorrhée, la leucorrhée, les aménorrhées et les dysménorrhées, les migraines mensuelles, la dépression génitale, la tonicité générale et tout cet aplomb physique et moral qu'on nomme précisément la virilité, et dont la perte forme la base de tant de neurasthénies, le mieux sera de cautériser tout à fait en avant, près de l'orifice des fosses nasales, en avant de la tête du cornet inférieur ou sur celle-ci, soit sur la sous-cloison mobile, soit sous l'aile du nez, soit même sur la partie antérieure de la cloison médiane, en ayant soin d'éviter l'artère qui saigne si facilement.

Sur la paroi externe, au niveau de la tête du cornet inférieur, et sur la portion externe de celle-ci, ou sur sa face inférieure, on pourra modifier immédiatement la tension artérielle exagérée ou abaissée, régler le rythme cardiaque, la susceptibilité vasomotrice, les palpitations, certains troubles qui, dans le goitre exophtalmique, relèvent de l'appareil circulatoire. On atteint également par ces points les centres qui règlent la température périphérique, le froid des extrémités.

Tout le long de la ligne moyenne du cornet inférieur, on atteint, d'avant en arrière, les centres de l'appareil digestif. Tout en avant, sur la tête du cornet, on agit sur les hémorroïdes, c'est-à-dire sur la trophicité, la tonicité des parois vasculaires, sur la tonicité des fibres intestinales dont le dérobement permet l'issue des masses variqueuses et le prolapsus de la muqueuse rectale. Les douleurs et le prurit anal sont également atteints en ce point. On peut voir aussi, par ce point, disparaître la sciatique.

Plus en arrière, ce sont les troubles du gros intestin, constipation, diarrhée, entérites glaireuses, muco-membraneuses, sableuses, entérorrhagies, entéralgies, névralgies cæco-appendiculaires, gaz, fétidités, ptoses ou spasmes du cæcum, des colons, troubles de soi-disant intoxication intestinale, inflammations de la muqueuse, catarrhes, parasistes en retenus par l'état particulier du contenu intestinal, troubles cutanés en rapport avec les troubles intestinaux, troubles dits arthritiques, rhumatismes, migraines, névralgies réflexes, céphalées, angoisses, vertiges, dépressions morales ou autres, bref, tout ce que la clinique croit pouvoir mettre sur le compte d'un mauvais fonctionnement de la muqueuse digestive.

Plus en arrière encore, le duodenum, l'estomac avec toutes les dyspepsies, les troubles dans la quantité et dans la qualité des sucs digestifs, du mucus gastrique, dans la tonicité des tuniques, ptoses, dilatation, crampes, gastralgies, et tant de troubles réflexes d'origine gastrique, migraines, nausées, vertiges, bourdonnements d'oreilles, états psychiques variés, névralgies de tout siège, troubles cutanés de toute nature.

Vers la fin du cornet inférieur, nous avons communication avec les centres de l'appareil œsophagien, avec les spasmes, les varices, la région gutturale, la région des trompes d'Eustache, qui nous donnent le moyen d'agir sur les troubles de ces régions élevées de l'appareil digestif, où nous retrouvons les mêmes phénomènes pathologiques que ceux qui caractérisent les gastrites et les entérites.

Sur la partie supérieure du cornet inférieur, le long de la ligne des centres digestifs proprement dits, nous trouverons les centres des fonctions annexes, des sécrétions pancréatiques, biliaires, salivaires... Ce sont ces points qui nous livreront les glycosuries, les mille troubles de cette cuisine intérieure dont nous connaissons les déchets par les analyses de l'urine, phosphaturie, albuminurie, acide urique, urée, urobiline, etc., et dont les effets intimes sont la goutte, les gravelles, les décharges migraineuses, cutanées, bronchiques, l'obésité ou la maigreur, en un mot toutes les dyscrasies connues et à connaître.

Les troubles fonctionnels de ces centres, surtout les minimes, peuvent avoir des retentissements lointains inattendus, tels que migraines, névralgies faciales, urticaires, dermatoses tenaces, désarrois psychiques, tout ce que nous avons l'habitude de désigner sous le nom assez bon d'ailleurs de diathèses, quelle qu'en soit la forme.

L'expérience m'a montré que dans cette direction nous rencontrerons une foule de centres trophiques, et particulièrement les centres angiotrophiques ; c'est par eux que nous atteindrons les varices, les altérations artérielles, la fameuse artériosclérose.

Elle nous montre aussi que là se trouvent ceux que j'ai appelés centres diaphylactiques, centres qui président à la digestion, à la fécalisation, à la réduction et à l'élimination des espèces microbiennes pathogènes auxquelles nous avons constamment affaire. Le réveil physiologique de ces centres pourra faire disparaître les anciens catarrhes chroniques, les rhinorrhées, les otorrhées, les bronchorrhées, les leucorrhées, les métrorrhées, les gonorrhées, les infections contre lesquelles lutte l'organisme. C'est au secours de ces centres que nous devons nous porter pour aider l'organisme dans sa lutte contre la tuberculose et contre toute maladie infectieuse.

De même sera combattue n'importe quelle susceptibilité à l'infection par le réveil de la capacité digestive interne correspondant particulièrement à cette infection, toute susceptibilité que montre l'organisme à se laisser envahir par un agent infectueux pouvant être considérée comme une véritable *dyspepsie* mettant l'organisme hors d'état de digérer cet agent infectieux et se laissant digérer par lui.

Toutes les sensibilités internes et externes peuvent devenir le siège de douleurs, et, selon l'organe, selon la région que nous pourrons aller toucher dans ses centres bulbaires sensitifs, nous pouvons espérer voir disparaître les douleurs hémorroïdaires, celles du cancer rectal, les douleurs vésicales, utérines, ovariennes, les coliques de tous étages, intestinales, cæcales, appendiculaires, les barres coliques, les gastralgies, les coliques hépatiques, néphrétiques, les pleurodynies, les douleurs de l'angine de poitrine, les névralgies de tout siège, les migraines gastriques, otiques, ophtalmiques, cérébrales, les névralgies faciales, les lumbagos, les tics douloureux, les sciatiques, les douleurs rhumatismales, les douleurs fulgurantes de l'ataxie, etc.

Partout où éclate une hyperesthésie, une exaltation de la sensibilité normale des tissus et des organes, l'équilibre sensitif doit pouvoir être rétabli par voie de régulation bulbaire, l'*esthésiostatique* doit se retrouver, quelle que soit la cause périphérique ou centrale de la douleur. C'est qu'en effet à la douleur légitime de toute irritation nerveuse s'ajoute fréquemment une véritable exaltation centrale, une réaction douloureuse centrale sur laquelle nous agirons si nous pouvons rendre à des centres surexcités leur équilibre sensitif, de façon à ne pas les laisser s'affoler à sentir plus qu'il ne convient. C'est de cette façon qu'agissent les médicaments antinévralgiques, et c'est ainsi que nous voyons parfois une diversion psychique ou autre faire subitement disparaître une douleur.

Mais nous savons qu'à côté de ces réactions douloureuses les centres nerveux peuvent en éprouver une autre, qui n'est nullement douloureuse, mais qui peut devenir plus pénible que la douleur elle-même, c'est la gêne, l'oppression, l'anxiété, l'affre, l'angoisse. Nous pouvons ainsi avoir des sensations d'oppression respiratoire, gastrique, intestinale, des pesanteurs, des réplétions, des plénitudes, de l'oppression vasculaire, de l'oppression cutanée, de l'oppression musculaire ; nous pouvons aussi ressentir l'affre de la nausée, l'affre labyrinthique ou étourdissement, l'oppression visuelle ou éblouissement, l'affre psychique ou peur, ou anxiété, avec le doute, le scrupule, la phobie de telle sensation, de telle attitude psychique, affre qui sont des oppressions de même ordre que la colique intestinale, hémorroïdaire, vésicale, utérine, hépatique, néphrétique, affectant, selon le système atteint, telle ou telle forme d'hypocondrie. Nous pouvons enfin dépasser l'affre et éprouver l'angoisse de tout organe, angoisse pharyngée, angoisse de l'asthme, angine de poitrine, comme nous pourrions avoir les migraines correspondantes, dans l'autre mode d'excitation sensitive. L'anxiété générale, généralisée à la conscience de tout l'être, peut provoquer l'affre de tout l'être, l'anxiété capitale, totale, de notre moi et créer l'anxiété paroxystique dégagée de toute notion de trouble organique, et, se combinant plus ou moins à la dépression générale, former les nombreux genres de mélancolie anxieuse, de phobie, etc. Tous ces troubles sont les mille formes de la perte d'équilibre de cet état, non pas d'euphorie, c'est-à-dire de bonne santé, mais d'*euthymie*, c'est-à-dire de sensation de bien-être, de sécurité physiologique dont le maintien appartient aux centres euthymiques.

Toutes les fonctions exigent, pour suffire à leur activité, un minimum de force disponible, un *tonus* qui doit leur être constamment assuré. De plus, elles peuvent avoir à fournir, à un moment donné, un surcroît d'activité, un effort plus ou moins considérable. Si cette capacité vient à leur manquer, il y a atonie, asthénie. Les dilatations, les ptoses, les descentes, les prolapsus, les atonies, les dépressions musculaires de toutes formes et de tous sièges en sont des exemples. Les apathies sensorielles et psychiques, les insuffisances glandulaires, vasculaires et autres en sont également des exemples d'un autre ordre.

La chaîne des affres et des oppressions semble avoir son siège le long des colonnes sensitives du bulbe, et nous la suivons s'étendant le long de la partie supérieure du cornet inférieur.

Il semble donc que pour chaque organe, et dans une certaine mesure, pour chaque région, les centres moteurs, sensitifs, diaphylactiques, se trouvent au même étage dans le bulbe, et sur le même segment de la muqueuse nasale.

L'anxiété générale, qui est à la base des phobies, du doute, du scrupule, des mélancolies anxieuses, de l'anxiété paroxystique, de l'angor, s'atteint par la région de la paroi externe qui s'étend au-dessus de la portion postérieure du cornet. C'est la région du haut pneumo-gastrique, fin de la colonne digestive.

En arrière de ce point, nous atteignons les centres auriculaires et labyrinthiques, catarrhe tubaire, otorrhées anciennes, sclérose tympanique, hyper ou hypotrophies de l'appareil de transmission auditive. La surdité, le bourdonnement, les hallucinations auditives quand elles ont un point de départ périphérique, le vertige et ses nombreuses variétés, le dérobement, le signe de Romberg, les propulsions, l'étourdissement, et, par association avec la réaction anxieuse, les phobies de l'espace, l'agoraphobie, la claustrophobie, etc.

La nausée, les vomissements s'atteignent par la région sous-jacente.

De même que, dans le bulbe, le pneumogastrique respiratoire s'écarte du pneumogastrique digestif et circulatoire, de même le segment de la muqueuse nasale qui correspond à l'appareil respiratoire est tout à fait distinct. Il s'étend en hauteur dans la portion antérieure de la paroi externe, depuis la tête du cornet inférieur, jusqu'en haut, dans la région ethmoïdale, olfactive. Les centres bronchiques, catarrhe, asthme, emphysème, oppression, s'atteignent par les parties les plus élevées de ce segment. La toux bronchique se trouve, assez souvent, sur la partie la plus avancée du cornet moyen. Au-dessus de la tête du cornet inférieur est la région laryngée, vocale, et, chose remarquable, en arrière de cette région on peut agir sur les dysarthries, le bégaiement. Des catarrhes laryngés anciens, des dysphonies, des aphonies même ont disparu par des cautérisations faites en ce point.

Plus haut se trouve, au-dessus des centres de l'oppression respiratoire, une région qui appartient aussi au pneumogastrique supérieur, et qui, comme pour la partie correspondante du pneumogastrique digestif, permet d'agir elle aussi sur l'anxiété, sur la dépression, la mélancolie. La partie voisine de la cloison à ce niveau élevé est également une voie d'accès pour la région bulbaire des réactions anxieuses.

En arrière des points respiratoires du haut de la muqueuse nasale, sur la paroi externe le plus souvent, se trouve un point extrêmement susceptible qui provoque une vive réaction lacrymale, de la congestion de l'œil, des mouvements désordonnés du globe, des troubles papillaires. C'est dans ce carrefour des réactions lacrymales, hydrorrhéiques, oculaires, congestives, de la toux spasmodique et de l'éternuement répété que nous devons poursuivre le rhume et l'asthme des foins.

Plus en arrière, nous attaquerons le ptosis, le blépharospasme, les tics de l'œil.

Puis, dans le méat supérieur, les réactions les plus disparates, dans lesquelles je n'ai pu définir de domaine anatomique ou physiologique.

Les résultats

Je puis dire qu'ils ont été tout à fait remarquables et que, par une foule de guérisons inattendues et comme instantanées, le bulbe a répondu à mes sollicitations.

La seconde partie de ce livre n'est faite que des données fournies par cette vaste expérimentation et les sondages souvent heureux, tant au point de vue thérapeutique qu'au point de vue physiologique, que me permit ce procédé, jettent les fondations d'une nomenclature nouvelle des faits cliniques et anatomo-pathologiques.

Quand je touche juste, sur la muqueuse nasale, le

point dont le nerf s'arrête, dans le bulbe, à l'étage du centre nerveux intéressé dans le trouble que je cherche à faire disparaître, ce trouble disparaît le plus souvent instantanément, ou du moins, sa disparition se manifeste aussitôt que possible. Par exemple, un vertige, une angoisse, une douleur s'effaceront aussitôt, mais ce ne sera que dès les premières selles que les modifications digestives apparaîtront. A la suite d'une cautérisation de la région génitale, les pertes blanches pourront disparaître dès le lendemain, mais nous ne saurons pas avant l'heure si les règles se passent sans douleurs et normalement. Mais l'action due au redressement du centre nerveux a été immédiate et s'est produite au moment de la cautérisation.

Dans certains cas, de beaucoup les plus rares, le premier effet, toujours passager, a été une excitation et une exaltation légères des symptômes. Cela semble tenir à ce que les centres atteints, déjà hors de leur équilibre physiologique, extravaguent momentanément, sous l'excitation, avant de se rendre. Ainsi, je préviens toujours l'asthmatique, surtout dans la forme paroxystique, ou dans l'asthme des foins, que ma piqûre pourra provoquer une crise le soir même ; de même pour le vertige, l'anxiété, les diarrhées impérieuses, les névralgies, les migraines, et en général tous les troubles ayant forme de crise ou d'exaltation fonctionnelle.

Mais le plus ordinairement, si l'on atteint le point précis, la fonction se règle immédiatement, et le malade ne tarde pas à s'en apercevoir. Si le point touché n'a rien à faire avec le centre visé, il ne se produit rien dans le domaine visé, et rien absolument si ce point répond à un centre en équilibre. Mais s'il est en rapport avec quelque centre troublé, et par conséquent avec un trouble organique ou fonctionnel quelconque, dont le malade peut parfaitement avoir oublié de me parler, ce trouble disparaîtra exactement comme si je l'avais visé. J'ai ainsi guéri bien des affections dont le malade ne m'avait pas parlé et que je ne soupçonnais nullement, sans le faire exprès. C'est même ainsi que j'ai le plus souvent été mis sur la voie de guérisons possibles auxquelles je n'avais jamais songé, et de connexions anatomiques et physico pathologiques jusque-là inconnues des médecins, mais que les malades savent souvent très bien grouper.

Les difficultés de cette recherche sont les suivantes, comme je l'indique plus haut :

Il n'y a pas deux nez qui soit identiques.

Il n'y a pas un seul nez dont la moitié droite soit symétriquement identique à la moitié gauche.

La distribution périphérique des innombrables filets du nerf trijumeau varie du côté droit au côté gauche chez chacun de nous, et d'un sujet à l'autre.

Dans le bulbe, le parcours et la terminaison de ces filets varie également d'un sujet à l'autre et d'une moitié à l'autre du bulbe.

Le bulbe varie dans sa forme macroscopique d'un sujet à l'autre, et mille fois plus encore dans sa structure anatomique. Il n'y a pas un seul bulbe dont la moitié droite soit symétriquement identique à la moitié gauche.

Donc, forcément, l'installation du merveilleux réseau téléphonique qui met en communication les divers points de la muqueuse nasale avec les divers étages et centres bulbaires varie d'un homme à l'autre.

Il faut en prendre son parti, comme dans tout ce qui a une base anatomique. Sur chacun de nos malades le pouls ne se trouve pas toujours immédiatement, il faut le chercher. Et ainsi de tous les organes.

Pour l'asthme des foins, nous pouvons par tâtonnement chercher le point qui provoque la crise, et savoir ainsi si nous sommes en communication avec les centres intéressés. Pour la pression artérielle, nous pouvons mesurer et savoir si nous avons touché juste en constatant la régulation rapide de cette pression et son retour vers la normale. Nous pouvons ainsi faire, dans une même séance, plusieurs recherches, avant de trouver ce que nous cherchons. Mais, sauf ces cas, et aussi les cas où le malade nous signalera lui-même la disparition subite du trouble, sciatique, névralgie, oppression, anxiété, vertige, etc., nous ne saurons rien que par le malade, à sa prochaine visite.

Mais ce sont là les difficultés d'ordre anatomique, qui dépendent plus des particularités constitutionnelles de chaque malade que de l'habileté du médecin.

Il faut aussi, dans tous les cas, que l'excitation donnée au centre visé par la cautérisation périphérique soit exactement celle qui le remettra dans son aplomb. Si nous brûlons, non pas la muqueuse, mais une mucosité qui la recouvre, et la chose est possible dans les replis du nez qui échappent à la vue directe, nous ne devons attendre aucun résultat, bien entendu.

Si nous brûlons trop fort, comme brûlent en général les rhinologistes, sous la cocaïne, ou avec de gros cautères comme ceux qui servent à modifier les malformations nasales, la muqueuse souffre inutilement, il y a douleur vive, et l'effet sera certainement nul. Il semble que la cautérisation doit être assez minuscule pour actionner les centres sans s'arrêter à la muqueuse. C'est ce que n'ont pas compris, dans mon procédé, les rhinologistes : mais ils y arriveront certainement, car les malades comprennent cela parfaitement.

A côté de ces difficultés d'ordre anatomique, il s'en présente d'autres qui dépendent de l'éducation physiologique du médecin, et de son expérience et de son tact, et de sa chance.

J'en ai assez dit peut-être plus haut sur la façon courte et fausse dont nous, médecins, nous considérions les phénomènes cliniques, en dehors de la conception des régulateurs bulbaires. Un médecin voit de loin le rôle du système nerveux dans un tic, dans une atonie, dans un tremblement, dans un vertige, une anxiété, une phobie, une dépression, une excitation ; il le soupçonne dans certaines dyspepsies, certains diabètes, certaines entérites ; dans les affections cutanées, on en parle également, d'une façon plutôt platonique, d'ailleurs. Mais voir le système nerveux dans la goutte, dans une poussée d'hémorroïdes, dans la faillite de la défense organique vis-à-vis de la tuberculose, de la fièvre typhoïde, de l'helminthiase, etc., cela est bien nouveau encore, et les malades attendront que les médecins songent à regarder de ce côté.

La pathologie est encore comme un vaste échiquier dont les joueurs ignorent le pouvoir et la marche des pièces. Ils marquent les coups, mais ne les prévoient pas, ne peuvent les parer. Ce que j'ai esquissé depuis sept ans dans ce sens a indigné ou fait rire bien des gens que j'aurais bien voulu intéresser, et j'ai cessé de m'adresser directement au corps médical, un peu fermé toujours, hostile souvent.

Cependant, ce clavier naso-bulbaire permet de préciser et d'activer les recherches cliniques. En voici un court exemple. Un malade souffre d'une ancienne névralgie faciale, associée à de la gastrite, à de l'entérite avec insuffisance hépatique, tous ces troubles s'effaçant devant l'atrocité de la névralgie. Une première cautérisation sur un point nasal douloureux ne donne rien. Le surlendemain, une autre cautérisation règle l'estomac, mais la névralgie persiste. Une troisième règle l'intestin, sans atteindre la douleur faciale. Une quatrième redresse le fonctionnement hépatique et les matières fécales en témoignent. Du même coup, la névralgie disparaît. L'expérience totale avait duré dix jours. La névralgie était liée au trouble hépatique, ce que je ne pouvais soupçonner alors, mais ce qui m'a permis par la suite de guérir parfois d'emblée des céphalées et des névralgies anciennes en visant tout d'abord le foie.

La mécanique de ces associations nous échappe encore, mais n'ai-je pas eu la solution du problème plus vite que si j'avais, pendant des mois, traité l'estomac et l'intestin de ce malade, et ensuite son foie ? Une cure à Châtel-Guyon, une saison à Vichy, des mois de régime insupportable, et peut-être aucun résultat, sauf d'affaiblir ce malade. Au lieu de cela, dix jours de recherches, et le foie, l'intestin et l'estomac remis au pas, la névralgie disparue. Et une bonne leçon clinique.

Je développerai dans la suite ces connexions si remarquables entre les centres nerveux et les si curieuses associations des symptômes.

C'est dans cet ordre de recherches que les difficultés abondent, et, si l'on se rappelle ce que j'écris plus haut sur l'énervement et la disproportion des effets et des causes, on comprendra que des troubles très intenses, grands vertiges, migraines, asthmes, névralgies, anxiétés, troubles mentaux et moraux pourront être provoqués par des irritations imperceptibles en des points et en des organes dont les troubles seront si minimes que le malade ne songe même pas, s'il en a conscience, à les faire figurer dans le tableau de sa maladie.

C'est au point que si une céphalée, une névralgie semblent pouvoir être rattachées à divers troubles organiques lointains, on peut, avec quelque logique, les combattre tout d'abord dans le moins bruyant de ces troubles.

La durée des résultats obtenus est naturellement variable selon les sujets : il y a des pianos qu'il faut accorder plus souvent que d'autres. L'âge du malade, celui de la maladie ne semblent jouer qu'un rôle insignifiant. Plus un trouble fonctionnel est ancien, plus nous pouvons le considérer comme le résultat d'un mauvais réglage, d'un sabotage, et moins il y a de chances de lésion organique progressive. Mes observations présentent des maladies anciennes de trente, de quarantes années et plus, et dont la guérison s'est maintenue depuis plusieurs années déjà.

CHAPITRE XI

DIGESTION ALIMENTAIRE
ET DIAPHYLACTIQUE

Si j'unis dans une même étude la digestion alimentaire et la digestion diaphylactique, ou digestion de défense contre l'infection, c'est que mes recherches de ces dernières années m'ont montré que les centres nerveux ont eux-mêmes réuni dans un même service organique les directions de ces deux fonctions primordiales, auxquelles nous devons notre survie de chaque instant. Les procédés fonctionnels sont tout à fait comparables, et le fait que l'installation topographique des centres qui président aux deux fonctions les a réunis pour plus de commodité organique en un même point de la masse nerveuse montre assez qu'il ne s'agit, en réalité, que d'une seule et même fonction répartie en deux services, appliquant ses procédés propres soit à l'incorporation de toute matière désirable, soit à l'excorporation de toute matière indésirable.

On connaît la digestion alimentaire. Quant à l'autre, voici.

Que devons-nous entendre par ce mot nouveau, *diaphylaxie*[1] ?

1. Ce qui suit a paru dans la *Revue Scientifique* du 23 avril 1910.

Tout le monde se sert couramment aujourd'hui des termes *prophylaxie*, mesures *prophylactiques*, pour désigner la défense organisée au-devant de nous contre les nombreuses causes de maladie ou de destruction qui nous assiègent. On comprendra donc facilement que les termes *diaphylaxie*, fonctions *diaphylactiques* signifient la défense de l'organisme, défense organisée dans l'organisme et par l'organisme lui-même, sa lutte intérieure contre les nombreux agents physiques, chimiques, animés qui l'ont pénétré, contre toute cause de maladie ou de destruction devenue intraorganique. C'est aussi la lutte contre les déchets, contre les produits d'usure et de viciation de la vie, contre ce qui peut résulter pour nous de mauvais de la consommation incessante de l'organisme par l'organisme même. La diaphylaxie est donc le maintien, la défense de l'intégrité organique, la libération du territoire, la résistance du terrain envers et contre tout, y compris la vie.

Cette fonction est aussi ancienne, dans l'histoire des organismes, aussi importante, aussi essentielle que la nutrition ; elle est, tout comme elle, la condition incessante de survie, la raison première et ultime de nos équilibres fonctionnels, le noyau de toute physiologie, l'axe de toute évolution morphologique.

Ce mot nouveau, ainsi présenté par ses parents déjà mieux connus de nous, recouvre une idée très simple ; il pourra devenir, dans l'analyse et dans la synthèse des phénomènes biologiques, un instrument de logique, un outil intellectuel facile à manier.

L'idée très simple que je vais commenter est celle-ci :

Étudier le microbe est bon, — étudier le terrain est meilleur.

Atténuer le microbe est excellent, — fortifier le terrain est tout.

Toute maladie infectieuse est une lutte entre le terrain et le microbe, c'est à qui digèrera l'autre. Chacun de nous porte en lui, à tout instant, plus de microbes qu'il n'en faut pour mourir de cent maladies différentes, le jour où la diaphylaxie sera en défaut.

J'ai, dans mes voies respiratoires, le microbe de la phtisie et, dans mes voies digestives, celui de la fièvre typhoïde ; mais j'ai aussi dans mon organisme une force x qui défend mon terrain et m'a jusqu'ici préservé de ces deux maladies.

Cette force, en quoi consiste-t-elle ?

Une grippe peut m'intoxiquer au point de la désarmer. Un surmenage, le froid, une grande déception, une peur pourront aussi ouvrir la brèche et désorganiser la résistance. L'âge intervient aussi pour l'affaiblir. Est-ce une qualité propre à mes tissus organiques, ou une force organisée, vigilante, variable et soumise à l'activité directe des centres nerveux ? Le fait que la maladie peut succéder à une grande émotion, à une dépression morale, fait songer à l'intervention nerveuse. Cet autre fait, qu'on peut, cliniquement, entrer très tard dans l'hérédité cancéreuse, tuberculeuse ou syphilitique montre aussi qu'il ne s'agit pas d'une qualité essentielle de nos tissus, mais d'une défaillance fonctionnelle dans la défense organique. De plus, un côté du corps peut faire faillite sans que l'autre cède ; on peut faire toutes les infections, de tout siège, sur une moitié du corps et ne jamais rien avoir sur l'autre moitié. Cela est vrai pour diverses infections purulentes, pour certains parasitismes, pour le cancer lui-même. Ceci encore fait directement penser à l'activité nerveuse. Enfin,

tel diabétique nous montrera les symptômes associés
d'un grand nombre de défaillances de ses centres nerveux bulbaires, sucre, albumine, urines abondantes,
soif, faim, sécheresse de la gorge, vertige, angine de
poitrine, troubles visuels et auditifs, atonie musculaire, etc. ; et, du jour au lendemain, comme si d'autres
centres faiblissaient à leur tour, éclateront les gangrènes,
les furoncles, l'anthrax, la tuberculose aiguë.

Tout ceci nous indique que le terrain semble valoir
ce que valent certains centres nerveux chargés de sa
défense. Nous, devons admettre que cette force in-
connue est un service organique parfaitement discipliné,
compétent, vigilant et d'une constante activité ; et que
l'étude de cette défense doit faire l'objet des recherches
les plus immédiatement expérimentales. L'asepsie et
l'antisepsie sont réalisées organiquement par ce que nous
appellerons la diaphylaxie. Étudions-la.

Diaphylaxie et nutrition apparaissent et évoluent ensemble dans toute la série des formations organiques, et,
chose tout d'abord remarquable, les procédés biologiques sont identiques dans ces deux fonctions.

Dès qu'apparaît la matière vivante, nous y observons une digestion qui acquiert, qui assimile : c'est la
nutrition. Nous y voyons en même temps une digestion qui défend, qui neutralise et qui élimine : c'est la
diaphylaxie.

Dans les formations organiques les plus élémentaires,
dans les organismes vivants les plus simples, dans la
cellule même, la superposition des deux digestions est
complète. A mesure que les organismes se compliquent,
nous voyons aussi la nutrition prendre des caractères
morphologiques stables, définis : il y a un tube digestif,
une canalisation fixe des actes et des organes d'assimi-

lation. Mais, pour la diaphylaxie, elle reste, en apparence, diffuse, éparse, non organisée ; et il semble que son ubiquité même lui interdise toute morphologie.

Nous allons voir que, sous l'aspect très dessiné, très défini de l'appareil digestif, avec ses organes bien connus, et sous l'apparence diffuse, amorphe de l'appareil diaphylactique, les procédés biologiques sont absolument superposables et identiques, et que la police secrète de l'organisme est aussi régulièrement constituée que ses moyens si apparents de consommation alimentaire.

Commençons par rappeler, à grands traits, le dispositif organique de la digestion alimentaire, le mieux connu des deux. Il nous servira à bien comprendre l'autre.

Le tube digestif, qui nous traverse de part en part, est extrêmement contourné, vu sa longueur, et surtout pelotonné dans la grande cavité abdominale. Ses parois actives et mobiles, tantôt rigides, tantôt souples, lui permettent successivement de couper, de broyer, de malaxer, de brasser de mille façons et de faire circuler les matières alimentaires d'une de ses extrémités vers l'autre. Les nombreuses stations de cette voie métropolitaine sont bien connues de tous.

Cette mastication, ce broyage, ce brassage et cette circulation ont pour effet de multiplier à l'infini le contact des matières alimentaires avec la paroi du tube digestif. D'un bout à l'autre du tube, des myriades de minuscules ruisselets et quelques grands affluents déversent dans sa cavité divers sucs qui viennent se mêler aux aliments, les traiter chimiquement et leur faire subir, au-devant de la paroi absorbante, une première digestion tout à fait comparable à une préparation culinaire. Salive, sucs gastriques, intestinaux, biliaires, pancréatiques, autant de sauces qui viennent successivement s'ajouter à la masse ingérée et l'accommoder à notre façon.

Sous l'action de ces sauces, le goût, l'odeur, la couleur, les qualités physiques, chimiques, alimentaires de ces matières se modifient, se manifestent, se libèrent et se livrent à chaque pas ; et ce qu'il y a dans ces matières d'assimilable, d'*humanisable* est constamment amené au contact des cellules digestives de la paroi vivante.

Ces cellules digestives, fixées à la paroi, mais poussées et portées par ses replis onduleux et flottants dans l'intimité de la masse ingérée, seraient incapables d'absorber et d'incorporer ces matières, si ces dernières n'avaient été ainsi triturées, cuisinées, cuites à point et à leur goût, par les sucs déversés dans le contenu du tube digestif. C'est cette cuisine digestive, encore extraorganique, extérieure à la paroi absorbante, bien que réalisée dans la cavité du tube digestif, c'est cette cuisine qui permet aux cellules digestives fixes de cette paroi de s'emparer de ce qui leur convient et de se l'incorporer.

Elles absorbent, digèrent, font une chair fluide, une substance déjà humaine de ce qui était matière étrangère, et le produit de leur digestion, par simple défécation, va être entraîné par un drainage lymphatique et sanguin. Ce produit est, cette fois, directement assimilable pour toutes les autres cellules de notre corps. Chaque tissu va ainsi se nourrir de ce qui lui convient et assimiler directement, grâce à cette humanisation première et générale, qui précède toute spécialisation alimentaire. Tout l'organisme n'a plus à chercher sa vie : on lui a mâché, — et digéré — sa besogne.

Toute cette cuisine digestive comporte elle-même une active diaphylaxie. En effet, tout n'est pas bon pour nous dans ce que nous ingérons ; il faut que ce qui est inutile ou mauvais soit soigneusement neutralisé et reconduit à nos frontières naturelles, si je puis ainsi parler. De plus, cette chimie intense, si complexe, cette cuisine qui progresse et varie à chaque pas, ne vont pas sans déchets nombreux, sans production de matières qu'il y a intérêt à ne pas laisser absorber, à neutraliser au plus tôt, à rendre insolubles ou hors d'état de nuire d'une façon ou d'une autre. Certains sucs digestifs sont consacrés à cette neutralisation, à cette désinfection constante, et nous leur devons la fécalisation progressive de tout ce qui n'est pas alimentaire dans la matière ingérée. Ces matières sont ainsi expulsées.

Quant aux produits déjà assimilés, ils vont à leur tour être consommés par les tissus de l'organisme. Il en résultera également des substances mauvaises que chaque élément éliminera sous lui, car il est fixé, mais que certains sucs intraorganiques vont transformer sur place, fécaliser, neutraliser et que la circulation lymphatique et sanguine, par le vaste tout-à-l'égout que forme le réseau de nos veines, conduira d'une façon continue vers la crémation pulmonaire et vers l'épandage rénal.

Voici donc, grossièrement figuré, le mécanisme apparent de la digestion alimentaire. Mais ce pantin a de merveilleuses ficelles, qu'il faut bien connaître. Les voici.

L'odeur d'un fruit, d'un mets quelconque nous fait venir l'eau, c'est-à-dire la salive, à la bouche, et le suc gastrique à l'estomac. Nous n'y avons pas encore touché que déjà les sauces affluent, toutes prêtes à opérer. Le nerf de l'odorat, en même temps qu'il portait à notre cerveau l'image agréable d'une odeur suggestive, l'annonce d'un plaisir objectif gustatif, conscient, descendait sans bruit dans notre bulbe, dans notre moelle, et actionnait directement les centres nerveux chargés de nos sécrétions salivaires, gastriques et autres. Aussitôt nos glandes faisaient ruisseler leurs sucs digestifs, qui n'attendaient plus que la besogne annoncée.

Si l'odorat à distance opère ainsi avec tant d'activité et de justesse, que sera-ce quand l'aliment mastiqué, trituré, broyé, brassé, attaqué par la salive elle-même, va livrer à la fois au nerf de l'odorat tout son bouquet et à celui du goût toute sa saveur ? C'est alors que nos centres bulbaires vont être le siège d'informations complexes et multiples, pressantes, et qu'ils vont avoir à dicter aux glandes des sécrétions digestives de plus en plus correctement appropriées, et que toute la paroi va ruisseler de sucs qui se disputeront les parcelles alimentaires et feront à chacune un sort.

L'aliment dans la bouche, trituré et insalivé, est devenu pour notre sensibilité autre chose déjà que ce qu'il était tout à l'heure pour l'odorat à distance. De nouvelles sensations sont éveillées, de nouvelles réactions sécrétoires sont provoquées. Il arrive à l'estomac, et la série des informations sensitives continue de plus belle ; mais ici elles ne sont plus conscientes comme les olfactives et les digestives. C'est un sens dont le nom seul nous manque encore, mais dont les informations sont très réelles et très intenses. Elles adressent constamment à nos centres bulbaires digestifs une demande qui varie selon l'aliment, selon les multiples particularités de l'aliment et provoquent de la part de ces centres une offre complexe, à chaque instant variable, de sucs digestifs appropriés à ces qualités diverses de l'aliment.

Nous connaissons, parce qu'elles sont conscientes et prennent part à la vie de relation, les informations qui nous viennent de l'odorat et du goût. Mais l'analyse biologique des matières que brasse et que traite notre estomac, nous n'en avons aucune image ; passé le gosier, le goût, l'odeur, la consistance, les mille particularités physiques, chimiques, alimentaires ou autres des matières ingérées restent inconnues de notre cerveau.

De notre cerveau, sans doute ; il n'a rien à y voir. Mais non pas de notre bulbe. Les gros nerfs qui portent aux centres bulbaires l'information pénétrante, sagace de nos muqueuses digestives en disent long dans cette langue que nous ignorons forcément ; et c'est sur cette information que ces centres commandent, aux glandes élaboratrices de sucs digestifs, les sauces, les produits d'activité digestive sans cesse appropriés aux nombreuses particularités et qualités de la masse ingérée.

Tout le long du tube digestif, la masse qui chemine est dégustée, palpée, analysée, fouillée par cette sensibilité digestive ; et à mesure qu'elle progresse, de nouveaux sucs sont provoqués, appropriés à chaque instant aux qualités changeantes de la masse analysée. Comme un train annoncé de station en station, le bol alimentaire est signalé ; les produits qu'il peut déposer, les sucs dont il doit se charger, tout cela est réglé par un admirable système de signaux, d'informations centripètes et de réactions centrifuges.

Il existe, dans notre bulbe, des centres nerveux compétents et responsables pour tous les détails de cette admirable manœuvre, pour toutes les digestions par-

tielles, élémentaires, pour l'appropriation des divers
sucs aux diverses matières ingérées, tant pour la quantité que pour la qualité, pour l'absorption, la mise en
circulation, la diaphylaxie du tube digestif, pour la
fécalisation, pour l'expulsion.

Quand ces centres fonctionnent correctement et se
tiennent à la hauteur de leur rôle, la digestion est parfaite, aucun trouble n'apparait.

Mais quand, soit par insuffisance héréditaire, soit par
épuisement général ou par épuisement partiel, par
quelque désaccord du fonctionnement de ces centres,
ceux-ci agissent trop, ou trop peu, ou mal, la digestion
est troublée. Tantôt l'insuffisance de l'information provoque l'insuffisance de l'apport des sucs : le rhume de
cerveau, qui nous coupe à la fois l'odorat et l'appétit,
en est un exemple ; tantôt les centres répondent mal à
un appel bien formulé, ou trop, ou trop peu, ou
répondent de travers ; chacun connait l'hyperchlorhydrie,
l'hypochlorhydrie gastrique, etc. Nous ne digérons plus
bien telle variété alimentaire ; elle ne s'assimile pas,
nous reste étrangère, nous devient hostile ; certains sucs
trop acides ou viciés nous brûlent, nous donnent des
aigreurs, des coliques, de l'échauffement. Les parois
musculeuses elles-mêmes subissent des perturbations en
tous sens : c'est la crampe œsophagienne, la crampe
d'estomac, le ténesme pylorique, les coliques intestinales, le ténesme rectal ; — ou au contraire l'atonie, la
ptose, la flaccidité de l'œsophage, avec l'aérophagie, la
chute, la dilatation de l'estomac, l'ataxie péristaltique et
les rétentions gazeuses, la distension intestinale, la
chute du cæcum, le prolapsus du rectum, les hémorroïdes. Tantôt nous notons la dessiccation du gosier, la
sécheresse gastrique, la constipation par défaut de sécré-

tion ; tantôt c'est l'opposé, le flux de salive, de suc gastrique, de bile, de sucs intestinaux avec les diarrhées impérieuses et profuses, la stomatite, l'angine, la gastrite, l'entérite muco-membraneuse, avec dépouillement de la membrane muqueuse, les glaires ; ou encore la viciation des sucs digestifs ou muqueux avec les gravelles salivaires, amygdaliennes, intestinales, biliaires. C'est enfin la faillite de la diaphylaxie, avec l'haleine fétide, les fermentations, les selles fétides, la production parfois brusque et générale de gaz dans l'estomac et dans les intestins, le ballonnement avec l'affre abdominale et les diverses formes d'anxiété, d'oppression digestives.

Quel physiologiste n'a souhaité pouvoir impunément pratiquer sur l'homme les recherches expérimentales faites jusqu'ici sur les animaux de laboratoire ? Au moyen d'une aiguille enchantée, capable de guérir les blessures qu'elle aurait faites, nous irions troubler dans l'intimité du système nerveux les centres régulateurs profonds, gardiens vigilants de nos intégrités organiques et de nos équilibres fonctionnels. Suivant la voie ouverte, il y a soixante ans, par Claude Bernard, nous ferions dans la masse des centres bulbaires de véritables sondages en série, interrogeant méthodiquement les tronçons de colonnes de substance grise qu'entrecoupent des milliers de fibres blanches.

En descendant le long de la colonne bulbaire des centres de *tonicité*, de *motricité* des parois digestives, nous provoquerions à volonté des dysphagies ; ici, nous frapperions de flaccidité l'œsophage, ouvert ainsi à l'aréophagie ; là, nous déchaînerions l'éructation, le hoquet ; plus bas, nous réaliserions la dilatation, la rétention ou l'incontinence gastriques le ténesme ou l'insuffisance pyloriques, les flaccidités, les ptoses intestinales ; ou bien les crampes, les tranchées, les incoordinations, l'ataxie péristaltiques avec les rétentions gazeuses et tout leur cortège de répercussions et d'énervements bulbaires, tels qu'affres, anxiétés, céphalées, migraines, névralgies, vertiges, insomnies ; plus bas encore, ce seraient la rétention ou l'incontinence rectales, le prolapsus, les hémorroïdes, — bref, tous les sabotages dont peut être capable la paroi musculeuse du tube digestif, quand ces centres perdent le mot d'ordre fonctionnel.

Parallèlement, la poursuite des centres *sensitivo-sensoriels* nous montrerait une série de troubles : d'abord l'anosmie tout en haut ; puis, avec le manque d'odorat, le manque de goût, d'appétit, des anorexies superficielles et conscientes, d'autres pertes plus profondes et inconscientes de cette information sensorielle, dont le rôle est si immédiat dans l'appel des sécrétions successives qui, dans les divers segments du tube digestif, viennent attendre au passage le bol alimentaire ; puis, toutes les oppressions viscérales, les gênes, les affres, les intolérances, les coliques, les algies, les prurits superficiels, les prurits profonds, le prurit anal.

Sur un plan plus profond, la colonne des centres préposés aux *sécrétions*, avec tous les errements imaginables sur la quantité et sur la qualité des sucs digestifs qui suintent directement de la muqueuse ou découlent à grands flots des dépôts glandulaires, fournirait au commandement toutes les variétés de dyspepsies, tous les troubles de l'appropriation et de l'accommodation digestives, ou de la fécalisation, toutes les fantaisies que peuvent réaliser les nombreuses équations chimiques sur lesquelles repose l'alimentation.

A ces divers troubles, que j'esquisse brièvement, la médecine répond assez vaguement, il faut l'avouer, en

cherchant bien plus à les neutraliser qu'à les supprimer.
A qui ne peut digérer et assimiler, on propose un régime
d'infirme qui ne le guérit pas, mais l'asservit bientôt et
accentue encore le sens de sa défaillance physiologique.
Il tombe « de la dyspepsie dans la bradypepsie », il se fait
végétarien ; puis se spécialise encore dans le végéta-
risme ; des fruits de la terre, il passerait volontiers à
la terre elle-même ; il s'adresse au tellurisme, et, s'il
pouvait, ne vivrait plus que de l'air du temps et de la
parole de Dieu. Il est une variété de dyspepsie qui mène
tout droit à la théosophie.

Quand le médecin combat l'acidité, ou l'augmente,
selon les besoins, quand il fait absorber les gaz, arrête
les fermentations, lave le canal digestif, il cherche plus à
effacer les effets du mauvais fonctionnement qu'à rétablir
le bon. Électricité, massages, régimes, bouillons, produits
pharmaceutiques, eaux minérales, tout concourt à sup-
pléer à l'insuffisance d'une activité nerveuse affaiblie ou
troublée, bien plus qu'à la relever.

Lequel vaut mieux cependant, ou bien de remettre
chaque jour sa montre à l'heure par les aiguilles, d'un
coup de pouce, ou de régler une fois pour toutes le
ressort du balancier ? Ne vaut-il pas mieux de même
tenter d'agir directement sur les centres bulbaires, régulateurs de nos activités digestives, et de les rappeler à
leur devoir ?

Ces centres bulbaires ont, pour cette fonction si complexe, une compétence supérieure à toutes nos théories ;
et ils ont, en outre, sur nos organes, des moyens d'action
que nous ne possédons pas. Rien ne peut se faire malgré
eux et sans eux. J'ai montré [1] combien il était parfois

1. L'action directe sur les centres nerveux, La *Revue*, 15 août 1909.

facile de les rappeler à l'ordre et de rétablir l'équilibre fonctionnel en réveillant les centres régulateurs de la fonction. Une légère, minuscule cautérisation de la muqueuse nasale, par l'intermédiaire de son nerf, le trijumeau, peut aller, selon le point touché, actionner tel ou tel centre bulbaire, et l'on peut voir alors, parfois en quelques heures, cesser des constipations opiniâtres et anciennes, des entérites muco-membraneuses, glaireuses, sanguinolentes, jusque-là rebelles à tout traitement ; les matières décolorées reprennent leur coloration normale, les selles perdent leur fétidité, les ptoses, les dilatations, les prolapsus hémorroïdaires, les gerçures, les fissures se réduisent ; certains aliments indigestes et redoutés sont maintenant assimilés avec facilité, des acnés, des urticaires, des migraines, des vertiges, des lourdeurs, des anxiétés, des obésités, des oppressions, des troubles de circulation de la tête et des extrémités, des sciatiques associées aux varices profondes peuvent disparaître comme par enchantement pour ne plus revenir.

Cette notion du rôle prépondérant du système nerveux bulbaire dans la digestion est malheureusement peu répandue. En général, si l'on fait intervenir le système nerveux dans les troubles digestifs, c'est trop souvent pour considérer les troubles nerveux comme provoqués par l'intoxication, la résorption intestinale. Sans doute, certaines neurasthénies apparaissent comme la conséquence d'intoxications digestives, mais celles-ci ne sont, en réalité, que la manifestation, dans le domaine digestif, d'une neurasthénie préexistante.

Chacun de nous a ses points faibles, ses tares, ses insuffisances souvent héréditaires, qui n'apparaissent guère quand nous sommes en vigueur physiologique, mais qui se découvrent à marée basse, quand notre tonicité générale baisse par l'âge ou par la maladie, ou par le surmenage. Alors apparaît tel trouble organique, tel trouble fonctionnel que nous signalons à notre médecin, lequel est trop souvent porté à ne voir le trouble que là où il affleure, dans l'organe lui-même, ou dans le fonctionnement, mais non pas dans les centres nerveux sans lesquels ni l'organe ni la fonction ne sont rien. La thérapeutique s'en ressent forcément.

Le système nerveux domine la pathologie comme il domine la physiologie ; il doit également orienter toute la thérapeutique. Quand une fonction est troublée par une cause étrangère au système nerveux, nous voyons aussitôt celui-ci protester, s'exalter, réagir vivement ; mais quand un trouble fonctionnel s'installe, devient chronique, sans réaction, sans révolte des centres nerveux, nous devons être certains que ceux-ci sont les complices et souvent les auteurs directs de ce trouble. Ils protestent d'autant moins qu'ils sont plus fautifs. Et comme aucun traitement ne réussira sans leur intervention, le mieux n'est-il pas de les traiter d'abord eux-mêmes et de les charger du reste ?

Ce rapide et sommaire exposé va nous permettre maintenant de mieux comprendre l'autre digestion, la digestion diaphylactique.

Notre peau, tant qu'elle est intacte et qu'aucune brèche ne l'ouvre, nous défend parfaitement contre tout germe de maladie, contre tout microbe.

Nos muqueuses, moins protégées et plus tendres, sont en revanche défendues par une sécrétion continue de mucus étalé à leur surface et qui possède, à l'état normal, un pouvoir bactéricide caractérisé.

Tous les microbes, les plus innocents comme les plus

infectieux, sont sans cesse déposés à la surface de nos muqueuses respiratoires, digestives et autres ; mais aucun n'y pousse, aucun ne s'y fixe, aucun ne les pénètre tant que le mucus garde ses propriétés de défense et de digestion superficielles.

Mais que le froid, par exemple, ou qu'un épuisement nerveux, un trouble passager profond ou local viennent à paralyser momentanément les agents nerveux qui président à cette digestion de défense, et le microbe prend racine, pénètre, se cultive dans un mucus désarmé ; la brèche est faite, les toxines s'infiltrent, paralysant davantage encore la défense ; et la pénétration, c'est-à-dire l'infection, est devenue possible.

Quand les premières lignes de défense, peau ou muqueuses, sont franchies, la défense intraorganique commence. Elle n'a pas, comme la digestion alimentaire, une canalisation constante, des sécrétions qui s'y déversent par des affluents organisés et fixes, ni de cellules digestives fixées en des parois définies. Le plan de campagne pour la défense du territoire organique varie avec chaque point du corps, car la pénétration peut se faire en tous points, et la défense doit se porter partout. Néanmoins, la distribution de chaînes ganglionnaires, les postes lymphatiques étagés de la périphérie vers les centres organiques montrent assez la succession préétablie des lignes de défense, et les garnisons fixes prévues par la défense organique pour la campagne intérieure et les mobilisations rapides.

Ce mécanisme de la digestion de défense est absolument identique à l'autre. Dès qu'un microbe a traversé les premières lignes de défense, sa présence est signalée aux centres nerveux diaphylactiques par une analyse que nous pouvons, faute d'en savoir plus pour le moment, comparer à l'appréciation olfactive, gustative, qui met tout d'abord en branle le mécanisme de la digestion alimentaire. Tel microorganisme, inoffensif et reconnu tel à ses sécrétions, ou même capable de se prêter à ces nombreuses symbioses dont se sert notre physio-chimie normale, pourra circuler sans être inquiété dans l'organisme.

Mais, s'il est reconnu appartenir à une de ces espèces dangereuses, dont nos centres gardent le signalement pour avoir eu à les combattre souvent, ou que leur instinct, leur mémoire innée des luttes héréditaires leur fait soupçonner comme hostiles, la bataille commence aussitôt.

Diverses glandes internes, diverses cellules dispersées se mettent à sécréter sur place certains sucs digestifs, aussi actifs dans l'espèce que nos salives, nos sucs gastriques et intestinaux, aussi appropriés à cette digestion de défense que ceux-ci le sont à la digestion spécifique de telle matière alimentaire, variant selon les propriétés microbiennes à neutraliser comme les sucs digestifs varient avec les qualités alimentaires des matières ingérées ; et ces sucs, infiltrant les tissus infectés, portés par le torrent sanguin, commencent sur place et partout la digestion des microbes dangereux. Il s'effectue dans l'organisme en défense une vaste cuisine, une coction, une digestion des microorganismes, une modification du milieu sanguin, des humeurs qui baignent nos cellules. Quand cette coction est profonde et intense, elle retentit à son tour en réactions bulbaires générales, telles que la fièvre, le frisson, les malaises, les troubles de décharge urinaire, les sueurs critiques, et par un grand nombre de réactions variables qui nous fournissent bientôt les symptômes cliniques de telle ou telle maladie.

Que cette digestion soit locale ou générale, insignifiante ou violente, c'est seulement quand elle s'est produite que les cellules digestives interviennent. Ces cellules digestives, dont le rôle commence, ici aussi, quand les matières à digérer ont été convenablement cuisinées, ces cellules ne sont pas fixes et rangées sur une paroi comme le sont les cellules digestives de la paroi intestinale. Elles sont libres, mobiles, mobilisables, circulent, passent partout, peuvent envahir tous les tissus, tous les organes. C'est ce qu'on appelle les leucocytes, les phagocytes ; ce sont simplement les globules blancs du sang.

Ces cellules blanches du sang, cellules digestives, diaphylactiques, s'emparent des microbes cuits, cuisinés, vaincus, les absorbent, les détruisent dans leur propre masse, les suppriment.

La digestion diaphylactique exige tout d'abord l'information des centres nerveux, la production appropriée spécifique de sucs digestifs qui attaqueront les microbes signalés, la destruction de ces derniers dès que l'action des sucs les aura livrés désarmés aux rafles des cellules blanches du sang.

Nous pouvons dès maintenant comprendre combien certaines défaillances nerveuses vont entraver l'exercice normal de cette défense.

Que l'analyse physiologique, que la perception du microbe envahisseur soit insuffisante ou viciée, que l'information qu'attendent les centres nerveux manque, ou soit insuffisante, ou erronée, et ceux-ci ne réagiront pas, ou commanderont mal les sucs de défense spécifique.

Que les centres diaphylactiques, même bien informés, soient au-dessous de leur rôle physiologique et répondent mal à un appel bien formulé, et là encore la sauce sera manquée, ou ne conviendra pas à telle espèce microbienne.

Que l'information soit correcte, que la commande des centres de défense soit logique, il se peut encore que les sécrétions internes que produisent les sucs ne réalisent pas les conditions requises ; et dans ce cas encore la lutte diaphylactique est insuffisante.

Les cellules blanches du sang sont alors impuissantes à faire la police par la voie sanguine et dans l'intérieur des tissus. Le microbe circule et pullule impunément. C'est lui qui va nous digérer partiellement ou totalement.

La production de sucs diaphylactiques est tout aussi appropriée, tout aussi spécifique que celle des sucs digestifs. Tel aliment provoque tel suc digestif, telle série de sucs digestifs ; telle espèce microbienne, telle association microbienne provoque la sécrétion de sucs qui lui sont systématiquement opposés par l'organisme. Avoir une maladie infectieuse signifie qu'on ne sait pas, ou plus, ou pas encore digérer le microbe spécifique de cette maladie.

Il y a des aliments que nous digérons d'emblée, dès la naissance, que nous assimilons directement. Il en est d'autres qui exigent un entraînement, une éducation de nos centres élaborateurs de sécrétions digestives ; d'autres enfin que nous ne pouvons digérer ou que nous ne digérons qu'après un entraînement très spécial, dont nous ne savons pas tous également faire les frais.

Il en est de même de la digestion microbienne. Certains microorganismes nous pénètrent sans aucun inconvénient. Nous ne nous en occupons même pas ; ou bien nous les digérons sans lutte ; l'organisme y est tellement habitué que leur digestion se fait automatiquement, sans entraînement. D'autres nous trouvent d'abord désarmés, et il faut pour eux que nos centres s'entraînent à développer, dans l'analyse de la toxine et dans la commande de l'antitoxine, une sagacité, une compétence, qui restent souvent acquises, puisque certaines maladies, une fois repoussées, ont peine à nous envahir de nouveau, et que nous sommes ce qu'on appelle *vaccinés*.

Il en est enfin pour lesquels notre défense reste en défaut. Nos centres nerveux, sidérés ou déconcertés par la violence de la toxine, ou par sa singularité, ne trouvent pas la formule physiologique de défense, et l'envahissement de l'organisme est irrésistible. Certains poisons microbiens sont de véritable venins pour nos centres de défense, et nous sommes vaincus d'avance, si certain sérum, si certaine antitoxine injectée dans notre organisme ne commencent pas par neutraliser, par émousser le poison. Nos centres alors peuvent se ressaisir et lutter. C'est ainsi qu'après l'inoculation d'un virus microbien, et surtout avant, on peut faire l'éducation et l'entraînement des centres nerveux, par doses graduées, et les mettre à même, quand le virus commence à agir, de lui opposer savamment et pertinemment une résistance appropriée. Quand les centres nerveux ont ainsi acquis la compétence et la vigilance diaphylactiques indispensables, on dit que nous sommes *immunisés*.

Le mécanisme de la vaccination, de l'immunisation montre nettement le rôle des centres nerveux de défense. Ce n'est pas la neutralisation simple d'une toxine par une antitoxine, comme elle s'effectuerait dans une éprouvette ; ce n'est pas le mélange, au sang du malade, d'un sang plus vigoureux contre l'ennemi entré dans la

place ; ce n'est pas non plus le dressage tout professionnel d'une armée de cellules blanches du sang, —
c'est l'éducation physiologique, l'entraînement des
centres nerveux chargés de cette digestion à une plus
grande sensibilité dans l'appréciation de la demande et à
une plus grande compétence, à une plus copieuse dé-
pense dans l'offre de la résistance, dans la production
des sécrétions internes qui activeront la lutte et défini-
ront le terrain de combat.

L'organisme, par l'activité bien commandée des
glandes à sécrétion interne, fabrique des sérums, des
antitoxines spécifiques, et les fabrique d'autant plus
aptes et meilleurs que les centres nerveux qui président
à cet office fondamental savent mieux leur métier et
l'exercent plus correctement.

Vacciner, c'est entraîner les centres nerveux à exiger
les sécrétions spécifiques ; *immuniser*, c'est leur apprendre à se souvenir de ce pouvoir et à l'exercer spontanément. Nous ne survivons chaque jour que parce que,
sous la direction vigilante de notre système nerveux
central, nous savons digérer les produits alimentaires et
aussi les produits pathogènes et dangereux.

Aucune officine, aucun laboratoire ne pourront
jamais, comme notre organisme, préparer les sucs qui
digéreront tel aliment, tel microbe. C'est donc à ces
centres diaphylactiques, centres compétents et constitués à l'égal des centres digestifs, que la thérapeutique
doit directement s'adresser.

Les mêmes défaillances, les mêmes asthénies que
nous avons vues dans le fonctionnement des centres
nerveux qui président à la digestion alimentaire,
nous les retrouvons chez les centres diaphylactiques.

Que l'âge, qu'une insuffisance héréditaire, que le surmenage, qu'un ébranlement moral, un deuil, une perte d'argent, qu'une grippe épuisent notre potentiel nerveux, entament notre capital disponible de vigueur bulbaire, et ici encore, à marée basse, se découvriront des défaillances nerveuses, des déficits qui se manifesteront par la défaite de la résistance, de la défense organique, soit pour certains organes, soit vis-à-vis de certaines espèces microbiennes. De même que les dyspepsies, que les atonies digestives, vont surgir les susceptibilités morbides les plus diverses. C'est la tuberculose qui se déclare à la suite d'une grippe, du diabète, d'une affliction profonde ; ce sont les furoncles qui se montrent après une grande peur, une secousse morale, le surmenage d'un concours ; c'est l'acné mensuelle, les bronchorrées qui ne se guérissent plus, parce que les centres de défense de tel organe, surmenés et ébranlés lors de la période aiguë, n'ont pu se redresser et sont devenues incapables, par leurs seules forces, de restaurer l'intégrité organique ; ce sont les eczémas interminables ; ou encore divers parasites, vers intestinaux ou poux, que certains organismes défaillants hébergent si complaisamment ; ce sont les gangrènes, les ulcérations, les fissures, les eschares qui apparaissent dans les troubles profonds, dans l'adynamie partielle ou générale des centres de défense, le muguet, l'ozène, les inflammations viscérales brusques des cachectiques.

Tel diabétique aura mené sa maladie sans en souffrir pendant des années, qui sera enlevé en peu de temps par une tuberculose foudroyante, une gangrène, un anthrax. Tant que le trouble bulbaire n'aura déterminé que la glycosurie, la polyurie, la polydipsie, la polyphagie, l'engraissement et l'amaigrissement successifs, l'adynamie, le vertige, l'angine de poitrine, les névralgies, la sciatique, les troubles trophiques des dents, le cataracte, le malade sera à peine entamé dans sa vitalité ; mais que l'affection s'étende aux centres bulbaires de défense, et tel microbe, tenu jusque-là en respect, va s'installer sans lutte et se rendre rapidement maître de la place.

Les centres bulbaires de défense peuvent être, dès notre naissance, inférieurs à leur rôle. Cet enfant attrape toutes les maladies, le moindre bobo dure chez lui indéfiniment. Plus tard, grâce à l'élan de la croissance, de la formation et de la maturité sexuelle, il prendra le dessus et jouira peut-être d'une santé parfaite. Ces centres peuvent ne faire faillite qu'au moment de la formation, de la ménopause, des époques menstruelles. Ils peuvent être d'un côté du bulbe moins solides que de l'autre, et nous voyons des personnes qui font toutes leurs maladies, toutes leurs infections locales, à droite ou à gauche. Elles ont ce côté faible, toutes leurs misères sont de côté ; l'autre a su se défendre et n'a jamais rien.

Les mêmes cellules digestives, les globules blancs du sang, qui devraient faire place nette, si les sucs digestifs du sang leur préparaient bien la besogne, si le sang, selon la vive image populaire, n'avait pas *tourné*, deviennent, au contraire, quand cette digestion première fait défaut, des agents de propagation, des véhicules de pénétration. Elles favorisent l'infection, comme les cellules digestives peuvent favoriser l'intoxication d'origine intestinale, quand la digestion et la fécalisation ne s'effectuent pas correctement à l'intérieur du tube digestif.

Ici encore, comme pour la digestion, la médecine

joue trop le rôle d'ambulancière. Elle s'attache bien plus à neutraliser les effets de l'infection qu'à en supprimer la cause.

Des trois facteurs de l'infection, le facteur physique, le froid, par exemple, ou le traumatisme de pénétration, le facteur microbien et le facteur physiologique, c'est-à-dire le terrain et surtout la défense nerveuse du terrain, c'est le dernier facteur qui est le moins visé, le moins connu. Et pourtant, quand on se propose de « remonter » le malade, quand on dit qu'il n'y a pas de maladies, mais seulement des malades on ne s'adresse qu'au facteur physiologique.

L'antisepsie, qui visait le facteur microbien, a tué beaucoup de microbes ; elle a malheureusement aussi tué bien des malades en paralysant la diaphylaxie dans nombre de cas Je ne médis pas de l'antisepsie, mais combien de femmes sont mortes d'une antisepsie utérine outrée ? Combien d'entéritiques souffrent de la désinfection intestinale pratiquée avec les meilleures intentions ? Beaucoup d'agents antiseptiques font plus de mal au malade, en sidérant les processus de défense physiologique, qu'aux microbes eux-mêmes. Bien des écoulements anciens de l'oreille, exaltés et exaspérés par l'eau oxygénée, cèdent rapidement dès qu'on abandonne l'antisepsie pour une innocente asepsie. Il est bon que le chirurgien antisepsie énergiquement son épiderme à lui, qui est intact ; il est souvent imprudent de traiter ainsi une muqueuse malade, des tissus ouverts. Beaucoup sont, d'ailleurs, revenus de cette interventionnisme microbicide et se confient sagement aux forces propres de l'organisme.

Tel sérum réputé spécifique n'agit qu'en neutralisant la toxine momentanément, et en permettant aux cen-

tres nerveux de se reprendre et de se remettre librement
à leur besogne de défense organique.

De même que pour la digestion alimentaire, il faut
et il suffit, dans la digestion diaphylactique, que notre
thérapeutique s'efforce d'aller directement réveiller les
centres de défense organique et de les remettre à même
d'accomplir leur office. Aucun clinicien, aucun physiologiste ne saura jamais ce qui convient à un malade
comme le savent les centres nerveux de celui-ci. Le
mieux est donc de réveiller leur conscience et leur
lucidité, et de les rappeler à l'exercice d'une fonction
dont ils s'acquittent mieux que personne. Rien ne se
fait en thérapeutique sans les centres nerveux bulbaires
et contre eux. Si les centres nerveux sont devenus incapables d'agir, la partie est perdue ; rien ne peut les remplacer. Mais s'ils se réveillent de leur torpeur, ils réta-
blissent l'équilibre fonctionnel et sont eux-mêmes
repris dans cet équilibre.

La recherche expérimentale de ce réveil des centres
bulbaires, par la voie d'accès si directe du trijumeau
nasal et au moyen de cautérisations légères de la
muqueuse du nez, donne sur les centres diaphylactiques
des notions aussi nettes que sur les centres digestifs.
Faire cesser un trouble fonctionnel en réveillant, par le
trijumeau, le centre bulbaire défaillant est aussi scientifique que provoquer ce trouble en lésant ce centre par
le quatrième ventricule, comme le faisait Claude Bernard. Ce procédé, aussi pratique qu'inoffensif, mérite
d'être mieux connu et exploité par les médecins. Sa pratique pourra montrer quels avantages retirera la thérapeutique des maladies infectieuses du réveil physiologique des centres, dont la fonction est de lutter contre
l'infection sur le terrain diaphylactique, par des pro-

cédés de digestion organique dont l'antisepsie n'est qu'une pâle copie. Je suis convaincu qu'un avenir prochain montrera aux médecins que ce procédé si simple est une des clés par lesquelles on remonte le mieux la défense organique.

L'idée qu'une affection aiguë ou chronique, qu'une otorrhée, qu'une bronchite, qu'une gonorrhée, que des hémorroïdes puissent être guéries par une intervention nasale est encore de celles qui font rire. Prétendre guérir des hémorroïdes en brûlant légèrement le nez est encore tout à fait ridicule. Faire rouler un lourd tombereau avec un petit coup de fouet ne l'est-il pas autant ? Non, sans doute, parce que nous savons que le fouet agit sur le tombereau par l'intermédiaire du cheval. Mais ne savons-nous donc pas aussi que de puissantes activités nerveuses sont attelées à nos moindres fonctions, à nos plus petites vitalités élémentaires ? Les hémorroïdes sont dues à la stase veineuse qu'accompagne souvent la constipation habituelle, à la dénutrition des parois veineuses, avec les gerçures, les fissures, les flux sanguins, le prurit, les brûlures qui en résultent, à l'atonie des fibres longitudinales du rectum qui en permet le prolapsus ; or, nous savons que des centres nerveux ont normalement la charge de la tonicité des fibres musculaires de l'intestin, de la trophicité des organes, de la défense organique et de l'équilibre fonctionnel là comme ailleurs, et que, si nous réveillons ces centres par un coup de fouet, tout se remet en ordre et les divers troubles s'effacent bientôt ; le démarrage obtenu, l'attelage fonctionnel va maintenant tout seul, de son allure physiologique régulière. L'expérience journalière montre que peu de troubles obéissent plus facilement au réveil de l'injonction bulbaire que les hémorroïdes.

L'évolution des idées médicales sur la diaphylaxie aura été assez lente. Jadis le facteur physique prenait le principal rôle ; il n'y en avait qu'un de notable, d'ailleurs, c'était le froid : on avait des pleurésies, des néphrites *a frigore*. Puis le microbe est venu et de nouvelles vues se sont formées, non sans une vive résistance de la médecine officielle sur la spécificité des maladies. Après le microbe, la toxine microbienne prit le premier rang. Les toxines ont entraîné l'idée des antitoxines, sérums spécifiques, des anticorps, des sécrétions internes à fonctions digestives. La science officielle semble pour le moment s'en tenir là.

Le terrain lui-même, le champ clinique est encore un terrain vague. Pour beaucoup de cliniciens, l'idée du terrain est encore bien plus d'ordre anatomique que physiologique ; il semblerait que les tissus, que les organes sachent se défendre tout seuls. On dit couramment : ce foie se défend, cette peau se défend mal ; il y a là un lieu de moindre résistance. On ne va guère plus loin. On se doute qu'un trouble doit être la rupture d'un état d'équilibre fonctionnel normal ; on pense moins que cet équilibre est dû à l'activité organisée d'une vigilance nerveuse. Le rôle du système nerveux est peu soupçonné ; on croit, en général, pouvoir correctement se passer de lui, et cela soixante ans après les célèbres expériences de Claude Bernard. On n'hésite pas à attribuer bon nombre de troubles nerveux à l'intoxication intestinale, à l'insuffisance hépatique ; mais cette insuffisance hépatique semble s'être produite toute seule.

Les nombreux faits de modification brusque des troubles les plus divers par injonction bulbaire sont naïvement considérés par beaucoup de médecins comme

des faits de suggestion, comme on eût pensé à la sorcellerie il y a deux siècles. Cette façon de raisonner dispense de regarder et de réfléchir, comme si la suggestion elle-même n'était pas un phénomène d'ordre physiologique.

L'enseignement médical, il faut s'en convaincre,
ouvre encore bien peu les idées dans cette direction.
En médecine comme en toutes choses, l'enseignement
qu'on nous donne nous conduit bien plus à nous pénétrer des idées des autres qu'à nous faire nous-mêmes
les nôtres.

Qui veut arriver vite, dans la carrière médicale, doit,
tout jeune, s'efforcer de penser, non pas comme on
pensera demain, mais comme on pensait hier, avant-
hier. Le but est moins de se faire sa place dans la génération prochaine que de prendre place de bonne heure
dans la génération précédente, de faire entrer sa jeune
intelligence dans les moules anciens et d'en prendre
l'empreinte, de se faire les idées de ses juges, de ses
maîtres, de telle chapelle qui dispose de l'avancement,
laissant de côté les mille questions *qu'on ne posera pas*
dans les examens, dans les concours. On y gagne d'apprendre vite ce qu'on a su avant nous, mais on y perd
ceci, qu'on se forme à penser en arrière. Les juges des
concours et des examens ont fait de même ; sauf sur
quelques points de recherche personnelle, ils gardent
sur la généralité des questions médicales les idées qu'ils
se sont faites jadis pour leur concours à eux, les mêmes
que s'étaient formées, de la même façon, leurs maîtres
d'autrefois. Les concours constituent le traditionna-
lisme en activité. Il y a en médecine des notions qui
restent fausses depuis bien des générations ; on n'y
touche pas, surtout si elles ne sont pas à l'ordre du

jour, mais on vit néanmoins sur elles. C'est parfois d'ailleurs à elles que doivent d'être arrivés ceux qui aujourd'hui font arriver les autres. On observe ainsi, chez beaucoup d'esprits remarquables, la coexistence d'idées très avancées et d'idées très reculées ; et l'absence de conceptions générales, de mise au point synthétique, et de cette orientation intellectuelle sans laquelle il n'est pas de vraie recherche scientifique, entretient une stagnation, une occlusion regrettable de la pensée médicale.

Combien d'esprits vigoureux, de ceux qu'il eût fallu envoyer en éclaireurs dans l'avenir, ont perdu, dans cet effort de tant d'années dans la filière des concours, leur orientation native, et dont la maturité n'a donné que des fruits artificiels, des additions banales à la masse des connaissances acquises ?

C'est dans cette force rétroactive, réellement organisée par le mode d'enseignement, qu'il faut voir la cause de la lenteur avec laquelle se meuvent les idées à notre époque.

CONCLUSIONS

LES CENTRES STATIQUES

Lorsqu'à la suite d'une sollicitation directe de la masse bulbaire nous voyons un trouble bien défini disparaître presque instantanément, nous pouvons supposer avec vraisemblance qu'un centre nerveux, — précisément celui qui avait la garde du bon fonctionnement de la partie en faute, — a été touché par notre action directe, et que ce centre a été soustrait à l'épistasie qui troublait son fonctionnement et par suite provoquait le trouble que nous avons fait cesser. On trouvera dans un livre récemment paru, l'*Action directe sur les centres nerveux* (F. Alcan, édit. 1913), un relevé considérable d'expériences de ce genre. J'en reproduis ici un certain nombre, simplement à titre d'exemples.

Biostatique

L'équilibre fonctionnel par lequel la vie reste vie, indépendamment même de toute spécialisation d'espèce, de toute organisation individuelle, ce qui fait que notre matière se maintient animée, reste matière vivante, cet équilibre est naturellement inhérent à chacun de nos éléments. Tout vit en nous, tout *veut* vivre, tout se sent vivre en soi. Il semble donc inutile de rechercher des centres nerveux affectés au maintien de cet équilibre intime dans l'intérieur même de chacun de nos éléments cellulaires. Pour ce qui est du maintien de cet équilibre dans la vie de l'espèce, dans celle de l'individu, nous l'étudierons dans la phylostatique et dans l'ontostatique.

Mais cette vie élémentaire, cette communion de vies associées est néanmoins perçue par le système nerveux. *La joie de vivre* est une de nos perceptions les plus intenses et une des sensations continues qui, pour s'émousser par l'habitude et par la distraction dans laquelle l'exercice de notre vie objective nous maintient à l'égard de notre vie intérieure, n'en sont pas moins de celles dont la rupture nous est le plus pénible et angoissante. Le *primum vivere* est la consigne élémentaire et générale la plus observée et la plus absolue dans tout organisme. La conscience de l'exécution continue de cette consigne physiologique est permanente chez nous ; nous comptons sur elle et c'est parce que notre vie est ainsi assurée en quelque sorte sur nos derrières que nous sentons en nous cette vague liberté, cette apparente spontanéité qui est la condition de notre apaisement d'abord, et aussi de cette sécurité physique et morale qui a fait croire à l'homme qu'il possédait la libre disposition de lui-même, un libre arbitre dans le genre divin, une maîtrise et une indépendance dans la volonté comme il s'est plu à les attribuer à toutes les divinités qu'il a successivement imaginées dans la suite des siècles.

Cette providence intérieure, qui n'est qu'organisation biologique et surveillance nerveuse, nous la sentons dans son exercice et dans l'appui qu'elle offre à nos autres opérations psychiques. Au dedans de notre moi égoïste et brièvement personnel, individuel, nous sentons parfois un moi plus profond, plus ancien, celui de l'espèce qui passe en nous, celui de la société, de l'humanité dont nous sommes une parcelle récemment individualisée. Plus profondément encore, nous sentons en nous la vie elle-même vivre, nous sentons la matière animée voulant sa vie, et la vivant.

Dans quel département de nos centres nerveux se nouent les mille sensations de vie qui composent un moi si intime, quel bureau organique centralise cette immense sensation, simplifie, rassemble, unifie ce réseau infini de sensations étendues à toute la masse de notre organisme, pleine de souvenirs spécifiques, de traditions biologiques par la cohésion desquelles se forme la notion d'un moi continu, étendu dans le temps comme dans l'espace, constitué par des milliards de vies élémentaires qui toutes vivent de la vie de l'ensemble et l'assurent en même temps?

Quelle partie de l'homme connaît tout l'homme? Quelle partie de ce moi complexe tient les rênes de cet immense attelage? C'est le bulbe, nous l'avons montré plus haut. C'est donc dans le bulbe que se figurent toutes les sensibilités qui résument notre moi organique.

Mais cette conscience organique, notre conscience cérébrale ne la possède pas directement ; elle reste bulbaire dans ses manifestations, bulbaire dans ses associations. Le cerveau, lui, a la conscience d'un moi *dont il ne connaît pas les détails organiques ;* c'est même ce qui a si longtemps trompé l'homme dans l'étude de sa psychologie, et lui a fait voir tant de fantômes métaphysiques.

Il en a fait une superposition de consciences. Le bulbe a la conscience du corps entier. Le cerveau a conscience de ce moi que résume le bulbe.

Notre moi conscient n'est que l'image cérébrale, corticale, de ce moi constitué par l'organisation bulbaire. Le moi organique est formé indépendamment de sa représentation consciente, au-dessous du moi que nous nous attribuons. On ne dit pas grand'chose quand on parle du subconscient, comme on le fait si volontiers aujourd'hui. Mais on place la question sur son véritable terrain physiologique si l'on précise, en parlant du bulbe ; car le bulbe, c'est quelque chose et quelque part, et avec lui les divagations sont forcément limitées.

Il nous est donc moins difficile déjà de dire où se trouvent exactement les centres nerveux que nous appellerons biostatiques, moins du reste que les régions corticales où se forme la représentation consciente de notre moi organique global. Mais nous pourrons affirmer l'existence de ces centres si, par une excitation directement bulbaire, nous pouvons immédiatement faire se manifester leur activité.

Quand ces centres fléchissent, perdent leur équilibre fonctionnel, c'est l'*être ou ne pas être* qui est aussitôt mis en question. C'est notre vie tout entière qui oscille, soit vers une excitation vitale exagérée, soit au contraire vers une dépression biologique accentuée. L'atonie généralisée, la dépression mélancolique, l'asthénie, le manque de ressort, ou au contraire l'exaltation physique et morale, la manie, seront les manifestations inverses de ces variations. De même, l'extrême préoccupation de nous-même, de notre moi, soit au point de vue moral, soit au point de vue physique, le goût vif que tant d'hommes et de femmes éprouvent pour leur propre valeur individuelle ou sociale, la mégalomanie, ou, au contraire, la dépression, la dépréciation, l'indifférence, le dégoût de la vie, ce *tædium vitæ* qui est la base de tant d'états neurasthéniques et la cause de tant de suicides, toutes ces variations au-dessus ou au-dessous de la biostatique créant les ambitions, les aspirations soit vers la grandeur sociale, soit vers un salut éternel que tout croyant à une vie ultérieure saura acheter par le martyre, tous ces troubles physiologiques peuvent instantanément disparaître par une simple sollicitation naso-bulbaire qui, redressant en attitude d'équilibre nos centres biostatiques, remet au point les choses et nous rend normal.

L'euthymie, la satisfaction extrême, la vie exaltée, la béatitude si troublante de certaines formes de la paralysie générale sont un exemple saisissant de cette exaltation pathologique au-dessus du niveau biostatique. La grande dépression mélancolique, l'affre torpide de toute la vie intérieure réalisent le trouble opposé.

Nous ne pouvons pas, je le dis plus haut, préciser la localisation bulbaire des centres biostatiques, mais une notion se dégage nettement de ce que nous venons de voir. Il existe un trouble qui est l'expression même du désarroi biostatique, c'est l'*anxiété*. Brissaud localise la sensation affreuse de la pause de la vie, la sensation de la vie qui s'en va, de la mort imminente, en un point du bulbe qui termine la colonne sensitive des centres du nerf pneumogastrique au point même où les physiologistes du siècle dernier localisaient le *nœud vital*.

Dans la crise d'anxiété paroxystique décrite et étudiée par Brissaud, le malade sent la vie s'éteindre, mourir en lui ; c'est, d'une façon subite et aiguë, la *pause de la vie* de l'angine de poitrine, c'est l'affre agonique, ce *goût de la mort* qu'exprime la dernière grimace du moribond, l'affre non pas de telle anxiété locale, comme celle des coliques viscérales et de l'asthme, de l'énervement d'une partie définie de notre sensibilité, — c'est l'*affre totale*, celle de tout l'être. Cette affre saisit les racines mêmes de notre vie, c'est bien la sensation aiguë de la faillite de la vie, le seuil de la mort.

Cette affre totale couronne, dans le bulbe, la série des affres viscérales que peut provoquer la sensibilité de tous nos organes. Tous les troubles de la sensibilité provoquent des affres, des anxiétés, qui sont les termes extrêmes des gênes, des oppressions, des agacements, des énervements, parfaitement distincts de la sensation douloureuse, et plus pénibles le plus souvent. Mais l'affre totale, l'affre capitale, celle-là ne définit plus une région quelconque, un domaine particulier de notre sensibilité, c'est tout le moi qui est anxieux, qui souffre dans sa sécurité biostatique.

Or, les réactions anxieuses bulbaires sont nettes ; ce sont des irradiations vers les centres bulbaires voisins, palpitations, troubles circulatoires, respiratoires, digestifs, urinaires, génitaux, troubles sensoriels, etc. Dans le domaine des représentations conscientes, les irradiations ont de leur côté un caractère nettement cérébral, psychique, l'affre devient appréhension, obnubilation ou exaltation mentale, exaltation psychique ou titubation de la volonté, phobies, etc. Nous ne pouvons guère situer, dans l'écorce cérébrale, le siège de la sensation anxieuse au milieu de ses irradiations psychiques, mais il nous est facile de trouver dans la masse bulbaire tel point anatomiquement défini d'où irradieront tous ces phénomènes satellites de l'angoisse. C'est précisément le point indiqué par Brissaud, le haut pneumogastrique, au-dessus des centres gastriques, en avant des centres du vertige, en arrière de ceux de la nausée, en rapport avec les centres régulateurs des fonctions urinaires, respiratoires, digestives, vasculaires, etc.

La méthode d'excitation des centres bulbaires par la voie que nous offre la muqueuse nasale donne une vérification remarquable de cette conception. Chaque fois en effet qu'il m'est arrivé de faire immédiatement disparaître une anxiété, le point cautérisé sur la muqueuse nasale se trouvait situé entre ceux qui ont prise sur le vertige, sur la nausée, sur les troubles gastriques, sur la partie postérieure et supérieure du cornet inférieur, quelquefois dans le haut de la région respiratoire.

Ce point des centres bulbaires où naît la réaction anxieuse joue un rôle immense en pathologie. En effet, l'anxiété est à la base de presque toute la pathologie mentale. Mille troubles de désarroi bulbaire ont eu pour point de départ une angoisse, une peur, une émotion, et la violente excitation de ce centre, à un moment donné, a jeté le désarroi dans divers systèmes nucléaires, et par suite dans certains départements physiologiques ; certains troubles sont dès lors apparus qui n'ont plus cessé d'être, constituant une pathologie qui dure tant que le centre responsable reste en épistasie. Combien de malades font avec raison remonter leur maladie à une peur !

Que l'irradiation, suivant une pente qui varie sans doute avec les susceptibilités propres à chacun, se porte sur l'appareil circulatoire, et le malade est un timide, un rougisseur, un éreutophobe, qui se sent rougir à propos de peu de chose, s'obsède de sa susceptibilité, prend la phobie de son infirmité et l'exaspère par l'anxiété même qu'il a de son anxiété. Qu'elle se porte sur le centre régulateur cardiaque, et nous devenons un sujet à palpitations faciles, obsessives, un phobique du cœur.

Souvent l'appareil digestif en est immédiatement victime, car les centres de l'anxiété bulbaire sont au somi et de la colonne digestive. C'est la digestion qui s'arrête, l'appétit cassé, la migraine, ou la diarrhée émotive.

D'autres irradiations voisines provoquent un diabète passager ou durable, créent des dyspepsies définies, des perversions de la nutrition générale, des amaigrissements brusques. Ou bien, ce seront des troubles urinaires, des urines abondantes, dites nerveuses, si fréquentes comme réaction émotive qu'une locution populaire s'en e t faite, et que, quand un enfant vient d'avoir une forte émotion, il est d'usage de le mener *pisser sa peur*.

Dans une autre direction, ce sont les centres diaphylactiques qui sont atteints, et tel organe, la peau le plus souvent, subit une faillite brusque, locale ou générale de la défense, et le furoncle, l'acné apparaissent.

Beaucoup de maladies infectieuses peuvent avoir ainsi comme point de départ une rupture immédiate de l'équilibre dans la défense organique, et le malade ne s'y trompe pas, devant l'ignorance et l'ironique incrédulité du médecin, c'est bien telle peur, telle anxiété, telle préoccupation trop forte ou trop continue qui l'a mis à bas et a fait de lui un terrain de culture pour telle espèce microbienne qu'il eût défiée en état normal de résistance. Tout médecin sait que l'émotion peut donner des diarrhées profuses ; mais le médecin ne comprend guère le rôle de la peur dans la pathogénie de la fièvre typhoïde, ou ses dangers en temps d'épidémie cholérique.

C'est une de ces notions anciennes d'expérience

populaire qui dépassent encore l'intellectualité médicale.

Cette perturbation possible de tant de centres bulbaires sous l'irradiation internucléaire d'une anxiété trop vive ou trop durable semble pouvoir se placer à l'origine de tous les troubles cliniques ; et en réalité, cela s'explique par la variété infinie de nos susceptibilités internucléaires et les réactions inattendues que présente l'émotion chez certains sujets. Celui-ci rougit, celui-là pâlit, tel autre jaunit et fait un ictère émotif qui va durer, tel autre est inondé de sueur, soit aux paumes des mains, soit à la plante des pieds, soit le long du rachis, ou il a des urines abondantes, ou une diarrhée impérieuse. Chez cet autre, c'est l'opposé : sa gorge se dessèche, il ne peut parler ; un autre sent son cœur s'affoler, ou au contraire s'arrêter ; chez cet autre, c'est la respiration qui se trouble. Demain, ce suivant sera couvert de boutons, un autre aura une migraine avec vomissements. Ici ce seront surtout des troubles de tonicité ou de circulation cérébrale, avec manifestations diverses, contractures nerveuses, ou tremblements ; un autre bégaiera, un autre ne trouvera plus ses mots, ou même ses idées, oubliera son nom. Chez un autre, les bras et les jambes *lui en tomberont*. Chez un dernier, la rétention d'urine sera complète ou l'insuffisance fécale le surprendra. Chez certains, les troubles affectent l'appareil génital, comme dans l'impuissance des jeunes mariés, ou la suppression des règles, ou au contraire il y aura excitation génitale.

Ces troubles peuvent s'installer si les centres ébranlés restent à leur tour en épistasie, et c'est l'origine de beaucoup d'affections chroniques.

Ces réactions bulbaires constituent ce qu'on appelle

ordinairement les réactions physiques de la peur, de l'émotion, de l'anxiété. Les réactions cérébrales, corticales, conscientes de la *sensation anxieuse*, c'est-à-dire de la représentation cérébrale de l'état bulbaire, forment les réactions dites *morales* de l'anxiété. Et ici les irradiations n'ont plus le caractère bulbaire. Ce sont des associations psychiques, peur consciente, tendances à associer la sensation anxieuse à une foule de sensations, de perceptions, d'attitudes psychiques, d'où naîtront les phobies les plus diverses, agoraphobie, ou claustrophobie, peur de l'isolement, peur de certains espaces, de certains animaux, peur de certaines idées, ou *scrupules*, peur de certaines décisions, ou *doutes*, peur de certains actes, ou *aboulies*, etc. Toute la pathologie mentale renferme une infinité de troubles qui sont *à base d'anxiété*. De même que l'émotion casse bras et jambes, de même une foule de dépressions anxieuses, de découragements, de mélancolies ne sont que l'épistasie de certaines activités psychiques paralysées par une influence anxieuse. Tout au moins en est-il ainsi plus le souvent, et la neurasthénie n'a pas en général d'autre point de départ.

L'habitude de faire du cœur l'organe de nos émotions, de nos passions vient de l'irradiation bulbaire vers l'appareil de régulation cardio-vasculaire qui coïncide en général avec la sensation anxieuse cérébrale. Il en est de même, à droite, pour l'irradiation vers le foie.

Une idée, une sensation, une attitude morale, ou encore une sensation viscérale, un léger énervement dans un domaine quelconque de notre sensibilité, pourront provoquer une réaction anxieuse bulbaire, avec ou sans représentation consciente, et avec un cortège plus ou moins complet, plus ou moins particulier de réactions bulbaires ou psychiques, selon les susceptibilités nerveuses de chacun. Chez chacun de nous, l'anxiété se *décroche*, se déclanche à propos de tel trouble et ne se produit pas pour tel autre. Il en est de même de la réaction asthmatique qui apparaît à propos de telle odeur chez celui-ci, à propos de telle orientation du vent chez celui-là, etc. De même aussi du vertige, qui se manifeste à l'occasion de telle attitude de la tête ou des globes oculaires.

Et ainsi de toutes nos irradiations nerveuses de centre à centre. Une remarque ici s'impose.

Ces troubles sont de l'ordre des énervements, et, comme je l'ai indiqué plus haut, il semble que ce soit toujours une irritation minime, mais *spécieuse*, qui déclanche les plus grands énervements nucléaires. Pour ne parler que de l'anxiété, il est constant qu'elle apparaît surtout à l'occasion de choses insignifiantes, absurdes. Tel homme qui n'a peur de rien de sérieux, a des pusillanimités inavouables, tant elles sont ridicules, mais irrésistibles. Telle femme qui n'osera rester un moment seule, même dans l'endroit le plus privé de l'appartement, saura montrer un courage, une décision, une volonté extraordinaires quand les circonstances le demanderont. L'objet des phobies est toujours ridicule, et le malade s'en rend parfaitement compte. Mais, tant que la réaction bulbaire de l'anxiété garde sa susceptibilité, la volonté n'y peut rien : elle peut faire passer outre et décider le malade à agir en dépit de son angoisse, mais la volonté ne supprime, ne dompte pas plus la peur, l'anxiété, qu'elle ne supprime l'asthme ou le vertige. Tous les malades qui souffrent de cette infirmité le savent bien, mais leur entourage ne peut les comprendre, et souvent aussi le médecin les torture en demandant à la suggestion, à la discipline morale, à l'entraînement, ce que la volonté ne peut réaliser. Un anxieux ne peut pas plus vouloir droit qu'un vertigineux ne peut marcher droit, qu'un asthmatique ne peut respirer correctement. Le vertige n'est pas dans les jambes qui titubent ; l'asthme n'est pas dans les poumons qui divaguent ; de même la phobie, l'anxiété ne sont pas dans l'imagination, dans la volonté qui déraillent. Supprimez la réaction anxieuse, la manœuvre psychique reprend aussitôt. Elle n'a jamais été plus malade que les jambes ne l'étaient dans le vertige.

Mais vouloir entraîner moralement un anxieux à ne plus penser en anxieux est à peu près aussi raisonnable que de masser les jambes d'un vertigineux ou de faire la respiration artificielle et méthodique pour rompre un accès d'asthme. Enlevez-moi mon asthme, et je vous chanterai un air. Enlevez-moi mon vertige, et je vous danserai tout ce que vous voudrez. Enlevez-moi ma réaction anxieuse, et je penserai comme les personnes qui m'entourent et qui n'ont pas ce trouble.

De toutes les anxiétés, la plus profonde est l'affre même de la vie. C'est elle qui mène au suicide, soit lentement, soit brusquement, et le malade se supprime comme il aurait une nausée.

Voici quelques observations dans lesquelles l'obsession du suicide a disparu à la suite de cautérisations visant l'anxiété bulbaire.

Mᵐᵉ W..., quarante ans. N'a jamais été réglée. Souffre depuis l'enfance de névralgies, d'entérite, de gastralgies, de constipation opiniâtre et surtout d'insomnies. Depuis sept ans, elle souffre de mélancolie, de dépression extrême, de dégoût de la vie, et des idées de suicide de plus en plus instantes la font envoyer à la Salpêtrière Là, victime des idées régnantes sur les obsessions neurasthéniques, elle est soumise à un isolement et à une suite de tentatives de suggestion qui exaspèrent naturellement son mal. Ce court séjour à la Salpêtrière lui a laissé une rancune insurmontable contre tout traitement médical, et une pitié profonde à l'égard de tous les malheureux qui sont soumis à ce genre de traitement. Elle en sort affaiblie, démontée, incapable de tout travail à la maison, pleure jour et nuit, se sent *le cœur fermé*, sans volonté, sans force aucune, ne mangeant plus. Une tentative de suicide, au moyen du gaz aspiré par le tuyau de son fourneau de cuisine, a été détournée à temps par son mari, huit jours avant sa première visite chez moi. Sa famille eut connaissance d'un cas de neurasthénie guéri par moi chez une femme âgée, et son mari me l'amena. Cette pauvre femme était dans un état d'abandon moral pénible à voir. Je l'entrepris sans trop d'espoir d'action directe sur son moral, mais avec l'idée qu'une modification quelconque de ses nombreux désarrois organiques, constipation, aménorrhée, par exemple, fournirait les assises à une intervention indirecte sur son déséquilibre psychique.

Comme elle était sans cesse surveillée, car on la savait en quête continue d'une occasion d'en finir, je la vis toujours soit avec sa sœur, soit avec une autre parente. Je cherchai vainement à faire cesser l'atonie digestive et génitale, et comme mes soins étaient naturellement gratuits et que j'évitais tout ce qui eût pu ressembler, même de loin, aux essais de suggestion si odieux et si pénibles aux malades anxieux et abouliques, et si inutiles d'ailleurs, elle me fit assez confiance pour me permettre de lui faire un grand nombre de cautérisations. Trente-deux furent faites en divers points sans aucun effet, son anatomie étant sans doute aussi anormale que sa physiologie. Mais la trente-troisième cautérisation, tout en haut, au-dessus de la région de l'asthme, détermina un allégement subit de toute obsession morbide ; toute idée de suicide, toute oppression morale cessèrent.

En quelques cautérisations dans cette même région, la malade fut à ce point améliorée que sa famille cessa toute surveillance, et qu'elle revint seule me voir, me demandant de la maintenir dans cet état heureux de confiance, de sécurité, de légèreté morale et physique qu'elle n'avait jamais connu. Cet état heureux dura *onze mois*, pendant lesquels je la vis chaque semaine, la cautérisant pour lui faire plaisir, et aussi pour comprendre cette anatomie bizarre de ses centres qui ne me permettait pas d'atteindre les centres génitaux et digestifs, car ni constipation ni aménorrhée ne cessèrent ; ses règles vinrent cependant une fois et ne reparurent plus. Puis, l'abattement revint ; quoi que j'y fisse, je ne pus qu'une fois réveiller pour quelques heures cet état d'euthymie. Elle me revint de nouveau accompagnée et surveillée, parlant avec douceur de son besoin d'en finir avec cette vie que je ne parvenais plus à lui rendre supportable et dont le dégoût montait chaque jour comme une nausée. Son mari, de plus en plus inquiet après un mois de tentatives infructueuses, me demanda un certificat avec lequel il devait la mener sous un prétexte à Sainte-Anne. Elle feignit de se rendre à mes conseils d'aller de ma part consulter le professeur G. Ballet, pour son insomnie, montra une certaine résolution à tout faire pour se guérir, me dit au revoir, me tendit la main, rentra chez elle, sut éloigner son mari pour un instant, m'écrivit un mot de reconnaissance... Son mari la retrouva accoudée sur le fourneau de sa cuisine, le tuyau de caoutchouc deux fois enroulé autour du cou et l'embout serré entre les dents.

Cette malade avait, malgré une certaine simplicité intellectuelle, ou peut-être à cause de cette simplicité, une vision intérieure très précise de son état. Elle sentait que sa volonté de vivre était arrêtée comme *par un mur*, elle avait *le cœur fermé*, une oppression extrême écrasant *tout ce qui fait vivre* ; avec une lucidité que j'admirais, elle détachait nettement sa mentalité cérébrale, consciente de ce marécage physiologique dans lequel elle restait embourbée. « Mes idées, ma volonté, me disait-elle, restent *au-dessus de ma vie*, comme des rêves restent au-dessus de l'homme enfoui dans le sommeil. »

Cette torpeur du corps *qui ne voulait plus vivre*, en lutte avec cette mentalité artificielle de croyante qui regardait le suicide comme un péché abominable à l'égard du Créateur, lui tirait des phrases comme celle-ci : « Mon âme veille sur mon corps, c'est mon corps qui veut mourir ; et je sais bien que quand mon âme sera fatiguée de lutter, je mourrai. Je suis fatiguée de vivre, car tout le temps je me sens mourante, morte, ma machine s'arrête, ma vie *se fige*, et si *je veux mourir, c'est pour ne plus sentir la mort*. »

Le réveil des centres biostatiques, la disparition de cette affre de la vie suspendirent immédiatement cet état de dépression biologique, sans grande anxiété, car cette femme était une âme simple, faible ; elle était, elle aussi, douce envers la mort, sans crainte de ne plus être, voulant surtout ne plus être, en finir. Elle avait ce trouble que Zola a étudié dans son *Docteur Pascal*, la peur de vivre, la peur de la vie, parce que la vie lui était plus pesante que la mort elle-même.

Quand elle se sentit sauvée, sa joie fut attendrissante ; elle eût voulu avant tout m'amener, pour que je les guérisse comme elle, ses anciennes camarades de la Salpêtrière, chercha à les retrouver, à se procurer leur adresse, me demandant si j'avais d'autres malades dans son cas, pas encore guéris, s'offrant à aller les encourager, à leur montrer l'ivresse profonde que la vie animait en elle maintenant, sa joie de vivre, sa sécurité.

Quand le mal revint et qu'elle sentit mon impuissance, elle me dit un jour qu'elle n'avait reçu à sa naissance qu'un tout petit don de vie, et que sans moi elle n'en eût jamais joui. Puis, à mesure que l'obsession et le découragement reprirent, son ancienne mentalité lui revint avec le dégoût croissant de la vie, et dans ses dernières visites, sous son apparente résolution de tout faire pour guérir, je sentais l'adieu misérable du noyé qui va disparaître.

Un autre malade, interné à Sainte-Anne pour de la mélancolie anxieuse, avec idées de suicide, obsessions, casque névralgique, fatigue, absences passagères et fréquentes, pleurs, crises de désespoir et d'attendrissement, le tout remontant à plusieurs années, lut un jour dans un numéro de *l'Illustration* une analyse d'une note de moi sur le traitement direct de l'anxiété, note présentée à l'Académie des Sciences. Il obtint, par un de ses neveux, médecin distingué à Paris, de sortir et vint me trouver, accompagné de son neveu et de sa femme. Je l'entrepris systématiquement et nos premières tentatives ne donnèrent guère de résultat ; c'étaient chez moi des crises de larmes, des scènes d'attendrissement au cours desquelles il se jetait aux pieds de sa femme, se disant un homme abominable qui répandait le malheur autour de lui, etc. Un jour, une cautérisation enleva enfin la réaction anxieuse et moins d'un mois après le début du traitement, son moral était totalement modifié, il était gai, plein d'entrain, sortit seul, se reprit à vivre la vie normale et put de nouveau exercer sa profession de professeur de chant. Je l'ai revu depuis et je sais, par son neveu, qu'il n'a eu aucune rechute depuis 1908.

Un autre malade, âgé de soixante ans environ, souffre depuis plusieurs années d'anxiété, de mélancolie anxieuse, de dépressions profondes, d'inquiétudes douloureuses avec tendance au dérobement du membre inférieur ; il a aussi des vertiges, des nausées, des étreintes cardiaques, de l'insomnie et, depuis deux ans, des idées de suicide de plus en plus inquiétantes pour son entourage. Comme il souffrait aussi de bourdonnements d'oreilles et qu'il sentait de l'oppression nasale dans ses moments de crises, il me consulta, et je cautérisai le point nasal qu'il m'indiqua comme le siège de cette oppression particulière. Après cette première cautérisation, il eut, me dit-il ensuite, dix-huit heures de *béatitude*, se sentant revivre, tout le physique et le moral allégés : tous les phénomènes douloureux et anxieux disparurent totalement pendant ce temps. Une seconde cautérisation, quelques jours après, produisit les mêmes résultats et l'amélioration générale fut sensible et remarquée de son entourage, tant sa physionomie s'éclaira. Une troisième fois, j'appliquai un tampon de coton cocaïné sur le point que je voulais toucher. Dès que l'anesthésie de ce point de la muqueuse commença, sur le cornet moyen, les inquiétudes douloureuses du membre inférieur disparurent comme par enchantement, le malade me dit qu'il se sentait des envies de sauter sur ma table, qu'il se sentait léger et vif, presque dans l'exaltation physique et psychique. L'anesthésie de ce point nasal provoquait donc dans le membre inférieur les mêmes effets que celle du point de Fliess produit dans la région utérine.

Une quatrième cautérisation faite en présence de son médecin, qu'il m'amena pour que je lui indiquasse les points que je touchais, eut les mêmes effets plus durables. Il partit pour une croisière sur son yacht. Mais huit jours après son départ une nouvelle crise de dépression anxieuse le fit revenir à terre. Cette crise dura quelques jours et fut cette fois spontanément suivie d'une amélioration totale, sur tous les points, qui permit au malade de reprendre toutes ses occupations. Malgré une vie très remplie et très active, il n'a eu aucune rechute depuis mars 1908. Les idées de suicide se sont absolument dissipées.

Beaucoup de neurasthénies ne sont autre chose que la défaillance des centres biostatiques; littéralement le malade *vit moins*; il semble que certain centres nerveux encouragent sans cesse les autres, les tiennent en haleine, leur fournissent la tonicité fondamentale comme si un compteur d'énergie nerveuse avait la charge et la responsabilité générales de cette activité constante sans laquelle nos centres divers auraient sans cesse des défaillances. Si de tels centres existent, ce sont de vrais appareils biostatiques, et notre vie dépend de leur propre vie. Nous vivons comme vivent ces centres, nous vivons ce que vivent ces centres. La neurasthénie n'est autre chose que leur épuisement et leur asthénie à eux. Et quand la marée baisse, chaque organisme découvre ses bas-fonds propres, comme dans une baisse générale de Bourse certaines maisons pâtissent plus que d'autres. Or, on peut réveiller ces centres, et instanta-nément. Donc, ils existent.

Phylostatique

L'équilibre par lequel *l'espèce se maintient espèce* est individualisé dans chaque individu, se confond intime-ment avec l'ontostatique, puisque l'individu est une forme parcellaire, une forme individualisée de l'espèce. Les centres nerveux qui assurent la survie de l'espèce se confondent forcément avec ceux qui l'assurent chez l'in-dividu. Néanmoins, il existe chez l'individu des ins-tincts, et par conséquent des besoins, et par suite une psychologie qui concerne l'espèce indépendamment de l'individu. Nous sentons en nous une vie plus ancienne que notre vie personnelle, une vie ancienne qui se perd, en quelque sorte, dans notre conscience ancestrale, une vie qui dépasse notre vie individuelle dans le temps et dans l'espace. Dans l'espace, cette conscience, cet instinct est la base de nos sentiments de solidarité familiale, de notre solidarité de clan, de milieu social, c'est le fondement organique de notre altruisme, de notre *humanité*; par lui, nous sommes, comme disait Tchernychewsky, ni Ivan, ni Paul, mais un homme dans l'humanité. Quand un homme s'élève au-dessus de son instinct personnel, de son égoïsme ontostatique, de son petit moi borné à sa personne physique ou morale, il prend conscience d'une personnalité plus grande qui est en lui, d'une individualisation biologique plus élevée, la race, l'espèce. Chez les animaux vivant en société collective, comme le sera l'homme quand il sortira de la vie petitement égoïste et entrera dans la phase collectiviste, cet instinct élève l'individu à une conscience plus grande, plus large de lui même, il se localise lui-même dans l'humanité au lieu de s'en supposer le centre et de voir tourner le monde entier autour de sa chétive personnalité. L'instinct de la ruche est plus grand que celui de l'abeille, chez l'abeille elle-même.

Les hommes qui, contre leur intérêt personnel, égoïste et étroit, sacrifient leur existence même à un intérêt collectif, à la race, à la famille, à la patrie, à la conscience internationale des grands intérêts économiques et biologiques, à l'humanité elle-même, ces hommes s'élèvent au-dessus de l'instinct ontostatique et ont en eux, au-dessus de leur petite représentation personnelle, la représentation d'une personnalité dont ils participent, d'une individualité biologique dont ils sont comme des organes disciplinés. C'est l'instinct phylostatique, qui, s'il prend la forme consciente, s'appelle sens du *devoir* envers d'autres intérêts que les intérêts égoïstes. Ce sens phylostatique est la base de la morale. Il nous révèle nos devoirs envers autrui, envers l'humanité, envers des collectivités organiques plus grandes, plus importantes que notre petit amas cellulaire personnel.

Cet instinct est plus ou moins développé chez chacun de nous, hommes civilisés ; mais chez d'autres espèces animales, il existe d'emblée, il domine toute la vie de l'individu. L'abeille est un organe de sa ruche. Même les insectes stériles, les neutres, ont l'instinct de la progéniture, de l'espèce continuée, et toute leur petite vie est une vie hautement socialisée. Chez eux, le sens du devoir est organique, comme n'importe quelle autre aptitude physiologique. Chez nous, on l'enseigne d'ailleurs fort mal et en s'appuyant sur des données métaphysiques ou religieuses profondément stupides, mais on l'enseigne par un vague instinct que c'est une chose naturelle qu'il faut cultiver dans un intérêt social et comme un devoir de réciprocité.

Nous avons cet instinct d'une vie plus étendue dans l'espèce que n'est la nôtre, nous nous sentons les membres de cette humanité dont nous participons. C'est la base de toute morale sociale, le sens collectiviste. Nous avons aussi l'instinct de la distribution de cette vie, de notre propre vie dans le temps. Nous nous sentons, en effet, aussi les dépositaires de la vie spécifique dont nous sommes une représentation momentanée et passagèrement individualisée. Nous sommes les aboutissants d'une longue vie sériaire, nous tenons cette vie d'autres êtres semblables à nous qui nous ont précédés dans le temps, comme d'autres passent à côté de nous dans l'espace. Nous devons aussi donner à d'autres cette vie qui nous anime, nous sommes les chaînons d'un immense chapelet de petites individualisations passagères d'une vie profondément ancienne, presque éternelle en amont de notre petite existence si courte.

Cette autre forme du sens phylostatique est l'instinct de la reproduction, et, secondairement, l'instinct sexuel.

Ces deux sens, le sens social et le sens sexuel, avec leurs deux doctrines conscientes, le Socialisme et le Sexualisme, sont des manifestations de la phylostatique, du sens de l'espèce servie dans le temps et dans l'espace. Deux morales en découlent, encore bien vaguement formulées, mais les satisfactions brutales ou sublimes de cet instinct profond sont flagrantes, et prennent volontiers la forme passionnelle.

Existe-t-il des centres nettement attribués au service de la phylostatique? Cela ne peut faire aucun doute. Ils sont situés dans le bulbe, et forment le soubassement formidable de la plupart de nos passions sociales et sexuelles, de notre morale consciente, de nos mouvements psychiques les plus généreusement physiologiques. L'instinct social, l'instinct sexuel font facilement bon marché de l'instinct ontostatique, de la morale égoïste. C'est la matière première de toute littérature, de tout théâtre, de toute poésie. Elle fournit les moindres faits divers quotidiens.

Cet instinct profond de la survie de l'espèce assurée par la reproduction a été vicié par l'unilatéralité de la puissance sociale. L'homme, qui dès les premiers éveils de sa mentalité et de son intellectualité, s'est cru le pivot de l'univers, pensant naïvement que le monde était créé pour lui, créant des dieux de sa façon et projetant ainsi sa mesquine personnalité dans l'infini, l'homme n'a pas manqué de supposer aussi sottement que l'espèce passait après l'individu, que la femme, son inférieure en force brutale, que l'enfant étaient ses choses, n'existaient que pour lui. Le masculinisme, qui a si longtemps étouffé, stérilisé la pensée humaine, qui nous retarde tant encore aujourd'hui, restera dans l'histoire de l'humanité comme un âge barbare, l'âge de la force brutale succédant aux âges de pierre et de fer.

C'est ce *masculinisme*, cet égoïsme étroit et immédiat que Félix Le Dantec considère comme l'unique base des sociétés. Ce point de vue est certainement trop étroit, à mon avis, car nous voyons souvent l'individu mené par l'instinct d'intérêts, ou plutôt de mobile, extra et super-individuels, comme dans le sens du devoir patriotique, comme dans le sens familial, comme dans la passion sexuelle dans mille formes d'abnégations individuelles. Même dans l'individu le plus individu, le sens phylostatique et le sens biostatique l'emportent souvent sur le sens égoïste. Chez la femme, ce sens domine toute la vie, à part quelques exceptions ; chez l'homme, il est naturellement moins puissant et moins profond aussi doit-il être constamment prêché et rappelé.

Je n'ai pas eu d'occasions d'expérimenter sur les centres bulbaires de la phylostatique considérée au point de vue social ; mais, au point de vue sexuel, cette occasion s'est plusieurs fois nettement présentée.

Voici d'abord un cas d'inversion sexuelle :

Un homme de vingt-six ans, anxieux, vertigineux, avec divers troubles bulbaires. Cet homme est un inverti, qui me dit être menacé d'un moment à l'autre dans sa carrière d'avocat par le scandale que provoquera infailliblement la jalousie qu'il éprouve à l'égard d'un jeune apprenti qu'il va chercher à la sortie de son atelier, et auquel il a déjà fait des scènes de jalousie en public, tant ses impulsions sont irrésistibles. Chez lui, les scènes de jalousie alternent avec des périodes dans lesquelles il devient anxieux, timide et peureux. Il a également des crises d'entérite qui alternent avec des poussées d'herpès cutané. La première cautérisation nasale provoque, le soir, une crise d'exaltation nerveuse, suivie, le lendemain, d'un apaisement sensible. Pendant quelques jours, les troubles intestinaux disparaissent, sans que l'herpès apparaisse, et il affirme une diminution très appréciable de ses penchants à l'inversion. Deux cautérisations ne produisent d'autre réaction qu'un prurit généralisé sur tout le corps, avec un peu d'ictère et décharge urinaire, suivie d'un peu de dysurie. La suivante diminue nettement l'obsession cérébrale, et, ce qu'il n'avait fait depuis un an, il recommence à voir des femmes, et passe, me dit-il, plus d'une semaine sans s'occuper même de celui qui faisait l'objet de sa jalousie. Il se sent plus normal dans ses goûts, bien que toujours excité génitalement. Puis, comme tant d'autres malades, dès la première amélioration, je ne le revois plus, et il néglige, malgré de formelles promesses, de me donner de ses nouvelles.

Cette observation est donc très incomplète, et je ne la donne ici que comme un commencement d'expérience. Elle montre cependant que l'on doit espérer faire virer des inversions en sollicitant les centres génitaux bulbaires et en cherchant à les réinstaller dans leur équilibre fonctionnel ; et aussi à faire disparaître le caractère obsessif et passionnel en sollicitant les centres de l'anxiété, qui sont comme le mordant par lequel une idée, un sentiment, une sensation, un besoin, prennent ce caractère obsédant.

Le cas suivant concerne l'inversion de l'amour maternel.

Mme B..., vingt-sept ans. A la suite de la naissance de son premier enfant, elle est prise de neurasthénie avec angoisses qui créent immédiatement une obsession singulière : la peur qu'elle a eue tout d'abord de mal tenir, de mal nourrir, de mal traiter son enfant lui a bientôt rendu impossible de supporter la présence de ce dernier, que la grand'mère a dû prendre chez elle. Elle y pense constamment, s'en inquiète follement mais ne peut le voir. Cette femme a, d'ailleurs, toujours été scrupuleuse, jalouse, jalouse même de l'affection que le malheureux père témoigne, ne fût-ce qu'en paroles, à son bébé qu'il ne peut voir qu'en cachette. Il m'amène, un jour, sa femme sous un prétexte convenu entre lui et moi ; je la cautérise, et, après une forte crise de céphalée et d'angoisse pharyngée, son moral se transforme au point qu'elle réclame elle-même, le lendemain, son enfant, le garde, ne s'effraie plus de ses petites misères, ne manifeste plus ni jalousie, ni anxiété, et cette guérison, due à deux cautérisations, se confirme en quelques jours. Elle dure depuis deux ans, et une seconde naissance n'a ramené aucun des troubles anxieux ou obsessifs (1910).

Un fait analogue, concernant l'amour conjugal et paternel :

M. T..., trente-six ans. Père diabétique et alcoolique, grand-père et mère asthmatiques, une sœur asthmatique également, lui-même surmené depuis des années. Il est pris subitement, une nuit, d'une crise d'anxiété et son caractère change immédiatement ; il se désillusionne sur toute chose, se sent devenir haineux, coléreux, inquiet, susceptible, dégoûté de tout ; de plus, des obsessions de suicides le prennent ; il a jeté son révolver dans la Seine pour ne pas céder, une nuit, à la tentation de se tuer. Il a souvent des colères subites, dans lesquelles il me dit qu'il voit rouge, phénomène essentiellement bulbaire ; il a aussi souvent des obsessions visuelles de cette couleur dans la rue et quand il est fatigué. Sa dépression génitale est absolue, ce qui le frappe et l'affecte. Il a assez fréquemment, la nuit, à l'heure où l'a pris sa première crise d'anxiété, des obsessions meurtrières : il sent qu'il va tuer sa femme et ses deux petites filles qu'il adore. Il se lève alors, s'habille sommairement, et, le plus vite possible, s'en va dans la rue, parcourt les boulevards déserts, jusqu'à l'aube, usant son obsession, et ne rentre chez lui, rassuré sur ses propres impulsions, que lorsque la nuit est totalement finie. Le jour il a d'autres obsessions ; il ne peut s'empêcher de compter tout ce qu'il a sous les yeux, les réverbères, les bouches d'égout ; il peut sans hésitation me dire combien il en a vus depuis son départ de chez lui, les bibelots, les livres, les tableaux de mon salon, le nombre de personnes qui l'ont précédé chez moi, etc. Un confrère, au courant de mes recherches, l'envoie sous un prétexte me consulter. Cet état dure depuis deux ans.

La première cautérisation, faite dans la région de l'asthme, dont son anxiété est le remplaçant, le dégage de ses hantises et surtout de ses idées de suicide qu'il oublie totalement le lendemain matin ; il ne compte plus les objets, se domine mieux, ne se sent plus haineux, ne voit plus rouge, mais il a encore de courtes colères qu'il domine immédiatement sans effort. Son irritabilité bulbaire est donc redressée en partie. Après une seconde cautérisation, ces effets se confirment, il reprend facilement son travail, sans fatigue, le sommeil est bon, et il me dit que la meilleure preuve de son amélioration actuelle, il la trouve dans ce fait qu'il sent que sa femme et ses enfants n'ont plus peur de lui, chose qui l'affectait par-dessus tout. L'idée de meurtre lui est revenue une seule fois, la nuit, mais il l'a chassée facilement et s'est rendormi. Il a encore un peu de céphalée, mais il dit que j'ai changé son casque de plomb en un casque de liège. Il est maintenant au courant de ma recherche, et se sent en voie de guérison. Après une quatrième cautérisation, il me dit que ses troubles sont absolument dissipés, qu'il se sent parfaitement bien, et n'a plus eu qu'un léger cauchemar : il a rêvé voleurs.

Cette amélioration s'est maintenue depuis décembre 1909, avec, en 1911, une petite menace de rechute, aussitôt coupée. La dépression génitale disparut avec les autres troubles.

Gonostatique

L'appareil génital, et plus exactement l'appareil *d'accommodation génitale* (utérus, trompes, vagin), a ses centres immédiats dans le système sympathique, ses centres réflexes dans la moelle, et ses centres régulateurs, ou *gonostatiques*, dans le bulbe. Cette dernière donnée ressort nettement des recherches de Budge, Poussep, Yastreboff, Hœddeus, Kilian, Oser, Schlesinger, Hanch. Pour Bechterew, ce centre est voisin du centre vaso-dilatateur bulbaire, que nous avons appelé *manostatique*.

Cette notion se confirme indirectement par ce fait que la régulation des phénomènes génitaux, par excitation naso-bulbaire, s'effectue par la cautérisation légère de la tête du cornet inférieur, en un point tout voisin de celui par lequel j'ai montré qu'on pouvait obtenir la régulation immédiate de la tension artérielle. C'est d'ailleurs aux environs de ces points que Fliess, dès 1897, montra que l'on pouvait régler, soit par cocaïnisation, soit par cautérisation, divers troubles aménorrhéiques et dysménorrhéiques. Malheureusement, Fliess et ses commentateurs saisirent mal le mécanisme de cette thérapeutique, et ne surent pas la généraliser.

Plus récemment, en France, Malherbe a montré que par ces mêmes points on pouvait, chez l'homme, combattre l'impuissance.

Voici quelques observations :

Mme N..., vingt-neuf ans. *Aménorrhée* depuis cinq ans, vertiges, congestion céphalique, tension artérielle 24. — Deux cautérisations abaissent cette tension à 20, puis à 17, et les règles reviennent, et définitivement, cinq jours après.

Lucie B..., quatorze ans et demi. Convulsions oculaires, petites absences, tiraillements d'estomac. *Aménorrhée* depuis sept mois, après neuf mois de règles normales. — Les tiraillements et les convulsions disparaissent après la première cautérisation. Les règles suivent de quelques jours la seconde, faite huit jours après. Bien depuis.

Mme G..., trente-huit ans. *Aménorrhée*. A eu vingt-quatre fois ses règles en dix-huit ans. Les règles viennent copieusement cinq jours après ma cautérisation, et normalement depuis.

Mlle J. H..., vingt-cinq ans. *Aménorrhée* absolue depuis six ans. — Les règles reviennent après une seule cautérisation, et se suivent normalement depuis trois ans.

Mlle K..., vingt-huit ans. Réglée à quatorze ans. N'a eu, depuis, ses règles qu'une fois tous les deux ou trois ans. — Le lendemain même de ma cautérisation, les règles viennent ; puis de nouveau, trois semaines après. Le mois suivant, rien. Elle déclare à sa mère qu'elle préfère infiniment, malgré ses fréquentes migraines, l'état d'aménorrhée, et ne consent plus à de nouvelles cautérisations.

Mlle de H..., vingt et un ans. *N'a jamais été réglée.* Chanteuse professionnelle, elle m'est adressée pour des troubles vocaux que je rattache à une pharyngo-laryngite associée à de l'entérite chronique. Une première cautérisation me donne raison en dégageant simultanément les troubles vocaux et les troubles digestifs. Dix jours après cette cautérisation, la malade m'apprend que les règles sont venues. Règles normales et bonne santé depuis (janv. 1909).

Quand l'aménorrhée est physiologique, comme dans la grossesse, la sollicitation des centres génitaux ne rappelle pas les règles, — à la condition bien entendu que la cautérisation soit légère, car on sait que de fortes cautérisations nasales ont pu provoquer des avortements.

J'avais soigné à plusieurs reprises, pendant deux ans, une dame C..., pour divers troubles neurasthéniques, pour une gastro-entérite ancienne, des dysménorrhées passagères et de forts écarts de tension artérielle, quand elle revint me voir pour une aménorrhée de deux mois. Comme cinq grossesses antérieures avaient toujours été accompagnées de vomissements incoercibles pendant les cinq ou six premiers mois, et que j'ignorais à cette époque que le réglage des troubles digestifs par voie centrale pouvait supprimer les vomissements dans les grossesses ultérieures, comme je l'ai vu plusieurs fois depuis, je la cautérisai comme pour une aménorrhée banale. Je la cautérisai ainsi sur le secteur naso-génital tous les huit jours pendant deux mois, sans aucun effet, et la grossesse put être reconnue. Comme elle attribuait à mes cautérisations l'état général excellent qui caractérisait cette grossesse, et comme j'observais chez elle des exaltations de tension vasculaire qui gardaient un rythme mensuel, je m'efforçai de maintenir cette tension dans la normale par la cautérisation du point que j'ai indiqué dans une note antérieure, et qui est, chez cette malade, comme d'habitude, presque superposé au point génital. Cette femme fut donc, pendant les sept derniers mois de sa grossesse, cautérisée vingt-six fois sur le point qui eût dû provoquer un retour de règles, si elle n'avait pas été enceinte. La grossesse et l'accouchement furent parfaits.

Une jeune femme que j'avais débarrassée, par voie naso-bulbaire, d'une gastro-entérite ancienne, avec état neurasthénique, migraines et prurit généralisé, de leucorrhée tenace et de troubles dysménorrhéiques, en 1909, et qui se portait parfaitement depuis, vint me voir en janvier 1912, pour un retard de règles de six jours, chose qui ne lui arrivait jamais. Un accouchement, onze ans auparavant, s'était compliqué d'éclatement du bassin, avec périostite, soudure vicieuse, qui lui avaient fait interdire toute nouvelle grossesse. Plusieurs chirurgiens et accoucheurs des hôpitaux lui ayant montré la nécessité de l'arrêt de cette grossesse le plus tôt possible, son médecin, qui me l'avait autrefois adressée, et qui l'avait mise au traitement par le sulfate de quinique, l'apiol, les bains salés et les douches, me demanda de la traiter concurremment. Sans donner aucun espoir à la malade, je lui fis plusieurs cautérisations pendant ce premier mois, sans aucun résultat, et elle fut opérée deux mois après.

Voici, d'autre part, une observation de règles rappelées, chez une femme enceinte, mais dont l'enfant était mort.

Le 17 avril 1910, une dame du Midi, dont j'avais guéri une amie d'entérite ancienne, vint me trouver pour une entérite glaireuse, avec alternatives de constipation et de débâcles, vertiges, nausées, adynamie, et amaigrissement de treize kilos en cinq mois. Cette femme présentait en outre de l'aménorrhée, et n'avait pas eu ses règles depuis un an. Comme elle avait trente-cinq ans, et n'avait jamais eu d'enfant ; comme, d'autre part, son état général était pitoyable, avec fièvre continue depuis un mois, son aménorrhée devait paraître banale. Je la cautérisai en deux points, pour l'appareil digestif et pour l'appareil génital. Le lendemain, la malade se sent mieux, plus forte, les vertiges et les nausées ont disparu, *ainsi que la fièvre*. La constipation, qui avait persisté, disparaît après la seconde cautérisation, et après une troisième, la malade, se jugeant parfaitement remise, rentre chez elle, après une semaine de traitement.

Peu après, son mari m'écrit la lettre suivante :

« Je puis tout d'abord vous annoncer la guérison de son entérite, et cela depuis notre départ de Paris, le 23 avril. Mais ce qui, d'autre part, a été une surprise et une déception, c'est que ma femme a été prise, le 1ᵉʳ mai, de douleurs qui ont abouti à une fausse couche.

« Nous étions loin de penser qu'elle pouvait être enceinte ; son état remontait, d'après notre docteur, à six semaines. Le Dᵉ Lefour, professeur à la clinique d'accouchements de Bordeaux, qui lui a donné ses soins, nous a déclaré que le voyage à Paris ne pouvait être la cause de cet accident, et que le mal était certainement antérieur. Il a été, sur ce point, tout à fait affirmatif. Dans ces conditions, si le traitement que vous avez appliqué est intervenu pour quelque chose, cela n'a pu être que pour provoquer l'expulsion d'un embryon déjà mort. Les choses se sont passées à cet égard, aussi bien que possible, sans aucune intervention chirurgicale, et depuis, ma femme s'est rétablie d'une façon tout à fait régulière. »

La malade eut normalement ses règles trois mois de suite, puis une nouvelle grossesse qui d'ailleurs n'aboutit pas.

Le réveil des sens gonostatiques a non seulement débarrassé le terrain génital, mais il semble avoir relevé immédiatement la capacité diaphylactique de l'appareil utérin, car la fièvre avait disparu dès le lendemain de ma cautérisation, bien que le fœtus ait encore séjourné huit jours dans la cavité utérine. De plus, après le retour des règles, le fœtus mort, celles-ci ont repris leur rythme normal, et une nouvelle grossesse est devenue possible.

Voici maintenant quelques observations de réglage du *rythme mensuel :*

Mme H.... trente-trois ans. Réglée *tous les quinze jours*, depuis sa formation. Une seule cautérisation met les règles suivantes à vingt-sept jours, et débarrasse la malade d'une foule de petits troubles névralgiques. Cette régularité s'est maintenue depuis quatre ans également.

Mme C..., vingt-six ans. *Retards* de huit à quinze jours, leucorrhée, douleurs, qui la font s'aliter chaque mois. Une seule cautérisation fait disparaître tous ces troubles qui ne sont pas revenus depuis 1909.

Mlle M... vingt-huit ans. Coryza ancien et hydrorrhée nasale depuis sa formation. *Retards* de règles de quatre à huit jours, douleurs vives. Une cautérisation coupe l'hydrorrhée, et les règles viennent régulièrement à vingt-huit jours sans douleurs depuis quatre ans.

Mlle H...., vingt-trois ans. Constipation habituelle, céphalée, leucorrhée, règles *retardant* de dix jours. Après l'unique cautérisation que je lui fis, dans le segment génital, tous ces troubles, évidemment associés dans un même désarroi bulbaire, disparurent du jour au lendemain, et les règles vinrent normalement depuis quatre ans.

Mlle G..., dix-huit ans. *Retards* et coryza apparaissant au moment où elle devrait avoir ses règles, pour disparaître quand surviennent celles-ci. Quatre cautérisations la débarrassèrent de divers troubles, et les règles vinrent, depuis lors, à leur heure normale ; et depuis quatre ans la dysménorrhée et le coryza n'ont pas reparu.

Mme B..., externe des hôpitaux. Voici l'observation écrite par la malade elle-même :

« Voici quinze mois que je suis venue chez vous, sur la recommandation de Mlle le Dr Dylion. Vous m'avez fait une cautérisation sur la muqueuse nasale.

« Je souffrais de dysménorrhée membraneuse ; examinée à l'hôpital Saint-Antoine, on m'avait trouvé une légère rétroversion utérine et une atrésie complète de l'orifice interne du col. Tous les mois je souffrais beaucoup et j'étais obligée chaque fois d'interrompre mon service d'externe pendant deux, même trois jours, que je passais au lit. J'avais essayé un peu de tout, mais rien n'avait atténué ces douleurs périodiques. Depuis que vous m'avez fait cette cautérisation, jamais je n'ai manqué à mon travail ; il y a même certains mois où je n'éprouve pas le moindre malaise. D'autres fois j'ai quelques petites douleurs, insignifiantes en comparaison de ce que je souffrais autrefois, ou des maux de tête. Mon humeur est beaucoup plus égale, et il me semble que cela tient surtout à ce que je n'éprouve plus la fatigue qui suivait chaque période et l'anxiété qui la précédait. » (Déc. 1909.)

Quelques cas de *ménopause* facilitée par réglage bulbaire de la liquidation définitive de la fonction menstruelle :

Mme B..., quarante-huit ans. Constipation avec entérite membraneuse, irritabilité, palpitations, énopthalmie, douleurs lombaires, extrémités froides, claustrophobie. Il y a un an, forte métrorrhagie et suppression des règles. — Une première cautérisation supprime la constipation et donne plusieurs selles par jour. Les règles reviennent très fortes, mais sans aucune douleur ; les douleurs lombaires, le froid aux extrémités, la claustrophobie, une légère surdité gauche disparaissent. La malade mange et digère tout. Les règles reviennent normalement le mois suivant et la ménopause s'ensuit sans aucun trouble. Santé excellente depuis lors. (Mai 1909).

M⁰ᵉ G..., quarante quatre ans. Entérite muco-membraneuse depuis plusieurs années, neurasthénie, dépression, agoraphobie l'empêchant de sortir seule de chez elle. Troubles liés à la ménopause. Ces divers troubles disparurent en quelques cautérisations. L'agoraphobie d'abord, et l'entérite. Les règles revinrent une fois abondamment, puis ne reparurent plus. Mais ce qui frappa et inquiéta surtout la malade, c'est que pendant tout le mois qui suivit la suspension définitive des règles, elle se sentit d'une frigidité absolue qui était loin de sa manière d'être ordinaire, me dit-elle. Je la cautérisai de nouveau, dans l'espoir de faire revenir ses règles. Celles-ci ne revinrent pas, mais 28 jours après ses dernières règles, la frigidité disparut d'un jour à l'autre, et l'appétence génitale reparut comme par enchantement, d'une façon saisissante, me téléphona-t-elle le lendemain matin, et elle dure normalement depuis trois ans.

M⁰ᵉ M..., quarante-sept ans. Troubles de la ménopause, artériosclérose, tension artérielle 24. Hémoptysies, oppression respiratoire, congestion hépatique. La première cautérisation ramène la tension à 17, arrête définitivement les crachements de sang, supprime l'oppression. La malade monte facilement les escaliers et sent moins la gêne hépatique. Ses règles s'arrêtent définitivement, et elle me déclare se porter comme elle n'avait pas fait depuis longtemps (Polyc. H. de Rothschild).

Mme D..., quarante-six ans. Ménopause, albuminurie légère, dysurie (500 gr.), diarrhée continue depuis des années, ictère fréquent, coliques hépatiques, oppression, palpitations, prurit vulvaire, insomnie. La première cautérisation dégage l'appareil digestif, la malade digère mieux, se sent bien, a des selles presque normales, puis elle a 1.200 grammes d'urine et le prurit vulvaire diminue. Les règles, suspendues depuis quatre mois, reviennent une dernière fois. Le sommeil est meilleur. Tous les troubles disparaissent, ainsi que l'albuminurie, après deux mois (1910).

Un cas de *frigidité* :

Mme D..., Chanteuse professionnelle que je soignais pour le trac et divers troubles vocaux. Comme elle était assez mal réglée, je cautérisai pour ce trouble. Elle me revint quinze jours après, avec les compliments de son mari qui, disait-elle, avait été surpris de l'ardeur conjugale qu'elle avait manifestée dans les deux semaines qui avaient suivi. Les règles survinrent, normales et sans retard, et avec elles revint la frigidité remarquable chez cette malade, au dire de son mari, qui vint me voir à cette occasion. Après les règles qui suivirent, sans retrouver l'exaltation première, elle n'était plus retombée dans son inertie d'autrefois (Mai 1909).

Quelques cas d'*impuissance génitale* réglés de la même façon :

M. G... Asthme depuis quatorze ans, quotidien depuis trois ans. Depuis près de huit ans, impuissance absolue ; la moindre velléité amoureuse provoque une violente crise d'oppression et d'asthme, et, selon sa pittoresque expression, « tout ça tourne aussitôt en éternuements ».

Il a chaque nuit des pertes séminales. Une première cautérisation semble dénouer l'association nerveuse, car l'impuissance cesse, et le coït s'effectue sans intrusion asthmatiforme, l'asthme ne reparaissant qu'au matin. Une seconde cautérisation semble supprimer l'asthme lui-même.

M. C..., Syphilis de 15 ans. Neurasthénie, vertige, anxiété, crise de prurit nasal, aboulie, dépression morale, impuissance. Le soir de la cautérisation, reprise de l'activité génitale. Dépression le lendemain. Amélioration de tous les troubles en quelques cautérisations. L'impuissance génitale et intellectuelle ont disparu parallèlement en quelques jours (Janvier 1910).

M. L..., cinquante-trois ans. Diabète avec 30 grammes de sucre par litre depuis plusieurs années. Anosmie, constipation absolue et impuissance. Deux cautérisations font disparaître la constipation sans agir sur la glycosurie. L'anosmie persiste, mais l'impuissance disparaît. Cette amélioration dure pendant deux mois. Plus tard, le malade essaie pour son diabète le traitement de Guelpa qui l'améliore encore au point de vue intestinal et génital pendant tout le temps qu'il le suit.

M. S... Anxiété, neurasthénie, dyspepsie, insomnie, amaigrissement, impuissance, pas d'érection, douleurs de la région lombaire. Une première cautérisation lui rend le sommeil, il digère mieux, prend 500 grammes en quelques jours, sa neurasthénie semble disparue. Après la seconde, les douleurs lombaires disparaissent, l'érection est normale, l'impuissance a disparu, et avec elle toutes les anxiétés et les doutes qui déprimaient le malade. Cet état s'est maintenu depuis deux ans. Il durait depuis plus d'un an.

M. C..., trente et un ans. Guéri par moi l'an dernier d'un ancien asthme des foins. Il me revient cette année pour faire soigner une impuissance dont il ne m'avait pas parlé et qui dure depuis trois ans. Les troubles gé-

nitaux et asthmatiques évoluent ici encore ensemble et
particulièrement pendant sa période annuelle de trois
mois d'asthme des foins ; sa frigidité était absolue, et
une telle torpeur saisissait sa sensibilité, que lui, qui
était en d'autres temps extrêmement chatouilleux, ces-
sait de l'être totalement pendant sa crise. L'asthme
guéri, l'impuissance persista. Elle céda cette fois au traitement en trois cautérisations, et le malade, que je revis un mois après, me confirma sa guérison totale, surpris lui-même, me dit-il, de sa facilité.

Cas d'*excitation génitale*.

Le petit André G..., quatre ans. Incontinence d'urine
depuis la naissance et masturbation. Deux cautérisations
font disparaître successivement l'incontinence et la masturbation (Polycl. H. de Rothschild).

Marcel D..., huit ans. Masturbation depuis la première
enfance. Amélioré dès les premières cautérisations. Pas
suivi (Polycl. H. de Rothschild).

Mme B... Rétroversion utérine. Grippe il y a trois ans.
Depuis cette époque, irritabilité nerveuse générale.
Troubles digestifs, simulant l'entérite, urines troubles et
épaisses, polyurie, secousses nerveuses, surtout au lit,
avec sensation que ces secousses, à forme critique, lui
évitent des attaques nerveuses qu'elle sent monter en
elle et qui aboutiraient à quelques crises terribles si une
secousse de tout le corps ne rompait l'aura. Bien réglée,
souffre beaucoup chaque mois, idées noires, anxiété,
énervements, excitations, empressements brusques à
toutes ses besognes, étourdissements, palpitations, vertiges, étouffements, prurit vulvaire et excitations génitales intenses, rêves voluptueux particuliers, toujours
les mêmes, dans lesquels elle joue le rôle de succube
sans que jamais l'homme apparaisse dans ses rêves. La
première cautérisation règle l'intestin, supprime l'enté-

rite, les frissons, les sensations de froid et la polyurie. Un violent prurit nasal disparaît. Une troisième cautérisation supprime le prurit vulvaire, la malade dort parfaitement, comme elle n'a pas dormi depuis trois ans. Une quatrième supprime divers petits énervements, et quinze jours après le début du traitement les rêves ont complètement disparu. La malade se sent améliorée de tous points en moins d'un mois (Février 1910). Les règles ont passé sans aucun trouble.

M. G. J..., vingt-quatre ans. A, depuis une grande peur dans l'enfance, quatre grandes crises épileptoïdes par an. Depuis huit ans, spermatorrhée, érections douloureuses presque continues, en voiture, en marchant, crises voluptueuses et douloureuses chaque nuit, douleurs prostatiques depuis dix ans, caractère irritable, contradicteur, anxiétés, gastro-entérite. Son père, qui l'accompagne, me dit qu'il l'a engendré étant atteint d'une fièvre typhoïde qui éclata le lendemain. Il eut sa première crise épileptoïde en voyant dans la rue une femme prise du haut mal. La première cautérisation lui donna un assez bon sommeil, moins de rêves et suspendit les pertes séminales. Après deux autres cautérisations, il n'eut qu'une perte en quinze jours et beaucoup moins d'érections la nuit. Quelques jours après il eut sa grande crise avec une perte de connaissance d'une demi-heure et, la crise passée, se retrouva dans le même état d'amélioration. Les amnésies disparaissent. Les érections qui se produisaient irrésistiblement dès qu'on l'agaçait, dès qu'on le contredisait, à la moindre contrariété, disparaissent maintenant dans les mêmes circonstances. Comme certains enfants anxieux, il se masturbait la nuit pendant ses cauchemars, et chaque fois qu'il avait peur, pendant le jour. Ce trouble a également disparu. Son état général et surtout l'appareil digestif sont remarquablement améliorés, quand il part en vacances et suspend son traitement (Mai 1912).

Ontostatique

L'équilibre organique et fonctionnel de tout l'être ne semble pas pouvoir être confié à un centre, au sens physiologique et anatomique de ce mot. Il y a certainement un consensus de certains centres de première dignité organique, consensus qui forme le *moi* organique, mais ce n'est vraisemblablement qu'un groupement parfaitement organisé, une oligarchie bien entendue, une unité de centralisation, mais non un centre unique. D'ailleurs l'anatomie s'oppose à ce qu'un tel centre, s'il existait, fût-il anatomiquement et physiologiquement défini, puisse être simple. Il devrait être double, *droit* et *gauche*, comme tout l'est dans les centres nerveux.

L'unité de notre moi, tant l'organique que le psychique, n'est qu'apparente ; elle repose sur l'association symétrique et coordonnée d'un moi droit et d'un moi gauche. Elle est d'une telle importance que la soudure des deux moi est faite d'une commissure qui s'étend du haut en bas de l'axe cérébro-spinal, soudant la moelle droite à la moelle gauche, le bulbe droit au bulbe gauche, et le cerveau droit au cerveau gauche. Nous voyons néanmoins, dans les hémianesthésies totales, du haut en bas du corps, combien chaque moitié de nous-même garde sa personnalité dans notre moi. Nous y voyons aussi à quel point, dans chaque moitié, notre moi sensitif et sensoriel est étroitement tenu en un faisceau cohérent, puisque la sensibilité peut faire une syncope aussi totale que si elle dépendait d'un centre unique.

L'ontostatique est donc l'équilibre d'un système cohérent, et repose sur la somme des équilibres qui vont suivre.

Rien ne démontre mieux le rôle prédominant des centres bulbaires dans le maintien des équilibres fonctionnels de l'intégrité organique et de la défense contre l'infection, que les cas où tous troubles observés cliniquement siègent sur une même moitié du corps. Chaque moitié du bulbe tient directement sous sa dépendance la moitié correspondante du corps, organes et fonctions; et dans la défense même, si les organes mobiles et circulants de cette défense, phagocytes et sucs préparant l'activité phagocytaire, semblent directement hors de la portée de l'activité nerveuse, la réceptivité unilatérale indique bien que la capacité pour tous les tissus d'élaborer ces sucs reste immédiatement soumise à la régie bulbaire comme les autres fonctions organiques.

Voici quelques observations.

A la suite d'une forte émotion, — les anxieux, les émotifs, sont le plus souvent des bulbaires *gauches*), — un malade éprouve de la fausse angine de poitrine, des palpitations habituelles, sans lésion cardiaque ; du vertige *gauche*, les objets se déplacent vers la *gauche* ; il a des dérobements, des syncopes du tonus de sustentation qui le font choir à *gauche* ; la tête penche habituellement à *gauche* ; il a de l'aschématie (défaut de définition topographique) *gauche* ; de l'agoraphobie *gauche*, ne peut supporter le vide de la rue et le mouvement des voitures à *gauche*; donne toujours le bras *gauche* pour chercher un appui de ce côté ; ne peut, en scène, supporter de tourner sa *gauche* au vide de la salle, n'éprouve les troubles anxieux du trac que quand il entre en scène par la *gauche*. Scotomes de l'œil *gauche*, légère surdité et bourdonnement *gauches*. Ne peut dormir ni même rester un moment sur le flanc *gauche* sans avoir aussitôt de l'oppression syncopale. Au piano, il a fréquemment des crampes de la main *gauche* ; varices accentuées de la jambe *gauche* ; varicocèle *gauche* ; a eu, il y a deux ans, une colique néphrétique *gauche*. Cet état dure depuis cinq ans, sans changement. Aucun trouble à droite. — Une première cautérisation nasale diminue chez lui l'anxiété, l'agoraphobie, il peut faire quelques sorties seul ; mais dans les premiers jours qui suivent cette intervention, il a eu de forts battements vasculaires au niveau de la saignée et de l'aine *gauches*, et du blépharospasme *gauche* qui dure une journée. Deux cautérisations suppriment le vertige et les autres troubles bulbaires (Janvier 1909).

Une dame souffre de congestion et de battement vasculaires de l'œil gauche ; — tous ses autres troubles sont à *droite*. Céphalée *droite*, raideur de la nuque à *droite*, névralgie faciale *droite*. Bourdonnement, phonophobie, vertige *droits*, parésie paroxystique du bras *droit*. Main morte à *droite*. Pied *droit* gonflé et douloureux. Opérée d'appendicite. Ovariotomie *droite*.

Une autre a eu, en 1900, de l'entérite muco-membraneuse, avec douleurs *cœcales*, puis une salpingite *droite* s'ouvre dans l'intestin ; depuis, diarrhée continue avec coliques *droites* ; vertige et chutes à *droite*. En 1904, opérée de sa salpingite *droite* ; en 1905, d'une *appendicite*, en 1907, d'une bartholinite à *droite* ; elle a à cette époque des douleurs sus-orbitaires *droites*, du bourdonnement à *droite* ; puis, en 1908, une tourniole à la main *droite*. Cette malade n'a jamais éprouvé le moindre trouble à gauche.

Chez un autre malade, je relève une légère surdité *droite*, de l'autophonie de ce côté, due à la béance de la trompe *droite*. Il y a de l'astigmatisme, de l'hypermétropie de l'œil *droit* ; l'éversion de la paupière fait paraître l'œil *droit* plus grand que l'autre. Sinusite

maxillaire *droite*; toutes les dents du côté *droit*, en
haut comme en bas, sont tombées. La corde vocale
droite est œdématiée et variqueuse, double de la gauche.
Il a fréquemment de la bronchite toujours à *droite*, où
le D' Rénon a reconnu de la tuberculose torpide du
sommet. Il a eu une pleurésie droite. Il a également de
la néphralgie *droite*, et a été opéré d'appendicite récemment.

Encore du même côté droit. Un malade présente des
névralgies orbitaires profondes du côté *droit*, de la
sécheresse absolue de la muqueuse nasale du côté droit
seulement. Le tympan *droit* reste perforé depuis des
années, avec furonculose fréquente du conduit *droit* ;
herpès labial toujours à *droite* ; son faux col provoque
souvent des furoncles du cou, toujours exclusivement à
droite. Il a eu des coliques *hépatiques*, des douleurs *cœco-
appendiculaires*. Sa calvitie est beaucoup plus prononcée à *droite*, et il ramène de ce côté les cheveux
encore assez fournis de l'autre.

En interrogeant un grand nombre de malades, on peut
constater que ces unilatéralités ne sont pas rares ; beaucoup ont leur *mauvais côté*, qui prend toutes les maladies. C'est le plus souvent du côté droit que s'affirme
la défaillance unilatérale du bulbe dans la fonction
diaphylactique, ce qui peut expliquer l'accueil que le
sommet droit du poumon réserve plus volontiers à la
localisation tuberculeuse.

Cette défaillance se montre dans d'autres envahisse-
ments. Il y a deux ans, M. Babinski a présenté à la
Société de Neurologie un homme qui avait été opéré de
trois sarcomes du côté *droit* : un dans le crâne, un
second au maxillaire inférieur, et le troisième à la cuisse.
Il semble dans ce cas que le bulbe gauche ait tenu en
respect l'hérédité cancéreuse plus longtemps que le
droit.

Mes sondages naso-bulbulaires, par cautérisations

systématiques, m'ont montré que la douleur légère de la cautérisation est beaucoup plus sensible à gauche qu'à droite, comme si la sensibilité l'emportait de ce côté comme la motricité l'emporte du côté droit. Quand un malade est plus sensible du côté droit, c'est presque toujours un gaucher.

Mme B... Entérite depuis dix-huit mois, sur laquelle se sont greffées des migraines presque toujours *droites*, fréquentes, précédées de tendance au vertige avec dérobement du côté *droit*, étourdissements, nausées, bourdonnements à *droite*, dépression, et migraine ne laissant apparaître que le côté gauche des objets, sans scotome. La malade devient très *ictérique*, et les selles sont très *décolorées* pendant la migraine. Ces migraines ont disparu après une dizaine de cautérisations. Je n'en trouvais pas d'abord le foyer, ignorant quel centre bulbaire était primitivement en cause dans cette irradiation migraineuse. Mais, ayant appris que le père et le grand-père de la malade avaient été asthmatiques toute leur vie, je supposai que cette migraine était une de ces substitutions nucléaires si fréquentes chez les bulbaires que nous appelons arthritiques : je cautérisai dans le secteur où je trouve souvent l'asthme, et en effet, à partir de cette piqûre, les troubles s'atténuèrent rapidement (Mai 1909).

Un homme de quarante-six ans, témoin de la guérison subite d'une malade qui souffrait depuis treize ans d'un asthme presque quotidien, vint de la province me demander le même traitement. Son asthme à lui, asthme bronchique, avec emphysème, bronchorrhée, insomnie causée par les crises d'oppression de chaque nuit, qu'il passait hors de son lit, dans un fauteuil, durait depuis l'âge d'un an. Quatre saisons consécutives au Mont-Dore n'avaient apporté à son mal aucun soulagement. Je trouvai dans la fosse nasale droite, au point ordinaire, une hyperesthésie vive et un réflexe asthmatique d'une grande netteté, que je cherchai vainement à gauche,

Le lendemain de ma cautérisation, dès son retour chez lui, son médecin, qui le suivait depuis des années, nota la disparition rapide de tout signe d'auscultation du côté droit ; en quelques jours, l'emphysème et la bronchorrhée disparurent. Le malade put presque aussitôt dormir parfaitement sans crises, et sentit toute gêne respiratoire s'effacer du côté droit. Mais le côté gauche garda tous ses troubles, tant objectifs que subjectifs.

Il me revint un mois après et prit en chemin de fer une forte grippe que je pus suivre. Elle accentua tous les symptômes du côté de la fosse nasale et du poumon gauches, tandis que tout le côté droit de l'appareil respiratoire, du haut en bas, défia nettement toute atteinte grippale. Malgré sa bronchite gauche, le malade n'avait nulle oppression et semblait totalement guéri de son asthme. Je pus, à la faveur de son coryza, trouver à gauche un point net d'hyperesthésie, infiniment moins sensible toutefois que le premier point touché à droite. Le mois suivant, je ne lui trouvai plus qu'un léger emphysème gauche, sans gêne subjective. La guérison s'est maintenue depuis six ans.

Cet asthme, vieux de quarante-cinq ans, subit donc une dislocation qui met en évidence l'indépendance des deux bulbes pour tout ce qui concerne les centres de tonicité, de sécrétion, de diaphylaxie pulmonaire, dislocation qui se fût certainement maintenue plus d'un mois si j'avais encore manqué le bulbe gauche dans ses centres respiratoires à ma seconde intervention.

M. J. D..., violoncelliste, ne peut jouer seul en public, perd la tête, a de l'oppression gastrique, des palpitations, des transpirations profuses des mains, qui gênent énormément son jeu. Le vide de la salle l'affole, et, même au téléphone, il se trouble au point de ne pouvoir tenir une conversation. Il m'est adressé par un ami, pianiste, qui n'avait pu donner, lui non plus, un seul concert depuis des années qu'il était sorti lauréat du

Conservatoire, et que j'avais guéri des mêmes troubles par une cautérisation. La première cautérisation le dégagea totalement aussitôt, mais seulement du côté droit. Les tremblements de la main qui tenait l'archet disparurent, ainsi que la moiteur des doigts et il reprit toute l'autorité de son jeu, quant à l'archet. De plus, la peur du public et du vide de la salle disparut également, pour le côté droit seulement : le côté gauche garda tous ses troubles, trac, tremblement, hyperhydrose et agoraphobie, pendant une semaine. Puis il revint, et une seconde cautérisation guérit alors le côté gauche, faisant ainsi totalement disparaître ses ennuis.

Mlle G..., pianiste. Trac intense avec hyperhydrose des doigts, crampes qui l'empêchent de se produire en public. Après une cautérisation, le côté droit fut dégagé de ses raideurs et de ses transpirations. Le côté gauche fut également dégagé après une seconde cautérisation.

Cytostatique

Nous savons, par les recherches du Dr J. Jolly, du Collège de France, en 1903, que des globules blancs du sang, auxquels on a assuré les conditions de la vie élémentaire, peuvent vivre, *hors de l'organisme,* et se multiplier pendant plus de quinze mois. Carel, plus récemment, a maintenu en vie des organes entiers pendant plus de trente heures.

Chaque cellule de notre corps, sous la livrée organique qui la caractérise, vit sa petite vie propre indépendamment, en quelque sorte, du système nerveux.

Mais elle vit sous la protection immédiate du système nerveux central, qui, précisément, assure pour elle les conditions de la vie élémentaire, en veillant sur la mésostatique. De plus, si elle a sa petite personnalité cel-

— 193 —

lulaire, elle appartient précisément, par sa livrée fonctionnelle, au système nerveux central, qui lui dicte à chaque instant sa besogne, la dirige, l'arrête, coordonne son activité à mille autres activités cellulaires, modifie les conditions extérieures de sa petite vie élémentaire, selon les exigences de son service organique.

Il n'y a, naturellement, pas de centres nerveux directement attachés à la vie cellulaire des éléments organiques, mais il en est qui ont la surveillance de leur milieu et de leur activité fonctionnelle.

Néanmoins, la question du cancer pose le problème d'éléments cellulaires déviant systématiquement de leur type physiologique, quittant leur livrée fonctionnelle, et paraissant obéir à un mot d'ordre précis, à en juger par la rectitude avec laquelle les éléments ainsi détournés s'enrôlent dans une formation organique pathologique parfaitement définie.

Nous savons, d'autre part, qu'un tissu isolé du système nerveux revient à l'état embryonnaire ; certains cancers ont cette origine.

Si l'on étudie le rôle des centres bulbaires dans la défense organique, le problème de la résistance au cancer comporte les données suivantes :

C'est à l'âge où commencent à fléchir nos activités nerveuses que le cancer apparaît. La personnalité bulbaire se montre, comme je le faisais remarquer plus haut, dans ce fait que parfois la défense organique fait faillite sur tout un côté du corps, l'autre restant longtemps indemne, et que la généralisation cancéreuse peut être unilatérale, indépendamment de toute systématisation lymphatique.

Il y a, d'autre part, dans le cancer des désarrois nettement fonctionnels, tels que rages névralgiques indiquant la rupture de l'équilibre sensitif dans un domaine donné, et non proportionnées à l'irritation périphérique au niveau de la tumeur, ce qui indique une défaillance bulbaire, — tels que troubles sécrétoires, diminution ou exagération de sécrétions, d'aspect réflexe, mais dénotant également un désarroi nucléaire au niveau du bulbe siège des régulations automatiques, — tels enfin que défections plus ou moins complètes de nos divers moyens de résistance à l'imprégnation cancéreuse, permettant soit la généralisation, soit la diathèse de cachexie.

Le théorème sera donc : *en réveillant les activités physiologiques de défense bulbaire, nous rajeunissons littéralement l'organisme, et nous retardons l'apparition du cancer héréditaire ou non. De plus, nous diminuons l'emprise de la tumeur sur l'organisme, et son action à distance.*

Voici les quelques expériences que j'ai pu réaliser :

M. P..., soixante et un an. Ce malade vient me consulter à la Polyclinique H. de Rothschild, parce qu'il a eu connaissance de plusieurs cas, dont un dans sa famille, d'entérite guérie en quelques cautérisations. Il souffre depuis quatre ans de douleurs gastro-intestinales intenses, de diarrhées abondantes, quatre selles le jour et autant la nuit, fétides, noires comme de la suie, avec amaigrissement progressif, épuisement, teint cancéreux, anorexie absolue. Aucun traitement, aucun régime ne l'ont soulagé. Une première cautérisation l'améliore sensiblement pendant quelques jours, et sa joie est grande d'avoir eu envie de chocolat et de l'avoir digéré, ce qui lui était impossible depuis longtemps. Une seconde cautérisation fait définitivement disparaître diarrhée, mélæna, fétidités ; les selles sont moulées, de couleur normale ; il n'en a qu'une par jour, dort parfaitement la nuit, ne souffre plus, engraisse et se porte à merveille depuis ce moment, c'est-à-dire depuis mars 1909. La plupart de ces troubles sont satellites du cancer.

M. T... m'est adressé par son beau-frère, médecin à Paris, pour un *cancer de l'intestin* reconnu par plusieurs spécialistes, mais que le malade ignore, et que je dois traiter comme une entérite banale, dont il connaît des cas de guérison par ma méthode. Les douleurs disparaissent en quelques jours, le malade se croit guéri, part à la campagne, et s'éteint six mois après, de consomption cancéreuse, sans avoir une seule fois souffert depuis ma cautérisation.

M. D..., cinquante-quatre ans. Opéré il y a six mois d'un *cancer de l'estomac*. Il maigrit à vue d'œil depuis un mois, parce que rien ne veut plus passer, et que l'œsophage est pris à son tour. Les liquides même qu'il avale péniblement reviennent avec vomissements glaireux et fétides. Après deux cautérisations, les vomissements glaireux ont presque disparu et ont perdu leur fétidité, la viande hachée est déglutie et tolérée. Il gagne du poids, la première semaine de 84 livres à 88 ; la seconde, il atteint 94 livres, et cesse malheureusement de suivre la consultation.

Mme H.... cinquante-neuf ans, salle Sainte-Jeanne, Hôtel-Dieu. Douleurs généralisées dans le petit bassin, sensation de ptose intestinale, selles douloureuses, épreintes, selles nocturnes fréquentes et atrocement brûlantes : la malade peut à peine rester assise. Le lendemain de la première cautérisation, selle abondante le matin, moulée, mais mêlée de fausses membranes et de glaires, disparition des épreintes douloureuses dès le premier soir. Cette amélioration dure trois jours, puis les douleurs reprennent. Une seconde cautérisation reproduit les mêmes effets pendant plusieurs jours, puis la malade descend en chirurgie pour être opérée d'un cancer du rectum. Le traitement nasal, en deux expériences,

a donc à deux reprises dégagé l'exaspération douloureuse et le flux diarrhéique.

Un confrère du Midi me communique deux observations de *cancer du rectum*, traités par lui de cette façon,
et pour lesquels les douleurs ont disparu depuis la cautérisation jusqu'au moment de la mort, sans que l'évolution du cancer, d'ailleurs opéré, ait paru se modifier.

M. G..., soixante et onze ans. *Cancer des fumeurs*,
occupant la moitié droite de la langue, la joue droite ; a
été opéré il y a quinze mois d'un ganglion ; trismus, sali-
vation énorme, douleurs atroces et continues l'empêchant
de parler ; s'alimente difficilement. Après une cautérisation, la salive diminue, le trismus disparaît, le malade
parle un peu, et, trois mois après cette unique cautérisation, il n'avait pas eu une seule contracture douloureuse.
Le traitement n'a pas été poussé plus loin, le malade
ayant été attiré par un nouveau traitement du cancer
prôné par son journal.

Ces quelques observations semblent donc montrer que
l'on peut espérer agir favorablement, sinon sur le cancer,
du moins sur le cancéreux.

L'anatomie pathologique est faite de déviations des
éléments en dehors du type normal, et les troubles de la
cytostatique sont naturellement confondus avec ceux de
l'histotatique.

Mésostatique

De même qu'il n'y a pas de centres immédiatement
ontostatiques, régissant d'en haut la vie individuelle,
mais un ensemble de centres unis en un moi organique,

de même, il n'y a pas de centres dirigeant immédiatement l'équilibre organique et fonctionnel du milieu dans lequel vivent nos éléments cellulaires. Cette direction est forcément complexe et résulte d'une cohérence d'activités directrices que nous allons passer en revue maintenant, et le travail est trop divisé pour être soumis à une direction simple. Tous les centres que nous allons énumérer maintenant contribuent à la mésostatique, et la mort de l'individu peut être la faillite de l'un d'eux, les autres fussent-ils en plein équilibre.

Physiostatique

Toute fonction organique est coordonnée, maintenue dans son équilibre fonctionnel bien défini. Il y a des centres qui dirigent chaque fonction, assurent son équilibre propre et maintiennent cet équilibre dans la masse cohérente des autres équilibres fonctionnels. La fonction vue, la fonction tact, la fonction digestion alimentaire, la fonction diaphylactique, la fonction respiration, toute fonction, en un mot, a son autonomie bien définie, sa systématisation personnelle qu'elle garde dans l'ensemble de la vie organique, sans déviation licite, sans confusion avec toute autre fonction. Chaque fonction est dominée de haut par des centres qui assurent sa personnalité physiologique, les conditions de sa survie et de ses activités, de ses accommodations multiples, de ses adaptations, qui la surveillent dans ses rapports avec les autres fonctions. C'est par ces centres physiostatiques que chaque fonction *fonctionne*, se maintient fonction et, précisément, telle fonction définie dans l'ensemble des autres.

C'est par ces centres que chaque tissu, que chaque

élément est maintenu dans sa livrée fonctionnelle, fait telle chose à tel moment et dans de telles conditions.

La preuve la plus directe de l'existence de centres qui ont la haute main sur l'ensemble d'une fonction, c'est la rapidité, l'instantanéité avec lesquelles une fonction profondément troublée, depuis des années, ou même une fonction qui ne s'est jamais exercée depuis la naissance, reprend son équilibre fonctionnel ou le trouve d'emblée sous la sollicitation d'une cautérisation nasale. En voici quelques exemples.

Tous les exemples qui vont suivre, sous les diverses rubriques adoptées, sont en fait des exemples de centres physiostatiques. Nous ne donnerons ici que des exemples de fonctions éveillées ou réveillées, choisies un peu partout.

Un confrère m'a dernièrement confié son enfant, âgé de 12 jours, et qui n'avait encore pu ni têter ni boire correctement ; la manœuvre de succion, par suite de l'inertie pharyngée, était décomplétée et provoquait le vomissement immédiat. Cette fillette était, par inanition, descendue à la moitié de son poids initial. Elle avait, en plus, un peu de cornage, par suite de l'inertie glottique dans l'effort d'inspiration. Une légère cautérisation nasale fit disparaître le vomissement, et la succion put se faire normalement par rétablissement de l'équilibre fonctionnel. Une seconde, quelques jours après, fit disparaître le cornage, le bulbe ayant coordonné ses activités.

D'autres manœuvres musculaires peuvent également se régler très tardivement, surtout au niveau des sphincters. D'où les incontinences fécales et urinaires. Ce procédé permet de les résoudre souvent en une séance, comme je l'ai indiqué dans une Note à l'Académie des

Sciences en 1909. J'ai vu ainsi, tout récemment, se guérir d'une incontinence d'urine datant de la naissance, un jeune homme qui avait été, pour ce trouble, soigné vainement à l'hôpital militaire et finalement réformé. La guérison apparut dès la nuit qui suivit la cautérisation. De tels cas sont loin d'être rares, et la guérison de ces incontinences, soit fécales, soit urinaires, même chez l'idiot, le myxœdémateux, l'épileptique, est de règle. Chez l'enfant qui tarde à être propre et chez l'adulte qui a gardé cette infirmité, au début même de certaines affections nerveuses, la guérison doit être extrêmement fréquente par le réveil ou par l'éveil des centres bulbaires. J'en ai souvent la preuve expérimentale.

On peut également éveiller ou réveiller les centres qui président aux diverses sécrétions externes ou internes. C'est ainsi qu'on peut, chez le nourrisson, faire disparaître l'intolérance digestive à l'égard de certains laits, ou plus tard, chez l'enfant et chez l'adulte, vis-à-vis de certaines espèces alimentaires. Il n'est guère de variété de dyspepsie que je n'aie vu ainsi céder, et du jour au lendemain ; de même pour l'athrepsie, les entérites, la diarrhée verte, etc. Les centres nerveux affectés aux sécrétions microbicides, ou centres diaphylactiques, sont également susceptibles d'éveil et de réveil, et la défense organique vis-à-vis des diverses espèces microbiennes apparaît aussitôt, comme je l'ai montré dans mes précédentes publications.

De même, pour les sécrétions internes qui servent à la croissance, au développement intellectuel et physique. J'ai vu ainsi, chez l'idiot et le myxœdémateux, chez l'arriéré simple, chez l'épileptique, des modifications notables et extrêmement rapides. La maturation génitale est également influencée par ce procédé d'action directe sur les centres nerveux. De même les perversions diathésiques, les retards dans la marche, dans la parole.

Andrée R..., quatorze ans et demi. Idiote, strabique, gâteuse ; incontinence d'urine et incontinence fécale absolues, sa mère lui lave cinq ou six pantalons par jour. Elle n'articule aucun mot, reste indifférente à tout. Ses règles viennent dès le début du traitement, l'incontinence fécale disparaît dès la seconde cautérisation pour ne plus reparaître pendant plusieurs mois. L'incontinence d'urine cesse dès la troisième cautérisation. Puis, à leur grande surprise, ses parents lui entendent articuler plusieurs mots. Elle dit spontanément à sa mère : « Bonsoir, maman ». Puis, elle se retourne vers son père, lui dit également : « Bonsoir, maman ». », remarque son erreur, mais ne peut trouver le mot *papa*. Quelques jours après, sa mère mettant le couvert, elle saisit un morceau de pain, le place dans l'assiette de son père, en disant : « Gros pain pour papa », et le mot lui reste acquis depuis. Elle donne des signes évidents d'éveil intellectuel, regarde les croquis que je fais pour un confrère que ce cas intéresse, fait avancer les malades dont c'est le tour d'être opérés, etc. Quelque temps après, une gourme lui couvre le visage, et l'incontinence reparaît une ou deux fois, puis elle est arrêtée de nouveau. L'impétigo disparaît à son tour après deux cautérisations. J'ignore naturellement quels progrès se feront par la suite, cette malade étant actuellement en traitement, et le traitement seul permettant de distinguer ce que doit donner le système nerveux de ce qu'il peut donner (Polyclinique H. de Rothschid).

Un jeune garçon de quinze ans, mais qui en paraît à peine douze, m'est adressé en 1908 par le Dr Roques, pour de la constipation, des hémorroïdes internes, un flux intestinal abondant par paroxysmes, de la boulimie et de la polydipsie, de la dyspnée qui l'empêche de courir comme ses camarades. Travail nul, retard considérable dans ses études, distraction continue, légère surdité ; il ne lit pas, ne joue pas. Il a eu une pleurésie six ans auparavant et des oxyures pendant des années, mais il en est débarrassé depuis deux ans. — Dès le lendemain de la cautérisation unique que je lui fis, ses selles sont normales, il ne perd plus de sang. Son appétit se régularise, il cesse de se bourrer de pain, ne boit plus, ou à peine, à table : la surdité et la paracousie disparaissent en quelques jours, il devient plus attentif, respire mieux, peut courir et jouer avec les autres enfants. Il recherche maintenant ses camarades, perd toutes ses mauvaises habitudes, s'applique en classe, gagne rapidement des places, rattrape en six mois son niveau scolaire, et est devenu depuis un excellent élève. Sa croissance physique fut très rapide. Deux ans après, la préparation de ses examens provoque une légère rechute d'asthénie et de dépression, que je coupai de nouveau.

Mlle C..., seize ans. Infantilisme et misère physiologique très prononcée. Est visiblement de plusieurs années en retard sur son âge réel, et ne pesait que 21 kilos à douze ans. N'a jamais été réglée. La première cautérisation la rend « plus forte », elle marche mieux, et gagne 100 grammes en quelques jours, ce qui est beaucoup pour elle, au dire des siens. Quinze jours après, les premières règles surviennent, abondantes et sans douleurs. Un mois après le début du traitement, elle a grandi de 2 centimètres, engraissé de 5 livres. Pendant les deux mois suivants, elle engraisse encore, mais grandit peu, et les règles ne reviennent plus. Je n'ai pu suivre plus loin cette malade qui a quitté Paris (1910).

Organostatique

Aussi longtemps que les physiologistes et les médecins ne feront pas intervenir au premier plan, dans leurs inductions, la représentation nette et constante de centres nerveux veillant sur le maintien de l'intégrité organique de chaque partie de l'individu (centres organostatiques) et sur les mille équilibres fonctionnels sur lesquels repose la vie de l'ensemble, il leur sera impossible de s'expliquer le retour rapide au type normal des tissus ou des organes malades, sous l'influence d'une dérivation thérapeutique ou accidentelle, ou même de comprendre le mécanisme d'aucun fait thérapeutique.

Aucune intervention, aucune application thérapeutique n'agit en effet sur un organe ou sur une fonction que par l'intermédiaire des centres nerveux de cet organe ou de cette fonction, aussi directe et immédiate que puisse paraître cette application.

Le topique appliqué sur une peau malade n'a pas le pouvoir de décider les éléments de cette peau à reprendre leur livrée normale et à rentrer dans le devoir physiologique, mais il exerce, de la périphérie, une action modificatrice sur les centres nerveux de l'organe altéré et ceux-ci ressaisissent le pouvoir de rétablir dans leur domaine la reprise de l'activité biologique normale, pouvoir qu'ils avaient momentanément et partiellement laissé perdre. La peau reprend sa vie normale avec autant de docilité et d'ensemble qu'elle avait mis à en adopter une autre quand le mot d'ordre en avait été donné.

J'ai vu ainsi, chez une fillette soignée par moi au dispensaire H. de Rothschild, il y deux ans, des verrues anciennes disparaître en quelques jours à la suite d'une cautérisation. De même, chez une femme âgée, atteinte depuis plusieurs années d'un urticaire tenace et, depuis plus d'un an, d'érythromélalgie, cette dernière affection fondit à vue d'œil, en moins de deux heures, et l'urticaire ne reparut plus.

Chez un homme atteint de tabes combiné, que mes premières cautérisations avaient débarrassé de son incontinence fécale et urinaire, et à qui elles avaient en outre rendu une tonicité musculaire qui avait rapidement modifié son allure et sa démarche, bien que la maladie remontât à plus de dix ans, j'eus la satisfaction de voir disparaître les douleurs du membre inférieur, et la surprise de ne plus retrouver *le signe des orteils*. En effet, cet homme, qui éprouvait les plus grandes difficultés à enfiler ses chaussettes parce que le moindre contact lui faisait ouvrir et dresser les orteils, put, du jour au lendemain rassembler les orteils dans l'attitude la plus commode pour la manœuvre en question. Son tabes s'est d'ailleurs encore amélioré depuis à d'autres égards.

Une dame, soignée de cette façon pour une entérite ancienne, m'écrivit quinze jours après : « Une chose extraordinaire qui s'est produite en moi depuis votre traitement, et dont je ne vous avais pas entretenu pendant la consultation, ayant l'intime conviction que vous ne pouviez y remédier, c'est mon pied droit, qui s'atrophiait depuis plus de dix ans, et dont les doigts étaient tellement repliés qu'ils ne s'allongeaient plus ; puis de telles souffrances pour aller d'une pièce de l'appartement à l'autre, qu'à chaque heure du jour je changeais de souliers pour avoir un peu de soulagement. Depuis le traitement, qui m'a débarrassée de ma constipation d'emblée, mon pied a repris sa forme primitive, les doigts se sont allongés, et, il y a quelques jours, je faisais deux lieues à pied. Je n'ai pas ressenti la moindre douleur, depuis l'heure qui a suivi la cautérisation ».

Un autre cas plus curieux. Une dame, soignée depuis

huit mois à l'hôpital Saint-Louis pour une affection qualifiée de prurigo par M. Brocq et de lichen par M. Darier,
sans aucun soulagement à des démangeaisons atroces
qui lui faisaient passer toutes ses nuits à pleurer et à se
déchirer de ses ongles, fut témoin de quelques effets
rapides de mon traitement sur l'affection chronique d'un
de ses parents, et me demanda de la traiter. Comme elle
était en même temps très constipée depuis des années, je
commençais par m'attaquer à l'appareil digestif et la
cautérisai dans ce sens. Un quart d'heure après la piqûre,
le prurit s'exalta au point qu'elle dut prendre une voiture pour rentrer chez elle. Mais deux heures après, il
disparut tout à fait, la nuit se passa sans démangeaison
et il ne s'en reproduisit plus depuis. Quelques jours après,
les plus petites papules disparaissaient visiblement, et
leur disparition se faisait de la racine des membres vers
l'extrémité. Après un mois, seules, de grandes papules
cornées persistaient sur les pommettes, aux mains et aux
pieds. Le mois suivant, je renvoyai la malade se montrer
à M. Brocq, qui demanda la suspension de mon traitement, à titre d'essai. Je conseillai de mon côté à la
malade de cesser tout régime et de risquer quelque
excès de table. Quelques petites papules reparurent, mais
sans aucun prurit. Alors M. Brocq lui fit reprendre mon
traitement nasal, et le mois suivant, toute trace d'affection cutanée avait disparu, la malade n'ayant repris
aucun régime. La constipation, que j'avais manquée
d'abord, ne disparut qu'après la troisième cautérisation.
Ce n'est donc pas en agissant sur les fonctions digestives que j'avais rétabli d'emblée l'activité directrice des
centres organostatiques.

Je préfère ce terme d'*organostatique* au terme des
centres *trophiques*, qui ne définissent pas le rôle de
maintien des éléments histologiques dans la ligne de
différenciation organique et fonctionnelle qui leur a été

assignée, la trophicité étant un office parfaitement distinct et indépendant de l'attribution fonctionnelle et de la livrée anatomique.

Histostatique

Chaque tissu particulier, dans quelque organe que nous l'observions, a sa fonction propre et contribue pour sa part à une fraction du fonctionnement total de l'organe dont il fait partie. Ce fonctionnement, étant soumis à une discipline d'ensemble, exige que chacune des parties concertantes obéisse à une même direction, et il faut que chaque tissu composant subisse une direction définie physiologiquement. Il doit donc y avoir des centres responsables de la physiologie propre à chaque tissu vis-à-vis de cette direction supérieure, maintenant chaque partie dans l'harmonie fonctionnelle. Ces centres responsables maintiennent les éléments dans leur livrée fonctionnelle, c'est par eux que le tissu reste tissu. L'histostatique est donc une forme de l'organostatique, mais limitée au tissu lui-même, le tissu étant un organe servant à former des organes plus complexes.

Quand nous voyons un épiderme se renouveler constamment à l'état d'épiderme, c'est grâce à l'activité vigilante de centres histostatiques. Quand ces centres se troublent, le tissu épiderme s'altère, et la peau devient, par exemple, eczémateuse. Si, par une cautérisation nasale, nous réveillons l'activité des centres histostatiques de cette partie de peau, les tissus épidermiques reviennent à leur type normal, et l'aventure eczéma est oubliée. De même pour tout tissu.

J'ai ainsi guéri un certain nombre d'eczémas, même anciens. Voici du reste quelques exemples de réparation rapide de tissus divers.

Mme V... Entérite ancienne, *constipation* opiniâtre. *Eczéma* du nez. Une cautérisation : disparition de la constipation et de l'eczéma dès le lendemain (Février 1909).

Mlle J... *Constipation* ancienne, crises d'*hyperesthésie nasale* et de *prurit de tout le cuir chevelu*, avec *chute des cheveux* depuis trois ans. Une cautérisation : la constipation, le prurit et l'hyperesthésie cessent dès le lendemain et la chute des cheveux cesse après quelques jours et n'a pas repris depuis cette époque (Juin 1908).

M. L... A des plaques de *psoriasis* éparses sur le corps, depuis de longues années. Une cautérisation et, quelques jours après, les placards ont disparu. Quelques écarts de régime n'ont même pas fait reparaître la moindre tache.

Mme C. L..., 36 ans. *Psoriasis* depuis dix ans, dans les cheveux et les sourcils, avec prurit intense. Le prurit disparaît aussitôt après la seconde et diminue sur les yeux. Des plaques aux mains et aux pieds s'atténuent et la couronne seule persiste pendant un mois environ, puis disparaît.

M. Alb. B..., 29 ans. *Otorrhée* gauche continue depuis l'âge de quatre ans. L'écoulement est tari en deux cautérisations, et le *tympan parfaitement réparé* après la cinquième cautérisation, moins de deux mois après le début du traitement, et sans aucune intervention locale (1909).

M. F... Entérite depuis trois mois, hémorroïdes depuis six ans. Ses crises d'entérite s'accompagnent de névralgies dentaires. Son entérite disparaît aussitôt et son dentiste lui signale une amélioration remarquable de l'*état de ses gencives* qui facilite beaucoup, dit-il, son travail local. Les hémorroïdes disparaissent également du jour au lendemain après une seule cautérisation (1910).

Mme J... Entérite chronique, *hémorroïdes*. Les hémorroïdes disparaissent avec la constipation, après la première cautérisation (1910).

Mme L... Souffre depuis plusieurs années d'hémorroïdes et depuis plusieurs mois d'une *fissure anale*. Ces troubles disparaissent en quelques cautérisations en même temps qu'une constipation ancienne (1910).

M. L... *Varices* et *hémorroïdes* depuis des années. Tout disparaît en cinq cautérisations (Hôtel-Dieu 1910).

M. R... Constipation, *hémorroïdes* externes qui rentrent difficilement, depuis plus de vingt ans. La première cautérisation provoque un léger flux hémorroïdaire, sans douleurs. A la seconde, elles rentrent plus facilement. A la quatrième, le malade n'est plus constipé, mange de tout sans poussée hémorroïdaire. Les hémorroïdes rentrent maintenant facilement : elles sont, dit le malade, comme vidées. Bien depuis, malgré la reprise de dîners en ville (1911).

Mme G. L... Dysménorrhée, *acné* du visage, *dyspepsie*, *pellicules*, disparues en deux cautérisations sans rechute pendant près de trois ans (1909).

Mlle P... *Entérite, gastralgie, acné.* La *constipation*, les gastralgies et l'acné disparaissent après la seconde cautérisation. Une *otorrhée* gauche, qui durait depuis quinze ans, et qui avait provoqué autrefois l'ablation des osselets, se tarit en même temps (Dr Rabion, 1909).

Je pourrais multiplier les exemples de tissus altérés rentrant dans la bonne tenue anatomique aussitôt après le réveil de leurs centres organostatiques et histostatiques. Des centaines d'entérites muco-membraneuses guéries du jour au lendemain suffiraient à montrer combien est rapide le retour à la normale sous cette sollicitation directe des centres.

Mélostatique

Tous les tissus dont l'ensemble forme un organe défini obéissent respectivement à des centres qui sont les sous-ordres de centres organiques supérieurs, plus haut placés dans la hiérarchie fonctionnelle. Ces centres veillent à ce que l'organe, dans son ensemble organique et fonctionnel, soit toujours prêt à fonctionner et par conséquent soit dans le meilleur état d'entretien possible. Ces centres, que j'appelle *mélostatiques*, commandent l'unité physiologique, l'organe considéré comme un véritable *membre* de l'individu. Quand un trouble atteint le fonctionnement de tout un ensemble organique, il suffit de réveiller ces centres mélostatiques pour voir l'appareil reprendre son fonctionnement normal d'ensemble, et cette rapidité de redressement fonctionnel total indique bien l'existence de centres haut placés.

Voici quelques exemples de tout ordre :

M. V... *Rhume des foins*, presque continu depuis vingt-deux ans. Une cautérisation : cessation immédiate de tous les symptômes, a passé l'été sans aucune crise, a pu aller en chemin de fer, à bicyclette, en mer, peut respirer toutes les odeurs impunément (Juin 1908).

Mlle G... Entérite, constipation ancienne, *hypertrophie thyroïdienne* assez considérable pour qu'elle se couvre toujours le cou assez haut, et datant de plusieurs années. Aucun signe de maladie de Basedow. Le goitre disparaît rapidement après la première cautérisation. La seconde guérit la constipation (1910).

Dr N... *Asthme* ancien et *emphysème*, sur lesquels s'était greffé, depuis cinq ans, et d'une façon de plus en plus envahissante, l'*asthme des foins*. Dysphonie depuis deux mois. Huit cautérisations font disparaître toute gêne respiratoire, et les crises. La crise annuelle d'asthme des foins a été coupée, et ne s'est pas reproduite l'année suivante. Le malade, jusque-là très oppressé, a pu reprendre l'exercice professionnel, et, malgré son âge, faire quelques conférences. Sans rechute depuis (Février 1900).

Mlle D..., 27 ans. Gastro-entérite depuis cinq ans, constipation opiniâtre, avec crises *cæco-appendiculaires* fréquentes, dépression, dysménorrhée, anxiété, migraines mensuelles, avec vomissements violents. Les troubles digestifs et migraineux cèdent ensemble après quatre piqûres. La dysménorrhée disparaît dès le premier mois. N'a plus eu une seule crise de douleurs appendiculaires depuis (1909).

M. Charles B..., 60 ans. M'est adressé à la Polyclinique H. de Rothschild par le Dr Roques, pour la dysphonie. Ce malade est atteint d'une *cirrhose atrophique du foie* assez avancée, il a de grosses *varices* aux jambes, se plaint d'*hémorroïdes*, et sa dysphonie est directement causée par l'énorme développement de *varices pharyngées* et *laryngées* formant de véritables paquets hémorroïdaires dans le vestibule de la glotte. Il a de l'œdème des jambes et un peu d'ascite. Je vise la région hépatique, et j'apprends à la consultation suivante, huit jours après, que le soir même de ma cautérisation le malade a présenté un véritable anasarque, qui a duré quelques heures, et a disparu rapidement, entraînant avec lui l'œdème des jambes et l'ascite. Les varices pharyngées et laryngées avaient sensiblement diminué, s'aplatissant sur les parois, libérant le vestibule glottique. La voix était presque sonore. Après trois cautérisations, en moins d'un mois, les varices étaient devenues des varicosités, puis des veinosités, les hémorroïdes avaient cessé d'incommoder le malade, et sa voix revenue, il cessa de venir me voir au moment où je désirais le plus chercher jusqu'où la lutte contre le processus veineux entamerait l'évolution de la cirrhose. Le Dr Roques le perdit également de vue.

Cette observation, évidemment fort incomplète, montre que le réveil bulbaire peut modifier profondément le processus de dystrophie veineuse. On doit donc espérer aussi enrayer le processus de cirrhose ; mais les ressources cliniques forcément limitées à ma clientèle personnelle ne m'ont pas permis de traiter un seul cas de cirrhose.

Mérostatique

En dehors de leurs groupements selon leurs affinités fonctionnelles, les centres de même région présentent les caractères de groupements topographiques, par régions. Ils sont en quelque sorte unis entre eux dans un intérêt commun de centres qui, bien que présentant des attributions parfaitement différentes les unes des autres, desservent une même partie de l'organisme. Quand ils défaillent, ce n'est pas un trouble organique défini fonctionnellement ou automatiquement que nous constatons, c'est toute une région qui souffre, et, dans cette région, les organes les plus disparates.

La migraine est le type de ces troubles de régions.

(V. *Esthésiostatique*.)

En voici d'autres exemples :

Mᵐᵉ D..., En décembre 1906, se heurte violemment à une barre de cuivre horizontale, dans la région cœcale ; douleur vive, qui s'accrut irrégulièrement jusqu'à la fin de janvier, où il lui fut impossible de marcher ou de manger sans souffrir atrocement. Deux médecins trouvèrent, l'un une appendicite, l'autre une entérocolite. Même régime, lait, purées, pâtes et repos absolu. Cet état s'améliora légèrement jusqu'en juillet, mais la *douleur cœcale* restait fixe, souvent pulsatile et s'exaspérait au moindre

écart de régime, qui la forçait à plusieurs jours de repos
absolu au lit.

Le 29 novembre 1907, elle me fut amenée par une
parente, guérie par moi d'entérite, et je lui fis exactement la même cautérisation nasale. Quatre jours après,
les pulsations cœcales étaient devenues à peines sensibles,
et l'état général amélioré, au point qu'elle risqua une
soupe aux choux dont elle avait une envie ardente : le
lendemain, elle fêta sa guérison au champagne, et put
impunément manger de tout, sans aucune douleur. La
constipation disparut peu à peu, et avec elle la douleur
cœcale, même au toucher, puis la respiration, que l'angoisse refrénait, se refit large et facile. La douleur cœcale
fit place pendant plusieurs jours à une anesthésie profonde de la région. Au point qui me faisait tant souffrir
un mois auparavant, m'écrit-elle, il me semble avoir un
morceau de bois mort, et il me semble aussi que si
j'avais eu une poche ouverte, et que je pusse y plonger
la main, je pourrais très bien prendre à l'endroit donné
ce corps sensible et inutile. Cette *sensation d'insensibilité*
a disparu, et la douleur ancienne, provoquée autrefois
par la moindre peur, par le moindre mouvement, s'est
aussi effacée au point qu'elle faillit dernièrement se faire
écraser, exécuta une série de mouvement brusques, eut
ensuite une sorte de suffocation avec palpitations cardiaques, et ne pensa que plus tard à la douleur cœcale
qu'elle aurait dû avoir, mais qu'elle n'eut pas. Elle avait
failli être opérée d'appendicite.

M ͤ V... *Névralgie* faciale droite ancienne de neuf ans,
reliquat d'une sinusite probable : les crises *névralgiques
nasales* droites coïncident toujours avec une *névralgie
mammaire* droite, *hyperesthésie droite* totale. Une première cautérisation sur la cloison dégage le nez, la joue
droite et la région orbitaire profonde, le point mammaire ; une deuxième, sur la paroi interne du nez, supprime la névralgie périorbitaire et l'hyperesthésie droite ;

une troisième dégage la région temporale. Cette dernière fut faite près du point de l'épistaxis, sur la cloison. Toute la névralgie faciale fut ainsi abattue en moins d'un mois, par trois cautérisations, et n'a plus reparu. La *constipation* a également disparu (Avril 1908)

Mlle F..., douze ans. *Migraine labyrinthique* droite, avec crises *ictériques* et *asthénie*, datant de deux ans et presque continue. Une seule cautérisation à droite : tout a disparu depuis cinq semaines (Décembre 1908).

Mme L..., Étourdissements, vertiges, douleurs orbitaires, prurit nasal, *cryesthésie* des membres supérieurs, sensation de *bras mort*, sensation de *tête gelée*. Tous les troubles disparaissent en quelques jours après une première cautérisation. Petite rechute sept mois après, que dissipe une seconde cautérisation (Mai 1908).

Mme R..., soixante ans. Vient me consulter pour une constipation ancienne, avec poussées brusques d'urticaire. Elle souffre depuis un an *d'érythromélalgie* des deux mains. Ce dernier trouble, après ma cautérisation, fit place à un vif fourmillement et disparut presque totalement en deux heures, car il n'en restait plus trace, me dit quelques jours après la fille de cette malade, le soir même, quand elle fut de retour à Enghien. La constipation et l'urticaire disparurent également et il n'y eut pas de récidive depuis cinq ans (1909).

Lymphostatique

Il ne peut exister, dans un organisme, de centres nerveux plus indispensables que ceux qui assurent les conditions physiques, chimiques et biologiques du milieu liquide, pélagique dans lequel vivent les milliards de cellules protozoïques dont l'ensemble constitue le corps entier. Le maintien des conditions indispensables à la vie élémentaire est, nous l'avons d t, l'office organique qui domine et oriente tous les autres.

Mais cette fonction est complexe et nécessite une distribution remarquable du travail, certains centres se chargeant du maintien des conditions physiques, d'autres de celui des conditions chimiques, d'autres enfin des conditions biologiques, et ces centres étant eux-mêmes subdivisés selon les nécessités de l'approvisionnement, de la circulation, de l'assimilation, de l'élimination, etc...

Tous les centres nerveux dont nous allons chercher à montrer l'existence contribuent donc respectivement à la *lymphostatique*.

Hygrostatique

Les éléments cellulaires de notre corps vivent dans un véritable marécage, dans une humidité qui doit garder certaine fluidité, certaine tonicité, et ne pas s'écarter, à ce point de vue, d'un certain niveau physiologique. Il est impossible que cette énorme masse liquide que nous sommes garde l'intégrité de sa composition chimique et ses caractères physiques, si son hygrométricité est trop variable. La teneur en eau de notre milieu intérieur est donc une condition que l'organisme doit assurer avec la plus grande sévérité. La rapidité avec laquelle l'organisme élimine de l'eau par la peau, par l'intestin, par les poumons, et la puissance d'absorption qu'il offre également à l'eau par voie intestinale nous montrent sur quelles bases puissantes joue l'appareil hygrostatique et à quelle formidable capacité de condensation commandent les centres hygrostatiques.

Les polyuries, les diarrhées, les sudations pathologiques, les œdèmes, les épanchements séreux, ou au
contraire les dysuries, la dessiccation des muqueuses,
et d'autre part les excès de sels observés dans le sang,
dans les liquides blancs de l'organisme, nous montrent
autant de troubles en plus ou en moins de la régulation
hygrostatique. Beaucoup de maladies attribuées à la
présence en excès de certains sels dans les humeurs organiques relèvent sans doute de déficit dans la fonction
hygrostatique, l'urhydrie en est un exemple, et je suis
convaincu que, dans bien des cas, c'est sur l'eau du corps
et non sur les sels qu'elle contient qu'il faut agir. — Il
y avait une part sérieuse de vérité dans les idées du
célèbre docteur Sangrado, de *Gil Blas*...

Et aussi dans la soif du blessé, du buveur, du diabétique, et d'une foule d'intoxiqués et de surchargés.

Mme D..., quarante-huit ans. Neurasthénie profonde
depuis sept ans, dépression, atonie physique prononcée,
oppressions, angoisses, mains chaudes et pieds glacés ;
ces derniers sont de plus le siège de *transpirations profuses* qui forcent la malade à changer de bas souvent cinq
ou six fois par jour : entérocolite. Une seule cautérisation
fait disparaître la dépression, les oppressions, les transpirations et la frilosité. L'entérocolite cède à la troisième
cautérisation (1910).

Mlle H..., trente-deux ans. Dépression, psychasthénie.
Depuis plus de six mois, cette malade souffrait de céphalée, de dépression, d'idées noires, d'incapacité absolue
de tout travail, de névralgie faciale gauche, d'*hyperhydrose* palmaire et plantaire extrême, de battements gastriques, d'oppression et d'anxiété continues, et, depuis
sept mois, de tics nerveux de la face, qui avaient précédé
tous les autres symptômes. Tous ces troubles disparurent

en quelques heures après une seule cautérisation pour ne plus revenir (Polycl. H. de Rothschild).

Mme L... ; *Entérite* depuis deux ans, opérée pour une métrite catarrhale à cette époque, *amaigrissement, diarrhée* avec selles glaireuses et provoquées par la moindre émotion, urines boueuses, poussées d'*hyperthermie*, d'*œdèmes* sous-cutanés, de *vertiges*, de *fatigues* profondes, etc. Pas de rhinite. Cautérisation le 13 novembre 1907. Dès le lendemain, amélioration totale ; gagne 3 livres le premier mois. L'entérite n'a eu que quelques vagues retours offensifs, mais la malade ne suit plus aucun régime et a même fait, sur ma demande, quelques repas d'épreuve des plus osés, sans en éprouver le moindre trouble intestinal. Cette malade devait être opérée pour une appendicite, dont tous les symptômes ont disparu et n'ont pas reparu depuis. Les œdèmes avaient disparu le soir même (Nov. 1907).

M. G..., Est subitement atteint aux deux jambes, il y a huit mois, d'un *coup de fouet*, rupture variqueuse, immédiatement suivi d'un fort *œdème* des deux mollets, que le séjour prolongé au lit, une cure à Bagnolles et divers traitements ne purent faire disparaître. Le soir même de la première cautérisation, l'œdème avait presque totalement disparu, ainsi que la gêne douloureuse, et il n'en restait plus trace deux jours après (1912).

M. L... Souffrait depuis cinq ans d'une pharyngite, avec *soif intense* qui l'obligeait à se lever cinq ou six fois chaque nuit pour boire, gorge sèche et rouge. Pas de diabète. A été soigné tout ce temps par divers spécialistes de la gorge qui l'ont cautérisé au niveau du pharynx, sans aucune amélioration. Tout disparaît après une seule cautérisation nasale, ainsi qu'un point douloureux du du côté droit du thorax (1910).

Manostatique

Rien ne prouve mieux l'existence de centres bulbaires régulateurs de la tension artérielle que la rapidité avec laquelle une cautérisation nasale, au niveau de la tête du cornet inférieur, peut ramener à la normale la tension exagérée ou, au contraire, diminuée.

Le maintien actif, à l'intérieur de l'organisme, d'une pression qui fasse constamment équilibre à la pression extérieure et suive ses variations, et qui permette, en outre, la circulation capillaire, doit exiger la vigilance, la compétence et l'activité de centres nerveux qui ne peuvent qu'être considérables. Ces centres régulateurs, que j'ai appelés *manostatiques*, dominent toute la vasomotricité ; ils doivent, par conséquent, réunir un très grand nombre d'éléments et avoir la capacité d'une grande réserve de tonus.

Ils doivent, d'autre part, être constamment et immédiatement informés des variations de la pression extérieure, de celles des pressions intérieures, et aussi des effets directs de leur propre activité, cette dernière information étant fournie par une *manoesthésie* qui est pour l'appareil vasomoteur ce que le sens des attitudes est pour la locomotricité. J'ai étudié, en 1893, les fonctions *baresthésiques* de l'oreille, qui nous informent des variations extérieures de pression, ses fonctions *manoesthésiques*, qui apprécient les variations de la pression céphalo-rachidienne et surveillent sa régulation, ses rapports avec la régulation du rythme respiratoire, du rythme cardiaque, et aussi avec la tension artérielle. Ces voies d'information directe ne sont naturellement pas les seules, et, sans atteindre la haute spécialisation

tactile de l'oreille, toute la tactibilité interne et externe
y contribue, de façon plus ou moins explicite.

Le nom de *centre vasomoteur principal*, que Bechterew
donne à ce centre, qu'il localise dans le noyau central
inférieur du bulbe, ne répond donc qu'à la fonction cen-
trifuge de cet appareil, et ne définit ni sa fonction d'information, ni son rôle d'adaptation et d'équilibration.

De toutes les sollicitations bulbaires que j'ai réalisées
systématiquement par mes sondages physiologiques,
aucune ne m'a semblé aussi aisée que ce réveil direct et
immédiat des centres manostatiques. Mes premières publications sur ce sujet, en avril 1911, n'ont d'ailleurs
pas encore attiré l'attention des cliniciens, malgré la facilité des résultats et de leur contrôle.

En voici quelques exemples :

Un artérioscléreux de soixante ans, souffrant de vertiges, de surdité paroxystique, d'oppression céphalique,
me consulte pour cette surdité, liée à de la sclérose des
tympans. Sa tension est de 22, je l'abaisse à 20 immédiatement, et je ne revois plus le malade que cinq mois
après. Je lui trouve alors 17, sans qu'il ait en rien changé
sa façon de vivre. La surdité a diminué sensiblement. Le
vertige et l'oppression avaient disparu immédiatement
après la cautérisation. Cette amélioration s'est maintenue
depuis deux ans.

Une dame, atteinte de la maladie de Basedow, descend
de 22 à 16 en moins d'une minute. Huit jours après, elle
a encore 16, de même un mois après.

Une femme à la ménopause a des congestions avec
vertiges intenses, et une tension de 21. Je l'abaisse immédiatement à 15, et elle avait encore ce chiffre deux mois
après.

Une jeune fille avait des migraines fréquentes, particulièrement intenses au moment des règles. Sa tension est de 27. Je la descends aussitôt à 18. Le mois se passe sans migraine, ainsi que les mois suivants. Sa pression n'a plus dépassé 17 depuis.

Une femme à la ménopause souffre de métrorragies abondantes, d'hémoptysies, saigne du nez, des gencives, a des plaques ecchymotiques sur le corps. Ces troubles durent, dit-elle, depuis cinq ans. Je lui trouve l'énorme tension de *trente-deux*, qui s'abaisse à 20 en deux minutes. Huit jours après, la tension était remontée à 24. Je la ramène à 20 de nouveau. Quinze jours plus tard, elle était encore à 20, chiffre qu'elle n'a plus guère dépassé depuis. Les hémorragies de tout siège ont disparu, les règles sont revenues, normales, deux mois de suite, et tout semble maintenant terminé.

Un jeune aviateur avait de l'oppression vasculaire, du vertige de l'obnubilation à chaque descente un peu rapide. Je lui trouvai une tension de 22, que j'abaissai aussitôt à 16. Trois mois après, je retrouvai encore 16, et les troubles avaient disparu.

Chez des neurasthéniques à tension inférieure à la normale, et chez des tuberculeux, je l'ai souvent remontée de même.

Il apparaît donc qu'il y ait avantage, dans tout cas de variation dangereuse de la pression vasculaire, à s'adresser directement aux centres manostatiques, dont la réponse s'obtient si facilement et si vite. La rapidité et la netteté de cette réponse indiquent même que l'augmentation de pression est la cause, et non l'effet, de l'augmentation d'épaisseur des parois vasculaires. Les centres manostatiques semblent d'ailleurs, d'après certains faits expérimentaux, assez distants, dans le bulbe, des centres angiotrophiques, dont l'artériosclérose et l'ectasie manifestent la défaillance.

Synthétistatique

A côté de sa teneur en liquide, en eau, la lymphe doit présenter une certaine constance de composition chimique, certains sels minéraux ou organiques ne donnant leur pleine activité physiologique que si certains autres sels restent, de leur côté, dans une certaine proportion. Il y a une *carte* des puissances lymphatiques auxquelles il ne faut pas toucher, et un équilibre lymphatique aussi précieux et évident que l'équilibre politique de l'Europe.

Cet équilibre de teneur chimique, je l'appellerai *synthétistatique*. Sa formule est naturellement la même dans toute la masse sanguine, mais dans l'intimité de chaque tissu elle varie naturellement aussi avec chaque tissu. La vie de chaque point particulier du corps lui est particulière, et l'on comprend que pour des travaux organiques différents la consommation de matières alimentaires et aussi les déchets doivent varier, non seulement selon le genre d'activité, mais aussi selon l'intensité du travail, sa durée, la fatigue des tissus, etc. Tout travail organique implique donc l'activité d'un service d'intendances et de fournitures que nous observons dans la congestion dont est toujours le siège un organe en forte activité. C'est par les défaillances de ce service que se montrent les asthénies, les fatigues rapides ou trop durables. La fatigue signifie synthèse mal observée, soit par pénurie dans l'apport, soit par insuffisance dans le débarras. Cet équilibre repose sur la composition d'une série de petits équilibres secondaires que nous dissocierons.

Mme L..., quarante ans. — Neurasthénie, depuis douze ans anxiété, dépression morale et physique, aboulie, angoisses nocturnes ; a constamment peur de se perdre et de se tromper en tout ce qu'elle fait ; constipation, gravelle urique, gastrite ancienne, dysménorrhée. La première cautérisation fait durer les règles six jours au lieu de trois, et les fait venir à vingt-huit jours au lieu de vingt-deux. Le moral est meilleur. Après quelques cautérisations, toute asthénie a disparu, ainsi que les scrupules et les angoisses. L'urée, de 31,45, est retombée à 18,50 ; l'acide phosphorique de 3,70 à 1,80 ; les chlorures, de 13,80 à 8,40 ; les traces de skatol, d'urobiline, d'urates, d'oxalates, de sérine, de peptones, d'indican, ont totalement disparu en moins d'un mois (1909).

Thermostatique

Que la régulation de notre température intérieure soit confiée à des centres bulbaires, c'est un fait acquis en biologie. Il est évident que si, depuis notre naissance jusqu'à notre mort, à part quelques écarts pathologiques, notre température se maintient constante, malgré la variation continue de nos mouvements, de nos actes digestifs, du milieu extérieur, et de tant d'autres facteurs de toute nature, il faut bien admettre l'activité permanente de centres régulateurs, lesquels doivent avoir à leur disposition des informations *thermesthésiques*, des procédés *thermogéniques* et une vigilance *thermostatique* remarquables. Un médicament quelconque est incapable de régler notre température par lui-même : il n'agit sur elle qu'en réveillant l'activité du centre régulateur.

Je n'ai pas eu l'occasion fréquente d'expérimenter la sollicitation physique de ce centre bulbaire, au moins isolément. Chez certains malades qui, sans maladie chronique déclarée, avaient fréquemment des poussées d'hyperthermie, une cautérisation nasale a fait, du jour au lendemain, disparaître cette susceptibilité.

Chez un nourrisson atteint d'entérite aiguë, avec fièvre persistant depuis quelques jours, une cautérisation a fait descendre la température de 38,7 à 37,5 en peu de temps, moins d'une heure.

Quelle que soit la théorie de la fièvre, considérée comme acte de défense, il semble surtout probable que l'hyperthermie est due à une défaillance, par intoxication microbienne, du centre thermostatique, et la fièvre est bien plutôt une défaite qu'un moyen de lutte. Il y a donc lieu de la combattre, mais, bien entendu, par des procédés qui n'aggravent pas la situation.

Mᵐᵉ G..., cinquante-trois ans. — Souffre, entre autres troubles, et depuis des années d'une *acrothermesthésie* intense, c'est-à-dire que ses pieds sont tellement brûlants qu'elle ne peut dormir qu'en les laissant découverts la nuit, ce dont se plaint surtout son mari... et de vertiges violents, dans lesquels elle ne trouve d'autre dérivatif que de se pincer fortement le nez, pratique qui les fait cesser presque instantanément. Deux cautérisations font disparaître ces troubles (1910).

L'acrocryesthésie, le froid aux extrémités, cède couramment à la sollicitation bulbaire.

Oxystatique

La teneur du sang en oxygène dépend en partie de la proportion de globules rouges dans ce sang. Cette proportion repose sur la quantité de globules mobi-

lisés par l'organisme en une région donnée, et aussi
de la proportion de liquide, d'eau dans le torrent circulatoire. Ces deux conditions sont soumises à l'activité
de centres nerveux.

Elle dépend en outre de la richesse en hémoglobine
de ces mêmes globules. Or, s'il est évident que le globule rouge n'est pas en rapports *directs* avec le système
nerveux, il n'en est pas moins certain que la fixation de
l'oxygène par l'hémoglobine dépend du degré de concentration du liquide ambiant et aussi de sa tension
propre, conditions qui sont sous la régie des centres
nerveux.

Enfin, la qualité de substance de l'hémoglobine et
celle du support cellulaire que lui offre le globule
rouge, et d'autre part la *capacité* de fixation de chaque
tissu pour l'oxygène à un moment donné, en y ajoutant la composition chimique du sérum sanguin, qui
favorise ou dessert les échanges entre le globule ou la
cellule, voilà un petit nombre de grosses conditions
évidentes qui en font entrevoir cent autres. Or, dans
toutes ces conditions, des centres nerveux interviennent
et il serait d'ailleurs difficile d'admettre qu'une des régulations les plus importantes de notre physiologie fût
soustraite à l'activité de nos centres régulateurs.

Le jeu puissant de la respiration et de la circulation,
le jeu non moins actif des glandes et des tissus forma-
teurs de globules, le jeu des sécrétions internes qui se
déversent dans le torrent circulatoire et bien d'autres
activités intervenant dans la fonction oxystatique nous
font donc admettre l'existence de centres importants
coordonnant leur intervention continue dans le maintien de cet équilibre fondamental de la respiration de
tous nos tissus.

— 223 —

M. G..., Asthme datant de huit ans, père et frère asthmatiques. Oppression respiratoire continue, anorexie et insomnie. L'effet de la première cautérisation a été immédiat, et l'oppression respiratoire est subitement tombée au point que le malade, en sortant de chez moi, a pu courir après l'omnibus, l'atteindre et prendre place sans le moindre essoufflement, ce qui lui était devenu impossible depuis des années. L'appétit lui revint également, et le sommeil fut assez pressant pour que, le soir même de mon intervention, il fût forcé de se coucher à huit heures et demie. L'oppression et l'angoisse respiratoires ne sont pas revenues, et le moral du malade est infiniment meilleur (Septembre 1910).

M. J. B... *Asthme* datant de l'enfance, ayant entraîné la réforme du service militaire, *oppression* presque continue. Une cautérisation : l'oppression et l'asthme disparaissent rapidement pour ne plus reparaître depuis (Décembre 1908, Pr. Brissaud).

Mme B... (Polycl. H. de Rothschild), *Asthme bronchique, emphysème* remontant à vingt-cinq ans. Deux cautérisations suspendent les crises asthmatiques sans rechute jusqu'à ce jour (Décembre 1908).

M. V... *Rhume des foins* presque continu depuis vingt-deux ans. Une cautérisation fait cesser immédiatement tous les symptômes de ce mal. Le malade a passé l'été sans aucune crise, il a pu aller en chemin de fer, à bicyclette, en mer, respirer des odeurs qu'il ne pouvait absolument pas tolérer avant ce moment. Pas de rechute depuis (Juin 1908).

Hydrostatique

L'eau résultant de la plus grande partie de nos réactions chimiques, et nos phénomènes vitaux se réalisant presque tous entre des matières dissoutes, on conçoit de quelle importance est la fonction hydrostatique dans notre chimie intérieure. Les phénomènes osmotiques exigeant d'autre part que les liquides soient à des états définis de concentration, il est évident qu'il est plus facile à l'organisme de régler celle-ci en jouant sur la proportion d'eau que sur la proportion des sels qu'elle contient, et la production des effusions séreuses, des œdèmes, nous montre avec quelle facilité cette hydraulique organique est maniée par nos centres nerveux. La quantité énorme d'eau que contient l'organisme fait d'ailleurs admettre d'emblée que ce service est remarquablement organisé et confié à des centres d'une activité, d'une compétence parfaites.

Mlle G..., trente-deux ans. Néphrite chronique; a depuis près d'un an des signes d'oppression cérébrale brightique, avec anxiété, obsessions, hallucinations qui lui montrent son père, mort depuis dix ans, l'appelant sans cesse vers lui, derrière le mur du cimetière. Après quelques cautérisations, ces hallucinations s'espacent et deviennent moins instantes. L'oppression cérébrale se dissipe et, après l'époque des règles, qui surviennent normales, tous les troubles disparaissent.

Mme D..., quarante-huit ans. Neurasthénie profonde depuis sept ans; dépression, atonie physique prononcée, oppressions, angoisses, mains chaudes et pieds glacés, ces derniers sont de plus le siège de *transpirations profuses* qui forcent la malade à changer de bas souvent cinq ou six fois par jour, entérocolite. Une seule cautérisation fait disparaître la dépression, les oppressions, les transpirations et la frilosité (1910).

Protéostatique

Les matières albuminoïdes constituent la matière vivante proprement dite et leur histoire est celle de la vie elle-même. L'histoire naturelle de l'albumine et de ses multiples formations dans l'économie, c'est-à-dire de l'union de ces cinq corps : carbone, oxygène, hydrogène, soufre et azote, en un composé vivant, dans une formule relativement réglée, mais avec mille adaptations, cette histoire est celle qui nous montre le plus peut-être la nécessité du maintien d'un équilibre relatif au milieu d'un déséquilibre constant, de l'ordre dans le désordre, de la vie organique dans le tourbillon perpétuel de la vie en formation, de l'astre en pleine nébuleuse.

Nulle part sans doute, dans un organisme aussi complexe que celui de l'homme, la nécessité d'une surveillance continue d'un système nerveux central ne se montre davantage. Nulle part non plus les défaillances de cette vigilance n'ont de conséquences plus immédiates On pourrait dire que la santé et la maladie ne sont que les vicissitudes de la *diathése albuminoïde* C'est dans ce sens que nous devons admettre une *protéostatique* et des centres nerveux chargés du maintien de l'équilibre dans l'évolution de l'azote au travers de l'organisme. Ces centres sont naturellement peu connus, mais il suffit d'observer l'action de la sollicitation directe des centres bulbaires sur la composition des urines pour reconnaître le rôle du bulbe dans la teneur en matières albuminoïdes dans nos humeurs et sur leur décomposition. (Voyez obs. dans *Synthétistatique.*)

M. T... cinquante-deux ans. *Maladie de Bright, albuminurie* de o gr. 60. Oppression vive. Une première cautérisation fait disparaître l'oppression et diminuer l'albumine. La seconde rend la respiration absolument libre, avec des traces indosables d'albumine.

M. P..., soixante-trois ans. *Gravelle* habituelle et crises néphrétiques fréquentes. Les troubles ont disparu après deux cautérisations (1909).

Un des phénomènes qui frappent le plus les malades, au cours de ce traitement des troubles digestifs, dyspepsies ou entérites, est le changement souvent immédiat de l'aspect des urines qui, de troubles et chargées, deviennent claires et de coloration normale.

Mme D..., quarante-six ans. Ménopause, albuminurie légère, dysurie (500 grammes), diarrhée continue depuis des années, ictères fréquents, coliques hépatiques, oppression, palpitations, prurit vulvaire, insomnie. La première cautérisation dégage l'appareil digestif, la malade digère mieux, se sent bien, a des selles presque normales, puis elle a 1.200 grammes d'urine et le prurit vulvaire diminue. Les règles, suspendues depuis quatre mois, reviennent une dernière fois. Le sommeil est meilleur. Tous les troubles disparaissent ainsi que l'albuminurie après deux mois (1910).

Hydrocarbostatique

Les matières hydrocarbonées jouent dans l'organisme le rôle de combustible ; c'est par elles que notre machine travaille et produit. On conçoit de quelle nécessité seront des centres nerveux surveillant les entrées, l'emmagasinage, l'utilisation de ce combustible, le *tirage* des mille foyers où il vient se brûler et l'élimination rénale et pulmonaire des produits de sa combustion.

Un chapitre particulier de cette histoire sera la *glycostatique*, que nous allons voir à part. Mais avant toute utilisation, nous savons qu'avant leur incorporation les matières hydrocarbonées subissent l'action des sucs organiques, de ferments qui les approprient aux usages organiques. Il en est de même après cette utilisation, et nous voyons immédiatement dans quelle énorme mesure l'appareil digestif, l'appareil circulatoire, respiratoire, rénal sont employés dans ce passage des matières hydrocarbonées à travers l'organisme et de quelle importance seront les centres régulateurs affectés à cet office, indépendamment de l'utilisation même de ces matières.

Glycostatique

Salive, suc pancréatique, suc intestinal, foie, rein, muscles, autant d'appareils employés à l'utilisation du sucre, — joignons-y le sang et tous les tissus, cela représente une activité énorme de ferments et de glandes produisant ces ferments, le tout travaillant sans relâche à cette combustion lente ou rapide qui est la vie organique.

Qu'il y ait des centres bulbaires méritant le nom de *glycostatiques*, c'est une notion acquise depuis longtemps, depuis Claude Bernard. Cl. Bernard, opérant sur l'animal de laboratoire, provoquait des troubles nerveux ; mais sur l'homme, seuls les procédés *curateurs* sont licites, et c'est ce qui donne à ma documentation expérimentale un caractère médical et thérapeutique.

D' B..., A la suite d'une forte atteinte de choléra, en 1883, étaient apparus une entérite muco-membraneuse sévère, de l'asthme fréquent et une glycosurie de 12 à

15 grammes en moyenne par jour. Une seule cautérisation, en janvier 1908, fit disparaître simultanément ces trois affections, sans rechute jusqu'ici. Le skatol, l'indican et l'urobiline disparure t en même temps.

M. W..., Glycosurie de trois ans, 1 gr. 44. À la seconde cautérisation, le sucre, l'asthénie, la polyurie, la soif et la sécheresse de la gorge disparurent définitivement.

Mme L. A..., Glycosurie de dix-huit ans, 27 grammes. Après la première piqûre, 15 grammes. Après la seconde, 0. Cette malade, partie en province, eut une rechute, et le traitement ne fut pas repris.

M. G..., Glycosurie légère de plusieurs années, régime sévère, et forte constipation, 0^{gr},86. La première cautérisation supprime la constipation. Le sucre ne disparaît qu'après la troisième. Sans rechute depuis avril 1910. A cessé le régime.

M. R..., Soixante-quinze ans. Guéri d'une glycosurie de 30 grammes par le régime Guelpa, qui l'avait laissé à 1 gramme environ par litre. Huit cautérisations ont réduit le sucre à quelques centigrammes, malgré la reprise d'une alimentation normale. Chemin faisant, constipation, hémorroïdes, varices, eczéma et polyurie avaient successivement cédé. Ce malade est resté amélioré depuis juin 1910. Chaque cautérisation avait provoqué une ascension nette du sucre le lendemain, suivie d'une disparition presque complète les jours suivants.

Mme S..., Hôtel-Dieu, salle Sainte-Jeanne. Vue avec l'interne, M. Paillard. Une cautérisation fait descendre le sucre de 95 à 47 grammes. Mais la malade, redevenue subitement plus valide, quitte l'hôpital sans attendre la fin du traitement.

M. B..., m'est adressé à l'Hôtel-Dieu, de la consultation externe, par M. Loeper : 41 grammes de sucre. Une cautérisation abaisse à 35, une seconde à 12 grammes. Ce malade n'est plus revenu ensuite.

Mme J..., Hôtel-Dieu, salle Sainte-Jeanne. Vue également avec M. Paillard. Soixante-cinq ans, faiblesse de la vue, de l'ouïe, de la marche et de la station, et 75 grammes de sucre. La première cautérisation abaisse à 49, la seconde à 7, la troisième à o. La malade voit, entend et marche mieux. Elle reste un mois en observation, avec suppression de tout régime, sans retour de glycosurie, puis quitte le service.

Mme B...., Soixante-deux ans, glycosurie ancienne, 66 grammes pour 3 litres. La première cautérisation donne 64 grammes avec 3 litres d'urine ; la seconde, 62 avec 1 litre 1/2 ; la troisième, 40 grammes avec 2 litres. Une grippe survient et le sucre remonte à 64, mais sans polyurie. Une nouvelle cautérisation ramène le sucre à 59 grammes. La malade quitte Paris.

M. B..., Soixante-dix ans, glycosurie datant de seize ans, 45 grammes. Une cautérisation abaisse à 32, une seconde à 25 grammes. Le malade quitte également Paris.

M. N..., Soixante-trois ans. Polyclinique H. de Rothschild. Diarrhée glaireuse, avec 10 selles par jour et traces de sucre depuis longtemps. Une cautérisation augmente la diarrhée passagèrement, comme c'est presque de règle dans ces formes, mais les traces de sucre disparaissent tout à fait.

M. A..., Glycosurie datant de sept ans, se maintenant à 1 ou 2 grammes par un régime très strict. La première cautérisation fait monter le sucre à 25 grammes pour redescendre le lendemain à 1 gramme et pour disparaître totalement pendant une semaine. Le malade, se jugeant guéri, cesse, au cours d'un séjour fatigant à Londres, tout régime, reprend du pain, de la viande, de la bière, et le sucre reparaît, 3 grammes. Cette observation, encore trop récente, et incomplète, est curieuse par la réponse un peu vive du centre bulbaire et aussi par ce fait qu'avec la reprise du régime le sucre a, cette fois, disparu totalement.

Stéatostatique

L'action du suc pancréatique et de la bile sur les graisses est sous la gouverne du système nerveux qui mobilise ces sucs ; la mise en réserve des graisses assimilées dans les tissus et dans le foie, leur utilisation, leur oxydation, leur élimination, tout ce travail d'approvisionnement et de répartition est naturellement aussi sous la régie du système nerveux central. Quand l'équilibre d'embonpoint est mal réglé par les centres bulbaires, on reste obèse malgré le jeûne, ou maigre malgré la surchage alimentaire. Un grand nombre d'affections bulbaires ont dans leur symptomatologie l'engraissement ou l'amaigrissement, souvent même des variations brusques, ou circulaires.

Mᵐᵉ W..., se plaint d'engraisser. Son poids est de 80 kil. 800. La première cautérisation lui fait perdre 2 kil. 500. La seconde, huit jours après, 450 grammes, la troisième, 800 grammes, etc. En un mois, par quatre cautérisations, elle avait atteint 75 kilos. L'oppression respiratoire, les somnolences, avaient disparu, ainsi que les diverses gênes qu'elle éprouvait dans sa profession par suite de son obésité. La tension artérielle avait, par la même occasion, baissé de 19 c. à 16. En deux mois, cette malade a perdu *onze kilos.*

Mˡˡᵉ B..., dix-neuf ans. *Asthme nasal* depuis six ans. *Oppression. Gastralgie* fréquente. *Amaigrissements* brusques. Une première cautérisation fait disparaître les crises d'asthme qui ne se sont pas produites depuis ; une seconde supprime la névralgie gastrique, et après la troisième, la malade se sent parfaitement bien guérie et reprend rapidement un embonpoint normal (1908).

Mˡˡᵉ Fernande I..., vingt-deux ans. *Maladie de Base-*

dow au début, *amaigrissement* rapide. De huit jours en huit jours, à la consultation de la Polyclinique H. de Rothschild, elle gagne 700 grammes, puis 700 encore, puis 600, et semble parfaitement remise, à ce point de vue, en un mois. Comme elle ne venait que pour cette maigreur, je ne la revis plus, et ne pus entreprendre le traitement des autres troubles.

Je pourrais aisément multiplier de tels exemples.

Chlorostatique

Le rôle de chlorure de sodium dans l'organisme est si considérable que le mot chlorostatique est presque synonyme du mot *osmostatique*. Les parois endothéliales sont vivantes et par conséquent leur perméabilité est active ; mais la concentration des liquides et la tension osmotique jouent le rôle le plus important dans les phénomènes d'osmose. Or, cette concentration est fonction du nombre des molécules et il semble que le chlorure de sodium soit chargé de faire l'appoint nécessaire aux échanges transendothéliaux. Il traverse l'organisme sans jouer un rôle chimique, il semble là pour maintenir dans l'organisme la teneur en salure du milieu pélagique originel. Cette circulation du sel dans le petit océan que l'organisme entretient en lui est certainement placée sous la vigilance du système nerveux central, car l'on conçoit que l'osmostatique est aussi nécessaire aux échanges nutritifs, à la tenue cellulaire, que la thermostatique ou la manostatique. Ces trois conditions physiques conditionnent tous les équilibres chimiques et si le système nerveux a une utilité fondamentale, c'est certainement celle d'assurer les conditions essentielles de tout phénomène biologique.

Mais l'activité endothéliale joue un rôle de premier plan, et cette activité est immédiatement sous la direction des centres nerveux.

M. A..., cinquante-deux ans, m'est adressé par des camarades du service du professeur Dieulafoy, à l'Hôtel-Dieu, pour une *achlorhydrie* absolue, constatée un an auparavant par le professeur Hayem, et avec tous les signes cliniques et radiographiques d'un *cancer de l'estomac* occupant tout l'organe et le bas de l'œsophage. Ce malade pouvait à peine absorber le lait, les purées, et ne digérait ni œufs, ni viande hachée, qu'il retrouvait intacts dans ses selles. — La première cautérisation diminue la névralgie claviculaire, particulièrement intense, et les douleurs de l'hypocondre gauche. La constipation persiste, mais les douleurs intestinales disparaissent. Après la seconde, le malade reprend faim, sa langue est presque normale ; il dort mieux, et sur le côté gauche, ce qu'il ne pouvait plus faire depuis le début de sa maladie. Il reprend 880 grammes en dix jours. Il mange des œufs, de la viande, et les digère, ses selles sont moulées, presque normales, et tout y est digéré. Un mois après le début du traitement, il n'a plus ni gaz, ni douleurs gastro-intestinales, ni malaises, ni dépression. Il lui reste pour tout signe clinique quelques aigreurs d'estomac, mais il peut manger des huîtres, du pain beurré, du jambon aux œufs, des crêpes, et digère tout. Un mois après, le spasme de l'œsophage reparaît, mais cède à une nouvelle cautérisation. Puis je cesse un moment de voir le malade, dont j'apprends la mort, précipitée par un accident de voiture.

M. B..., 53 ans. Asthme des foins, eczéma, hyperchlorhydrie depuis un an. Une première cautérisation améliore l'asthme, qui disparaît à la seconde. L'hyperchlorhydrie, le pyrosis, le prurit pectoral disparaissent à la quatrième cautérisation (juin 1909). Voyez obs. *Synthétistatique*.

Phosphostatique

Les os, les muscles, le système nerveux le foie, le sang, les graisses, les glandes, les nucléines, bref, presque tous les tissus et éléments contiennent du phosphore. Le corps entier contient plus d'un kilo et demi d'acide phosphorique. Le phosphore nécessite certainement, ne fut-ce même que pour l'entretien de notre charpente osseuse, un service nerveux propre. (Voy. obs. *Synthétistatique*.)

Sidérostatique

Le fer, dans l'organisme, a son histoire naturelle comme le phosphore, le sel, le soufre. La seule expérience qu'il m'a été donné de faire, bien incomplète, a été celle d'une jeune leucémique, que j'ai pu cautériser avant le commencement d'un traitement par la radiothérapie, dans un état déjà déplorable, un an avant la mort.

Les variations que j'ai pu obtenir étaient encourageantes, mais la radiothérapie ayant été pratiquée ensuite, il m'est impossible de connaître les effets dus à son intervention au delà de la date du début de ce traitement.

Voici les petits résultats qui ont été réalisés par suite de ma cautérisation seule.

Les globules rouges ont augmenté de 3.900.000 à 4.340.000

Les globules blancs ont diminué de 66.000 à 52.000.

La valeur globulaire a monté de 0,58 à 0,76.

Il y eut donc une variation, et dans le sens heureux.

Zymostatique

Tous les phénomènes organiques, mais surtout les faits de la vie biochimique, font intervenir l'activité des ferments, des *diastases*. La production de ces diastases, leurs mobilisations si merveilleusement appropriées, impliquent l'existence de centres nerveux extrêmement compétents, vigilants et actifs. Évidemment ces centres ne sont pas tous bulbaires, mais les centres primaires qui règlent les activités glandulaires et lymphatiques sont eux-mêmes placés sous la direction supérieure de centres haut placés dans l'organisme, et la sollicitation directe des centres bulbaires montre leur rôle fondamental dans la vie des ferments et dans la manipulation des actes vitaux par les ferments.

Mme P..., dont j'avais guéri une amie d'entérite, vient d'Algérie me demander mes soins pour une *entérite* remontant à quatre ans, avec divers troubles neurasthéniques. *Intolérance* absolue pour toute viande, pour les œufs, le pain, le lait.

Régime végétarien sévère ; *dépression* physique et morale. La première cautérisation fit disparaître immédiatement la *constipation*, les malaises et l'*adynamie* ; elle abandonna aussitôt le régime végétarien absolu, qu'elle suivait depuis vingt-huit mois ; la somnolence, la fatigue ne reparurent pas, quelques légers érythèmes de la face persistèrent quelques jours seulement. Les douleurs et les raideurs de la nuque s'effacèrent, et la malade, se sentant apte à tout digérer, se mit, après une seconde cautérisation, à faire une série de repas d'épreuve chez Prunier : saucisson, moule marinière, langouste américaine, foie gras et truffes, qui lui réussirent parfaitement. Dès son retour en Algérie, elle eut une angine à fausses membranes, une grippe intense, qui passèrent sans altérer un moment son équilibre digestif. Ses nouvelles récentes confirment la guérison (Janvier 1912).

M. S..., *Entérite muco-membraneuse*, datant de trois ans, avec début brusque, défaillance, état syncopal, *douleurs péricæcales* fréquentes, *neurasthénie*. Cet état intestinal a succédé à de l'asthme, à des crises d'oppression et de suffocation, avec angoisse. Ce malade se laissa cautériser sans conviction aucune le 2 novembre 1907, et ce n'est que deux jours après qu'il se décida à me téléphoner que depuis longtemps il ne s'était senti aussi bien ; la *constipation* avait disparu dès le lendemain, et les selles sont régulières depuis cette époque ; malgré l'abandon de tout régime, le mieux s'est maintenu. Il est plus gai et ne parle plus de ses ennuis intestinaux, dont aucun traitement, dit-il, ne l'a jamais soulagé à ce point. Il est redevenu fort mangeur et ne craint plus rien : aucune rechute jusqu'à ce jour (Novembre 1907, docteur Herzenstein).

M. H..., *Entérite* depuis huit mois, *crampes d'estomac*, alternant avec les douleurs intestinales, *nausées*, *pituites*, *vertiges*, *constipation* opiniâtre. Cautérisation nasale à *gauche* le 3 février. Le lendemain et les jours suivants, *douleur vive à gauche de l'ombilic* et *hyperesthésie de l'hypocondre gauche* Le 7 février, la douleur a disparu, ainsi que les crampes d'estomac, le vertige, la nausée. La constipation persiste un peu, mais le malade peut impunément supporter l'alcool, le café, le vin pur, le tabac, qui lui étaient intolérables auparavant (Janvier 1908).

M. C..., dix ans. *Constipation* depuis la première enfance avec coliques. Dès le lendemain de la cautérisation, la constipation et les coliques disparaissent et ne

sont pas revenues. Le chocolat, qu'il ne digérait absolument pas, est parfaitement supporté. Aucune rechute
depuis (Février 1908).

M. B..., quarante-deux. *Dyspepsie, acné* de la face
continue depuis plusieurs mois. L'acné disparaît après
une cautérisation. Le malade peut impunément manger
des escargots, qui lui donnaient, chaque fois qu'il en
mangeait, une poussée intense.

Mlle R..., Une sinusite frontale de deux mois laisse
une névralgie faciale, avec migraines purement gastriques, insomnie, *dyspepsie, dilatation*, acidités, insuffisance hépatique. Après quatre cautérisations, j'atteignis
la région du foie : l'insuffisance hépatique, la dyspepsie,
les migraines et la névralgie faciale disparurent (1911).

Le petit G..., huit ans. Né dix-huit ans après ses frères.
A eu de l'entérite, et reste dyspeptique, ne peut particulièrement pas digérer les œufs, les choux, sans avoir
aussitôt une forte poussée d'urticaire généralisé. La réaction cutanée est chez cet enfant vive à ce point qu'une
piqûre de puce lui donne une rougeur vive de la presque
totalité de la surface du corps. Il a pour les œufs une
intolérance qui va jusqu'à la diarrhée profuse et au
vomissement. Après deux cautérisations, l'intestin et
l'estomac se règlent. Il mange impunément de la soupe
aux choux, et, devant le succès obtenu, la mère risque
des œufs, qu'il digère parfaitement sans la moindre
poussée d'urticaire (Juin 1912).

Opostatique

Tous les organes du corps sont des organes à sécrétions internes, mais certains ne sont que cela, et le sont
d'une façon extrêmement active. Ils nous apparaissent
comme de véritables dépôts pharmaceutiques dans lesquels le système nerveux fait exécuter ses ordonnances,

mettant en circulation les sucs, les ferments par lesquels la vie s'active et se règle.

Chaque tissu, en dehors de son activité fonctionnelle évidente, caractérisée par la livrée de ses éléments, a donc une activité profonde, par ses sucs propres, activité que le système nerveux central pourra à l'occasion réquisitionner pour les besoins généraux ou locaux de l'organisme. Cette capacité constamment disponible de tout tissu en sécrétions immédiatement exigibles est sous la régie des centres opostatiques.

Corps thyroïde, capsules surrénales, hypophyse, foie, pancréas, ganglions, glandes génitales, tout tissu tient sans cesse à la disposition du système nerveux des sucs propres, à action définie, par la mise en circulation desquels les mille équilibres de la vie organique sont entretenus, et aussi les activités paroxystiques sont possibles.

Remarquons que le système nerveux peut non seulement obtenir de chaque tissu plus ou moins de sa sécrétion propre, mais qu'il peut aussi choisir dans telle glande certaine sécrétion définie, car certaines glandes fabriquent sur commande tel ou tel produit, selon l'ordonnance.

Voyez les observations d'arriérés, chap. *Physiostatique*.

Mᵐᵉ P... *Maladie de Basedow*. Les palpitations disparaissent dès la première cautérisation, la constipation à la seconde, puis les bouffées de chaleur, le froid aux extrémités, le bleuissement des lèvres. Après une troisième, la malade n'a plus de syncope, le goitre et l'exophtalmie qui étaient les phénomènes les moins apparents disparaissent tout à fait, et la malade se considère comme guérie jusqu'à ce jour (1910)

Mˡˡᵉ H. B..., trente-deux ans. *Maladie de Basedow. Hy-*

pertrophie thyroïdienne, amaigrissement, anxiété, crises de chaleurs. L'anxiété, les chaleurs disparaissent après deux cautérisations nasales, et le goître diminue sensiblement. Il disparaît totalement et rapidement après une cautérisation des amygdales. La maladie était déclarée depuis un an (1912). L'état général est bon et la malade a engraissé.

Mlle B.., dix neuf ans. A maigri depuis un an, a des poussées de chaleur, d'anxiété, *hypertrophie thyroïdienne* assez marquée. La première cautérisation diminue l'anxiété, l'insomnie, et le faciès est meilleur. La seconde diminue encore l'angoisse pharyngée, les chaleurs. Une troisième, un mois après, supprime la sensation de boule pharyngée ; les chaleurs, la céphalée, l'anxiété, et l'hypertrophie ont beaucoup diminué. Une quatrième au niveau du pharynx, supprime toute hypertrophie, et le cou est absolument normal. La malade a engraissé, se sent tout à fait guérie, et se marie (1912).

Mlle K..., dix-huit ans. Migraines et céphalée susorbitaire, dyspepsie, ne peut digérer aucune viande, régime végétarien absolu, diarrhée fréquente, inappétence complète à tout travail physique et intellectuel. *Asthénie et teint addisonnien.* Une cautérisation. Les migraines se font moins fréquentes et plus courtes, une sur huit qu'elle avait auparavant ; puis disparaissent le mois suivant. Le teint se dégage ; elle est plus gaie et travaille volontiers ; l'asthénie, la diarrhée et la dyspepsie disparaissent. La malade mange et digère tout, a repris le régime mixte (Juillet 1908).

Un exemple de sécrétion externe :

Mme B..., *Langue sèche, pharynx sec, asialie* avec *prurit* insupportable. Pas de glycosurie. Une cautérisation rétablit les sécrétions normales et supprime le prurit ainsi que la susceptibilité nerveuse (Septembre 1909).

Le jeune T..., quatorze ans. Aspect typique du myx-œdémateux, bouffi, facies épais et tombant à la partie inférieure de la face. Taille : 1ᵐ, 32. Incontinence fécale, incontinence urinaire, soif continue qui le porte à boire constamment, toute eau lui est bonne, très arriéré, méchant et inapte à toute culture. Les premières cau érisations suppriment les deux incontinences, il devient tout à fait propre, à la grande joie de sa mère. La soif disparaît, il est moins bouffi, son regard montre une intelligence qui surprend bientôt son entourage. Il perd une pu de poids et semble maintenant s'intéresser à une foule de choses qui ne le touchaient pas, il cherche lui-même à s'instruire et devient infiniment plus sociable.

Trophostatique

Le service de l'approvisionnement utilise une très grande partie des activités organiques, et l'on peut admettre d'emblée quelle surveillance, quelle compétence, quelle prévoyance le système nerveux apporte dans la direction de ces activités, et quelle doit être la sienne. L'acquisition, l'appropriation, la mise en circulation, la mise en réserve, la recherche même de la matière alimentaire orientent la plupart de nos actes extérieurs et intérieurs, et cela pour notre renouvellement constant, pour notre réparation, pour notre survie. Le rôle économique du système nerveux dans l'équation continue de la demande organique et de l'offre alimentaire est trop évident pour que j'y insiste.

Une sage-femme, fort intelligente, et dont je soignais le mari pour une glycosurie datant de plusieurs années, me pria d'essayer ma méthode sur elle, se plaignant d'une *obésité* qui rendait très fatigant l'exercice de sa profession. Elle pesait alors 80 kil. 800. La première cau-

térisation, sur le point hépato-pancréatique, lui fit perdre
2 kil. 500 en huit jours. La seconde piqûre lui fit perdre
450 grammes, la troisième 800. Puis, de semaine en semaine, 450, 1.000, etc. En un mois, elle était descendue
à 74 kilogrammes, se sentant plus vive, mieux portante,
infatigable, montant facilement les étages, et diminuée de
10 centimètres de tour de hanches. Chemin faisant, une
cautérisation avait abaissé sa tension artérielle de 19 à
16, et ses règles s'étaient, pour la première fois, passées
sans douleurs.

Elle eut alors l'idée de me demander de traiter de la
même façon sa jeune sœur, âgée de vingt-sept ans, et
qu'aucun régime, aucune médication ne pouvait faire
engraisser. Elle pesait 44 kil. 200. Elle gagna d'abord
200 grammes, qu'elle perdit ensuite, puis 300 grammes,
qu'elle perdit au moment des règles. Celles-ci passées,
elle prit 1 kil. 350, l'appétit vint, les digestions furent
plus actives, puis l'embonpoint revint progressivement
vers la normale.

Mme L..., — *Entérite* depuis deux ans, opérée pour une
métrite catarrhale à cette époque, *amaigrissement, diarrhée* avec selles glaireuses et provoquées par la moindre
émotion, urines boueuses, poussées d'*hyperthermie,* d'*œ-
dèmes* sous-cutanées, de *vertiges,* de *fatigues* profondes, etc. Pas de rhinite. Cautérisation le 13 novembre
1907. Dès le lendemain, amélioration totale ; gagne
3 livres le premier mois. L'entérite n'a eu que quelques
vagues retours offensifs, mais la malade ne suit plus aucun régime, et a même fait, sur ma demande, quelques
repas d'épreuve des plus osés, sans en éprouver le
moindre trouble intestinal. Cette malade devait être
opérée pour une appendicite, dont tous les symptômes
ont disparu, et n'ont pas reparu depuis (Novembre
1907)

Périttostatique

La fonction d'élimination, d'excrémentation, de fécalisation est aussi importante que la fonction d'alimentation. Il s'en suit que la périttostatique occupe le système nerveux autant que la trophostatique, et cette activité nerveuse est aussi évidente que l'autre.

Mme P..., cinquante-trois ans. Cette dame m'est adressée un peu comme défi. Elle est célèbre dans son entourage par une *constipation tenace*, qui résiste à tout traitement, avec céphalée continue, extrémités, glacées jour et nuit, etc. Elle-même s'annonce ainsi : « Docteur, j'ai cinquante-trois ans, voilà cinquante-trois ans que je suis constipée. » J'ai la chance de rencontrer d'emblée le point juste, et, le soir même, la malade a une selle spontanée, et, dès le lendemain, deux selles normales par jour, effet qui ne s'est pas démenti depuis 1909. La céphalée a disparu et n'a eu depuis trois ans qu'un léger retour inoffensif de deux jours. Une émotion a même un jour provoqué de la diarrhée, trouble que la malade avait toute sa vie ignoré.

Mlle L..., vingt-deux ans. *Constipation opiniâtre*, absolue, pendant cinq à six jours, puis expulsion douloureuse, sans débâcle. Cet état dure depuis la première enfance. Le lendemain de la première cautérisation, une selle moulée, sans douleur aucune. Huit jours après, seconde cautérisation ; la malade est réveillée le matin par le besoin, et, depuis, deux selles normales par jour, parfaitement moulées, régulières et sans douleur, sans aucune rechute jusqu'à ce jour ; migraines mensuelles disparues (Avril 1908).

Mme R..., Migraines et *céphalée* frontale environ tous les cinq jours, depuis l'enfance. Constipation, pyrosis, dilatation, urines très chargées. La première cautérisation fait cesser la constipation ; la malade a, depuis, régulièrement deux selles par jour. Les urines deviennent aussitôt et restent claires. Les migraines ne sont plus que mensuelles. Trois mois après, la malade me revient pour une migraine, et cette fois la migraine mensuelle disparaît comme l'autre, et définitivement. La malade mange impunément de tout (1909).

M. D..., soixante ans. *Entérite* depuis la jeunesse, aggravée depuis 1870. Depuis quatre ans, reprise très forte, avec dix selles par jour, *diarrhée* habituelle avec constipation passagère à chaque écart de régime. *Neurasthénique*. Même cautérisation, amélioration sensible aussitôt, et, quelques jours après, selles régulières et moulées comme elles ne l'avaient été depuis des années ; l'appétit est meilleur, ainsi que le sommeil. Le malade se dit infiniment mieux qu'avant la cautérisation. Cet état s'est maintenu.

Mᵐᵉ G..., *Constipation opiniâtre* ancienne, débâcle tous les cinq à six jours. Une cautérisation : selles normales le lendemain et depuis (Juin 1908).

M. A... *Gastro-entérite* de deux ans, après grippe. *Constipation* et débâcles muco-membraneuses ; crampes, *coliques, nausées,* épistaxis fréquentes. Les migraines, qui dataient de vingt ans, ont totalement disparu depuis qu'est apparue la gastralgie. Trois cautérisations : la gastralgie, les coliques, les crampes, les nausées et la constipation ont disparu ; les migraines ne sont pas revenues néanmoins (Juin 1908).

Mᵐᵉ L..., *Constipée* depuis vingt ans, *entéralgie* continuelle, avec *migraine*. Cautérisation le 6 janvier 1909, selles normales dès le surlendemain et depuis, plus de migraines.

Mᵐᵉ V..., Entérite ancienne, *constipation* opiniâtre. *Eczéma* du nez. Une cautérisation : disparition de la constipation et de l'eczéma dès le lendemain (Février 1909).

Diaphylaxie

Les centres chargés de mobiliser les sécrétions microbicides et les sucs digestifs préparant la phagocytose sont vraisemblablement aussi importants que les centres chargés de la digestion alimentaire. Il semble que ces centres occupent dans le bulbe une colonne parallèle à celle des centres digestifs proprement dits, comme si la nature avait réuni les deux services organiques de fonction analogue en un même service, la digestion, soit alimentaire, soit bactéricide. La même région de la muqueuse nasale nous permet, en effet, d'agir sur ces deux fonctions.

Mlle Ant. L..., vingt-neuf ans. Entérite muco-membraneuse, *salpingite* depuis deux ans, *leucorrhée* abondante. Ces divers troubles disparaissent totalement en trois cautérisations nasales sur les deux tiers antérieurs du cornet (Polyclinique H. de Rothschild, 1909).

Mme M...., quarante ans. Entérite et constipation depuis dix ans. Dysménorrhée et *leucorrhée* depuis la formation. Aucune grossesse depuis vingt ans de mariage. La constipation et la leucorrhée disparaissent en quelques cautérisations. La malade fait, trois mois après, une perte de deux mois, à la suite d'une chute dans un escalier. La leucorrhée et la dysménorrhée n'ont pas reparu depuis (1910).

Mme G..., trente-sept ans. *Leucorrhée* abondante, qui a résisté à tout traitement local depuis des années. Disparition dès le lendemain matin, après une seule cautérisation. Chez cette malade, une douleur rhumatismale du coude droit, qui durait depuis plus d'un an, et un urticaire habituel disparurent également après cette piqûre (1910).

Mᵐᵉ A..., vingt-deux ans. Rhume des foins depuis trois ans, durant trois mois par an. Entérite muco-membraneuse depuis plusieurs mois et *leucorrhée* extrêmement abondante, la forçant à se garnir tous les mois, datant de cinq ans ; règles douloureuses et retards parfois considérables. La leucorrhée disparut subitement et totalement, du jour au lendemain, après la seconde cautérisation ; huit jours après, les règles reviennent correctement, sans douleurs, à vingt-huit jours. Le rhume des foins disparut à la troisième cautérisation, au point ordinaire, et l'entérite céda à son tour, quelques jours après, à une cinquième cautérisation. Cette amélioration semble fixée depuis.

Mˡˡᵉ A. G..., trente-cinq ans. *Métrite hémorragique, leucorrhée*, depuis près de deux ans. La malade cesse de perdre du sang définitivement huit jours après la première cautérisation ; la leucorrhée persiste encore quinze jours, et une seconde cautérisation la fait alors disparaître. Les règles suivantes sont normales, et la malade n'est plus, depuis lors, forcée de s'aliter (1909).

Dʳ X... *Blennorragie*, il y a vingt ans, rétrécissement, urétrite postérieure. Aucun traitement n'a pu guérir l'écoulement, dans lequel le gonocoque ne se montre plus que rarement. Les filaments disparaissent tout à fait après la seconde cautérisation et ne reparaissent plus depuis (1909).

M. R... Même cas, compliqué de ce fait que le malade est cuisinier dans un grand restaurant, ce qui l'oblige à des dégustations continues de sauces assez relevées, et que la cystite reste depuis dix ans à l'état subaigu. Les filaments disparaissent après la troisième cautérisation (1910).

M. D..., quarante-trois ans. *Blennorragie* datant de dix mois, aussi intense que les premiers jours, érections atrocement douloureuses et fréquentes dès qu'il est au lit, mictions brûlantes et écoulement assez abondant pour qu'il soit obligé de se garnir constamment. Il a essayé pendant ces dix mois de tous les traitements connus, me dit-il. Les douleurs cessèrent dès le lendemain de la première cautérisation, et, selon son expression assez heureuse, il « urinait avec extase ». Les érections disparurent dès la seconde nuit. Je le revis vingt jours après. L'écoulement, qui n'avait pas varié, disparut en deux jours après cette seconde cautérisation (1909).

L'élément hyperesthétique et l'hypertonique ont ici cédé en même temps que se réveillaient les centres diaphylactiques.

Jeanne F..., douze ans. *Ozène*. L'odeur, puis l'écoulement disparaissent en six cautérisations.

Mlle C. D..., vingt-neuf ans. *Ozène*, depuis l'enfance, sans atrophie. Disparaît en une fois (Polyclinique H. de Rothschild).

René C..., onze ans. *Ozène atrophique*, avec absence totale des cornets inférieurs. La première cautérisation diminue sensiblement la punaisie qui disparaît totalement après huit cautérisations.

M. H..., vingt-six ans. *Furonculose*, depuis quatre mois, généralisée, sans glycosurie. Disparue en huit jours.

M. D..., quarante-trois ans. *Furonculose* depuis trois ans avec anthrax, folliculite nasale. Chez ce malade, un asthme ancien a disparu depuis que la folliculite est apparue. Mieux après deux cautérisation (1909).

Mlle L... Souffre depuis trois ans d'une *sinusite* fronto-ethmoïdale, qu'une intervention chirurgicale a aggravée, vertiges violents, *rhinorrhée*. Elle m'est adressée par le professeur Dieulafoy. Cinq cautérisations font disparaître tout signe de sinusite, en moins d'un mois. Guérison maintenue depuis 1910.

Mme M..., quarante-trois ans. *Sinusite maxillaire* gauche ancienne, avec névralgie faciale presque continue et pour laquelle elle a été opérée en province, il y a quatre ans. L'écoulement disparaît après la cinquième cautérisation, la douleur locale et la névralgie sont calmées après la septième, et définitivement (1910).

Mme P. D... *Sinusite* fronto-ethmoïdale consécutive à une grippe, depuis deux mois. Tous les signes disparaissent en deux cautérisations (1912).

P. C..., onze ans (Polyclinique H. de Rothschild). *Otorrhée* remontant à la première enfance. Arrêt de l'écoulement dès la première cautérisation et guérison rapide en un mois, avec réfection du tympan, sans aucun autre traitement (Janvier 1909).

Hélène C..., quinze ans et demi (Polyclinique H. de Rothschild). *Otorrhée* consécutive à une otite datant de six ans et ayant résisté à divers traitements. L'écoulement s'arrête après deux cautérisations et le tympan est complètement restauré en moins de quinze jours ; en même temps, l'audition redevient presque normale (Janvier 1909).

Simone H..., six ans (Polyclinique H. de Rothschild). *Otorrhée* depuis la première enfance. Le tympan se reforme complètement en un mois, et l'audition reparaît presque normale, sans aucun autre traitement (Janvier 1909).

Ch. B..., neuf ans. *Otorrhée* droite datant de trois ans. En un mois, avec quatre cautérisations, l'otorrhée a cessé, sans aucun traitement local, et le tympan est entièrement refait. Il persiste un peu de paracousie (Janvier 1909).

Edm. C..., un mois. Constipation et *otite* dès les premiers jours après la naissance. Constipation et otorrhée disparaissent en quelques jours (Janvier 1909).

Charles G..., sept ans. *Adénite cervicale* énorme, datant de près de deux mois. Disparition extrêmement rapide, en quatre jours, après une seule cautérisation.

La petite M. R..., huit ans. *Adénite cervicale* de l'angle de la mâchoire, depuis six semaines. La périadénite dis-

parut dès le lendemain de la piqûre, et le ganglion, dur
et bien délimité, ne fondit qu'après une seconde cautérisation (Polyclinique H. de Rotschild, 1912).

Mlle P..., vingt-cinq ans, chanteuse, m'est adressée le
20 mai 1909 pour une dysphonie de plusieurs mois due
à une *laryngite tuberculeuse* au début. Les deux sommets,
surtout le droit, sont atteints ; une entérite, datant de
l'âge de seize ans, également tuberculeuse, s'oppose à la
suralimentation et même à une alimentation suffisante.
La malade, très anémiée, tousse beaucoup, a des transpirations nocturnes qui l'épuisent, de la dysménorrhée.
Je pratique une très légère cautérisation de la partie
supérieure des cornets inférieurs, cherchant à m'assurer
tout d'abord des centres digestifs. Dès le lendemain, la
constipation a disparu, les glaires et les membranes dès
le second jour, et cette régularité des selles s'est maintenue depuis deux ans passés. Les sueurs nocturnes se
sont arrêtées dès la première nuit, la toux peu après, et
les règles reviennent, pour la première fois depuis des
années, à trente jours et sans aucune douleur. Sans oser
changer d'abord son régime végétarien, elle engraisse
de 300 grammes les huit premiers jours. En quinze
jours, la voix est redevenue assez bonne pour reprendre
l'exercice professionnel Un an après, tout signe d'auscultation avait disparu du côté gauche, seuls quelques
légers craquements persistaient au sommet droit. Elle a
cessé depuis longtemps tout régime, mange de tout et
dit se porter parfaitement depuis lors. Une seule cautérisation avait tout décidé.

M. G..., vingt-six ans. Laryngo bronchites répétées
dans la jeunesse. Au mois d'août 1909, il prend froid,
tousse depuis sans arrêt ; la nuit, la toux et les transpirations profuses, la fièvre empêchent tout sommeil ; il
maigrit rapidement, les forces diminuent, la voix s'éteint
complètement. Il crache incessamment et sa gorge devient extrêmement douloureuse.

Il est traité, dans une clinique, par des attouchements au chlorure de zinc, qui accentuent immédiatement les douleurs et les troubles laryngés, y ajoutant une dysphagie intense. Il m'est alors adressé par M. Widal, qui m'apprend en outre que les crachats examinés dans son service, à l'hôpital Cochin, « fourmillent de bacilles ». Le poids est de 81 kilogrammes. Je lui fais une première cautérisation le 22 décembre 1909, sans effet.

Dès la seconde cautérisation, le surlendemain, la fièvre tombe le soir même pour ne jamais plus reparaître depuis, et les transpirations cessent immédiatement. La dysphagie s'atténue rapidement, et, en quelques cautérisations, la cicatrisation pharyngée et laryngée est suffisante pour permettre l'alimentation facile. Son aspect se modifie dès lors à vue d'œil, la toux a diminué en quelques jours d'une façon notable, les nuits sont complètes, mais la voix, depuis longtemps éteinte et achevée par le traitement brutal qu'a subi le larynx, met plus d'un mois à se remettre. Huit jours après la cautérisation, il reprenait son travail de concierge. En six mois, il gagne 18 kilogrammes. En mars, les crachats examinés au laboratoire de la clinique de l'Hôtel-Dieu donnent trois bacilles, sur huit lames examinées. Le 15 avril, on trouve un bacille sur 10 lames. Je revois le malade en octobre, et ses crachats sont examinés par M. Netter, à la Polyclinique H. de Rothschild. Pas un bacille sur plus de cinquante champs microscopiques. Le malade se sent absolument guéri, il pèse 99 kilogrammes. Sa voix et son larynx sont parfaits. Il dit se trouver aujourd'hui plus solide que jamais (Juillet 1911).

M. T..., vingt-quatre ans. Dépression, insomnie, père et mère morts de tuberculose, souffre lui-même de douleurs dorsales, avec sommets un peu congestionnés. Deux cautérisations lui rendent le sommeil, les douleurs dorsales diminuent rapidement ; il engraisse rapidement de 8 kilos en cinq mois. Un an après, l'auscultation est muette et le malade semble hors de toute appréhension (1911).

M. P..., trente-cinq ans. *Laryngite tuberculeuse*. Les transpirations, les crachats, la toux diminuent sensiblement pendant quinze jours après la cautérisation, le malade mange mieux, sans douleurs, gagne 400 grammes. Pas revu ensuite (Polyclinique H. de Rothschild).

Mlle C..., dix-huit ans. Dysphonie depuis plusieurs années, aspect tuberculeux, petite *ulcération* interaryténoïdienne. Cette ulcération se cicatrise et disparaît en six cautérisations (1910).

M. F... *Tuberculose des sommets*, laryngite depuis trois ans. Pendant les deux mois où je le traitai, l'auscultation s'améliora sensiblement, et les examens de ses crachats qui donnaient une moyenne de 85 bacilles par champ de microscope, n'en donnaient plus que 5 à la fin, quand il repartit au sanatorium de Montana (1910).

M. G..., vingt-huit ans. *Pleurésie tuberculeuse*, bronchite du sommet gauche, toux, expectoration, transpirations profuses la nuit, oppression depuis six mois. Sa femme est traitée à la Charité pour tuberculose. La première cautérisation arrête la toux. Les transpirations, les crachements fréquents, l'oppression cessent dès la seconde, et le malade reprend son travail qu'il avait abandonné. Je cesse alors de le voir.

M. B..., trente-sept ans. *Tuberculose du sommet gauche*, craquements, hémoptysies, transpirations, toux, adynamie. Trois cautérisations arrêtent la toux, les crachements de sang, les sueurs profuses : il gagne 3 kilos en douze jours, se trouve parfaitement bien, les craquements diminuent rapidement, et les nouvelles que j'ai eues de ce malade par la suite, depuis mai 1910, font supposer qu'il est parfaitement guéri.

Mme B..., Salle Sainte-Jeanne, Hôtel-Dieu. *Péritonite tuberculeuse*. Deux cautérisations diminuent les douleurs, le ballonnement ; la malade digère mieux, dort bien (1910).

M. D..., Un chauffeur d'automobile soigné avec le D' E. Fournier, pour des vertiges intenses, guéris instantanément, m'apprit récemment que depuis ma cautérisation, en 1900, des *fièvres de Madagascar*, qui lui revenaient depuis sa rentrée en France plusieurs fois par mois, ne sont pas revenues une seule fois. Elles n'avaient jamais cédé à aucun traitement et ont ainsi disparu du jour au lendemain, après ma cautérisation, qui a, en même temps que les centres labyrinthiques, secoué les centres diaphylactiques et permis à ceux-ci de débarrasser définitivement l'organisme des parasites qui l'infestaient depuis des années (1909).

La congestion utérine mensuelle peut provoquer la congestion de la muqueuse nasale au niveau du cornet inférieur ; *inversement*, l'anesthésie cocaïnique du cornet peut faire disparaître les douleurs utérines. Le refroidissement des extrémités provoque le coryza et l'éternuement ; *inversement*, un des premiers effets de la rhinite sera le refroidissement des extrémités. Un vif effort de recherche intellectuelle provoque le prurit du cuir chevelu et nous fait nous gratter la tête ; *inversement*, un peu d'eau sur le visage nous « rafraîchit les idées ». L'irritation de la muqueuse intestinale par des vers provoque du prurit nasal au niveau des cornets inférieurs ; *inversement*, une légère cautérisation des cornets inférieurs modifiera les sécrétions intestinales au point de provoquer le départ des vers.

J'ai déjà donné deux exemples de ce dernier fait dans une note à l'Académie des Sciences, le 27 décembre 1909, sur *Les centres bulbaires de la diaphylaxie intestinale* ; mais M. le professeur Y. Delage, qui me faisait l'honneur de présenter cette note, parut n'y voir qu'une coïncidence. Voici encore sept coïncidences de ce genre :

La petite Suzanne M..., âgée de six ans et demi, m'est amenée par sa mère à la Polyclinique H. de Rotschild, pour des épistaxis très fréquentes, qui se produisent depuis plus de deux mois, avec divers troubles généraux. L'examen du nez me montra que, contrairement à ce qui a lieu généralement, le siège des hémorragies était, non pas la cloison, mais les cornets inférieurs, très turgescents. Je cautérisai très légèrement le méat hémorragique, et à la consultation suivante, la mère m'apporta un énorme *lombric* que l'enfant avait « laissé aller » deux jours après ma cautérisation. Depuis, la turgescence des cornets, les hémorragies et les troubles généraux avaient disparu.

Le petit Robert H..., six ans, m'est amené pour un prurit nasal intense qui le tourmente depuis six mois. Sa mère suppose qu'il a des vers. Dans le but de faire une expérience, je recommande de ne lui donner aucun vermifuge nouveau, — il en avait esayé vainement plusieurs, — et, sous un prétexte facile, je cautérise les cornets inférieurs. A la consultation suivante, la mère, triomphante, m'apporte un *lombric* que l'enfant a rendu le lendemain de la cautérisation.

René D..., quatre ans, un petit voisin du précédent, a, depuis plus d'un an, des selles qui fourmillent d'*oxyures*, et qu'aucun traitement n'a su faire disparaître. Deux cautérisations les suppriment totalement.

Léon M...; cinq ans. *Oxyures* disparus en deux jours après une cautérisation.

René S..., sept ans. *Oxyures* depuis plusieurs mois, disparus en quelques jours après une seule cautérisation.

Jeanne S..., cinq ans, sœur du précédent, eut, à l'âge de trois ans, une entérite, qui durait encore quand je la vis. Nausées, vomissements fréquents, toux nerveuse chaque nuit, avec prurit pharyngé et turgescence des amygdales, tic de la face, reniflements, etc. L'enfant se laissa mal cautériser, et j'opérai maladroitement. La toux disparut néanmoins, ainsi que les vomissements, les tics, les grincements de dents, le grattement du nez, en quelques jours. Les *oxyures*, que la mère observait depuis deux ans, disparurent progressivement en trois semaines. L'entérite était également guérie.

Louis D..., treize ans, perdit, le soir de la cautérisation, tous ses *oxyures* d'un coup, « en bouchon », dit la mère. Cet enfant avait aussi du prolapsus rectal, qui ne céda qu'à trois autres cautérisations.

Dromostatique

Les centres de la fonction circulatoire sont assez connus. Le bulbe contient des amas cellulaires auxquels on a depuis longtemps donné le nom de centres vasomoteurs. La région nasale qui permet de les solliciter est la tête du cornet inférieur.

Mme C..., soixante et onze ans. Artériosclérose, période terminale d'une maladie de cœur, plusieurs crises atroces d'*angine de poitrine* par jour, que la morphine ne peut calmer ; à peine 60 grammes d'urine, constipation absolue ; tension artérielle, 24. Sur la demande de la famille, qui a fait venir la malade à Paris, et dans le seul espoir de calmer les douleurs violentes de l'angine de poitrine au milieu desquelles on s'attend à la voir passer d'un moment à l'autre, je fais une première cautérisation, sur le point manostatique. La tension artérielle tombe aussitôt à 17, les douleurs cessent et la malade n'a plus une seule crise d'angine. L'intestin fonctionne quelques heures après, et la malade a 1.500 grammes d'urine dans les vingt-quatre heures qui suivent. Une seconde cautérisation, le surlendemain, semble réduire la dilatation gastrique. Après une troisième, la malade se sent assez bien pour se croire guérie, car elle n'a plus aucune douleur, se lève, et veut repartir le surlendemain pour le Midi. On me demande une dernière cautérisation, pour l'estomac un peu paresseux. Le soir même, en se mettant à table avant de prendre son train de nuit, elle meurt d'embolie en quelques minutes. « Nous ne pourrons oublier, m'écrit son fils, que c'est grâce à vous que ces terribles crises ont disparu et qu'elle a pu vivre ses derniers jours dans un calme relatif et finir sans souffrances atroces. »

M\ᵐᵉ D..., cinquante-deux ans. Veinosités, ecchymoses spontanées sur tout le corps, purpura, hématuries fréquentes, constipation. Une cautérisation fait cesser la constipation, et du même coup disparaît le purpura, ainsi que les hématuries (1909).

M\ᵐᵉ G..., trente-sept ans. *Aménorrhée* depuis un an, à la suite d'un curetage avec résection du col, *congestions céphaliques* fréquentes, émotivité, *anxiété*, nervosité, larmes faciles, idées noires, migraines frontales fréquentes, gardant surtout le type mensuel, *frilosité*, *extrémités glacées*, ne peut se réchauffer au lit, *les doigts et les mains meurent et bleuissent, vertiges* avec troubles visuels congestifs, palpitations, pyrosis, constipation, et par-dessus tout insomnie. La première cautérisation lui rend le sommeil parfait, elle est plus gaie, n'a pas sa migraine mensuelle, n'a du reste plus de migraines depuis, ni vertiges, ni aucun trouble psychique. Elle cesse de se lever la nuit pour uriner, ce qu'elle faisait plusieurs fois auparavant, ne sait plus ce qu'est le froid aux extrémités ; un prurit généralisé disparaît en quelques jours. La constipation persiste, et disparaît à la cautérisation suivante, un mois après (1910).

M\ˡˡᵉ R..., vingt-six ans. Maladie de Basedow. Dépres-

sion morale à l'âge de vingt ans. Hypertrophie thyroïdienne gauche, dyspnée, palpitations, pouls facilement
à 110. Au mois d'avril 1910, la malade consulte le D⁺
Duval qui lui conseille l'opération. Il présente la malade
au D⁺ Chauffard qui déconseille l'opération et prescrit le
corps thyroïde. Après un mois de traitement, aucun effet,
et la malade revoit le D⁺ Duval qui ne la trouve pas
mieux et conseille de nouveau l'opération. La malade,
qui est étrangère, prend alors ses vacances, améliore un
peu son état général, le pouls descend à 100, le goître
diminue un peu. Elle m'est alors adressée par des amis
communs, et après six semaines, avec quatre cautérisations, elle revoit le D⁺ Chauffard, puis le D⁺ Duval. Tous
deux, dit-elle, sont étonnés de l'amélioration survenue.
Le D⁺ Duval considère l'opération comme inutile. Et la
malade, prenant des quantités infimes de corps thyroïde,
un flacon tous les trois mois, s'améliore rapidement. Le
pouls est à 80, le goître a presque disparu, et la malade
se trouve plus vaillante que jamais. La pression artérielle
ne s'élève plus au-dessus de 16c. Les règles sont revenues
après une suspension de près d'un an. J'ai suivi cette
malade depuis 1910, très régulièrement. Sa santé est
excellente, malgré le surmenage de ses leçons et de la
préparation d'une thèse.

M. D..., soixante-dix ans. Goutteux, congestions
céphaliques faciles, pouls 112, tension 17, dilatations
gastrique, constipation. Après la première cautérisation,
le pouls descend à 80. Le malade se sent plus dégagé de
l'estomac. La constipation disparaît à la seconde cautérisation, le vertige diminue, etc.

Mᵐᵉ L..., Souffre depuis sept mois d'oppression cardiaque, avec tachycardie, arythmie, essoufflement, un
pouls à 160, et une tension de 26. Ces troubles coïncident avec la ménopause et le traitement à la digitale
prescrit par le D⁺ Vaquez, n'a, dit la malade, produit
aucun effet. Une cautérisation abaisse la tension à 16

et règle le pouls à 80, faisant disparaître l'oppression et l'essoufflement. Une grippe avec congestion pulmonaire intense survient alors, mais je retrouve ensuite la malade, qui n'habite pas Paris, dans les mêmes condition d'amélioration (Mai-Juin 1912).

M. de N..., soixante-quatre ans. *Artériosclérose, angine de poitrine*, avec phénomènes symétriques à droite, barre thoracique, *oppression vasculaire* des deux bras, *anxiété*. Tension, 19. Constipation. Ce malade m'écrit que la « gêne de poitrine » a disparu instantanément, en sortant de chez moi. Il a pu faire une course rapide, en terrain montant, trois heures après, ce qu'il n'avait pu faire depuis un an. La constipation a disparu dès le lendemain (Novembre 1911). La tension, qui était descendue à 16,5, était encore à 15 quand je revis le malade un an après.

M. B..., soixante-cinq ans. Syphilis ancienne, *aortite chronique*, oppression pénible de la région thoracique antérieure dès que le terrain s'élève un peu, et qui lui rend les sorties à pied impossibles certains jours. Cette oppression disparaît avec une cautérisation pendant plusieurs mois.

M. P. H... *Pouls ralenti*, entre 35 et 40 pulsations, atonie, dépression, fatigue, vertige et tendance à tomber à *gauche*, rhinite *gauche*, pharyngite *gauche*, érysipèles répétés sur la face à *gauche*, petite *angine de poitrine*, angoisse. Son cœur a souvent été examiné et trouvé intact. A la première cautérisation, chez moi, la pression, de 19, descend immédiatement à 16, et le pouls remonte à 70. Huit jours après, le malade me revient avec une tension artérielle de 16,5, un pouls de 60. L'angine de poitrine, les douleurs au bras gauche, le vertige ont disparu dès le lendemain de ma cautérisation (1912).

M. I..., cinquante-cinq ans. *Faux asthme, fausse angine de poitrine* depuis trois mois, oppression thoracique, douleurs au bras gauche, surmenage, ne peut ni monter, ni marcher vite. A depuis longtemps des hémorroïdes. Pas de syphilis. Seulement un léger bruit de galop au cœur. Tension 18,5. La première cautérisation abaisse la tension à 16, et le malade n'a plus de grandes crises. Il garde un peu d'oppression. Après trois cautérisations, en quinze jours, il se considère comme totalement dégagé. Sa tension reste entre 16 et 17 (1912).

Mlle B..., vingt-trois ans. Souffre depuis l'âge de trois ans d'*endocardite chronique*, à la suite d'une scarlatine rentrée. Le travail du chant, qui l'amène chez moi, lui est pénible à cause d'oppressions fréquentes, de palpitations qui augmentent avec le trac, de douleurs cardiaques souvent assez vives d'arythmie très marquée, mais sans souffle, sans bruits anormaux à l'auscultation. Sa tension artérielle est de 12, son pouls, 40. Elle a eu déjà des syncopes, dont elle a cru mourir. Ayant réussi, par quelques cautérisations, à régler sa voix, je cautérise au point cardio-vasculaire. Sa tension artérielle remonte aussitôt à 16, et le pouls s'accélère. Une seconde cautérisation fait disparaître les palpitations et les douleurs cardiaques disparaissent. L'anxiété s'efface de même, et, à l'auscultation, le cœur n'a plus aucune arythmie, les intermittences ont cessé, le cœur bat lentement et très régulièrement, comme sous l'action de la digitale. La malade se sent parfaitement bien (1912).

Osmostatique : V. plus haut *Chlorostatique*.

Sthénostatique

Le terme même d'asthénie, de neurasthénie fait admettre qu'il y a une *sthénie* c'est-à-dire une disponibilité constante de vigueur musculaire, une tonicité moyenne, une capacité moyenne dans l'effort, quel qu'il soit, capable de s'exalter immédiatement sur commande et de fournir un travail qui peut être considérable et soutenu longtemps. Ces centres sthéniques ou mieux, sthénostatiques, semblent être placés dans les noyaux épars de la protubérance. Le point nasal qui permet de les solliciter est situé en général au niveau de la tête du cornet inférieur.

Mme le D^r. S..., la première malade que j'aie guérie par cautérisation nasale d'une entérite ancienne, et d'une neurasthénie profonde, m'adressa un malade atteint également d'entérite glaireuse depuis quinze ans, à la suite d'une fièvre typhoïde. Amaigrissement prononcé, diarrhée persistante avec crises violentes de plusieurs jours, totalement indépendantes de tout écart de régime, selles sanguinolentes avec frisson, coliques, sensation de brûlure au rectum, dans les flancs et au creux épigastrique, congestion hépatique, ictère, et en état d'*adynamie* tel, que le malade gardait le lit souvent un jour sur deux, pendant les périodes de crises, qui étaient presque régulièrement mensuelles. Une cautérisation des cornets inférieurs fit disparaître l'adynamie et l'anxiété, et presque aussitôt les nombreux symptômes neurasthéniques ; les selles devinrent normales et régulières en quelques jours, malgré les écarts de régime, encouragés par l'euphorie dont le malade fut avant tout surpris. Il reprit six kilos ces deux premiers mois, résultat qu'il n'avait jamais pu atteindre avec les divers régimes qu'il avait eus à suivre. Aucune rechute depuis cette époque (Mars 1907). Il a naturéllement cessé aussitôt tout régime.

M. V... *Entérite et rhinite* concomitantes depuis longtemps ; *asthénie, surdité légère, congestive, otalgie, somnolences* ; la nuit, tombe dans un *sommeil* profond, à forme *comitiale* et pendant lequel il a régulièrement chaque nuit de *l'incontinence fécale* et *urinaire. Œdème* des jambes. Une première cautérisation règle l'intestin, supprime la rhinite et l'asthénie ; une seconde, l'otalgie, les bourdonnements et la surdité ; à la troisième, le sommeil est moins profond, toute incontinence disparaît, et le malade, ses forces revenues, se sent parfaitement valide et maître de toute sa puissance de travail. Aucune rechute depuis cette époque (Mai 1908).

Dr F... *Dyspepsie, aérophagie*, migraines presque quotidiennes, *constipation*, hémorroïdes, soignées depuis vingt-cinq ans. La première cautérisation règle l'intestin et l'estomac, supprime l'aérophagie, la dyspepsie flatulente, les gaz intestinaux, la constipation et les migraines. La seconde fait disparaître totalement tous les troubles hémorroïdaires (1910).

M. B..., cinquante ans. *Asthénie* ancienne, *aérophagie*, torpeur, insomnie, constipation, ictère chronique. L'aérophagie et la constipation disparaissent le lendemain de la cautérisation, l'ictère disparaît à son tour deux jours après et n'est pas reparu depuis 1908.

Mlle Y. M..., seize ans. Souffre depuis plusieurs années de *dyspepsie flatulente*, d'*aérophagie*, avec hoquet fréquent, rougeurs intenses du visage, par plaques, après le repas. Les gaz d'estomac la font beaucoup souffrir quand elle coud, ce qu'elle doit faire toute la journée. Tout disparaît en trois cautérisations.

Suzanne W..., six ans et demi. Entérite muco-membraneuse, jambes molles, *asthénie* profonde du membre inférieur. L'entérite guérit d'emblée, et, en quatre cautérisations, l'enfant peut sauter et marche correctement et facilement (Polycl. H. de Rothschild).

Mlle P. F... Migraines, coryza, a maigri de 14 kilogrammes depuis un an, *dilatation* gastrique et *atonie* digestive générale, foie congestionné, un peu d'ictère et de xanthélasma. Sensation de *ptose* de tous les viscères abdominaux. Elle a, selon son expression, l'estomac, non pas dans les talons, mais sur les genoux, et la sensation que, sans la paroi abdominale, ses intestins s'écouleraient au dehors. Il lui est impossible de faire un effort de défécation. Après deux cautérisations, cette sensation a totalement disparu, ainsi que la constipation et les troubles hépatiques (1911).

Esthésiostatique

La sensibilité, toutes les sensibilités ont, comme la force musculaire, une capacité moyenne au-dessus et au-dessous de laquelle elles varieront. L'attention n'est que la sollicitation physiologique de cet effort de sensibilité dans un domaine sensitif ou sensoriel donné, en même temps que la *neutralisation* de l'activité sensitive dans tous les autres domaines. Le fait que nous ne pouvons nous fixer sur une opération sensitive ou sensorielle, ou encore, dans un même domaine sensitivo-sensoriel, sur un point précis et unique de perception, sans que les autres points ou les autres domaines s'effacent presque totalement du champ de notre conscience, nous montre l'existence d'un équilibre esthésiostatique par lequel l'attention portée d'un côté se retire des autres. Il nous montre aussi que l'attention elle-même est une véritable opération sensorielle qui ne peut accommoder que pour un point à la fois, accommodation qui se fait par la *neutralisation* de tout ce qui n'est pas le point fixé.

La névralgie, l'*algie* n'est qu'un désarroi esthésiostatique analogue à ce qu'est la contracture dans le domaine moteur. La reprise d'équilibre du centre sensitif affolé la fait disparaître immédiatement. L'étourdissement, le vertige, le bourdonnement, l'éblouissement, l'anxiété font de même.

D' R... Agoraphobie depuis six ans. Ne peut se trouver seul dans la rue, anxiété de l'isolement, ne peut plus faire ses visites médicales sans être accompagné et souffre même de rester seul dans sa chambre. Céphalée frontale habituelle, congestions céphaliques accompagnées de refroidissement pénible des extrémités. Tous ces troubles lui rendent presque impossible l'exercice de la profession médicale dans la ville qu'il habite. Il vient, sur le conseil d'un confrère, me consulter à Paris, et la première cautérisation le dégage au point qu'il propose à sa femme, qui l'accompagnait, d'aller de son côté faire diverses emplettes au « Bon Marché » pendant que lui ira l'attendre sous les galeries de l'Odéon. Pendant quatre jours de retour chez lui, il se croit guéri, va et vient seul dans les rues, se promène pendant des heures seul, reste le soir à travailler dans sa chambre ; puis brusquement, le quatrième jour, l'anxiété le reprend et, une semaine après la première piqûre, sa femme me le ramène à Paris. Je lui fais une seconde cautérisation. Il reprend dès lors la vie de tout le monde et l'exercice normal de sa profession (1909).

Mlle G..., dix-huit ans. Mal de chemin de fer, sensation extrême d'anxiété vertigineuse, nauséeuse, ne peut venir à Paris sans être dans un étourdissement continu, avec des troubles de la vue, des spasmes gastriques, une confusion agoraphobique à crier, même accompagnée, même dans la chambre. Dans ces moments elle ne peut prendre aucune nourriture, tant est grande l'affre anxieuse et aussi tant est forte l'angoisse pharyngée. Cet état dure depuis l'enfance. Je l'avais traitée l'an dernier, mais quelques moments avant son départ de Paris, et aussitôt rentrée chez elle, en province, tous les troubles avaient naturellement disparu, et elle ne pouvait savoir si elle était ou non guérie. Cette année, elle revint à Paris, où elle était forcée de passer quelque temps, et sa mère me l'amena dès l'arrivée. Dès la seconde cautérisation, le spasme pharyngé fut dénoué et elle put manger. L'angoisse agoraphobique céda et elle put circuler dans les rues. Le surlendemain, je lui fis une troisième piqûre, et elle put passer deux heures au Salon, déjeuner au Bois et aller au théâtre le soir. Elle était donc guérie de son agoraphobie de Paris, mais il restait l'épreuve du mal des chemins de fer et des véhicules en général. Une lettre que je reçus un mois après m'apprend que l'épreuve est faite. Une course en auto de 600 kilomètres en un jour et demi sans aucun malaise. Puis, quatre jours d'excursions à Vichy et reprise sans appréhension aucune du train pour Paris, six heures de chemin de fer, nouvelles courses dans Paris et retour le soir même chez elle après trois nouvelles heures de chemin de fer « sans avoir éprouvé autre chose que du plaisir ».

Mᵐᵉ G... Entérite muco-membraneuse ancienne, neurasthénie, gastralgie, vertige, agoraphobie et peur de l'isolement, coliques et douleurs rectales. Première cautérisation : n'a plus d'agoraphobie, sort seule et partout : ne se sent plus ni neurasthénie, ni entérite, mange de tout, mais a, cet été, une petite rechute à la suite d'abus de fraises. Deuxième cautérisation : intestin parfait, aucune douleur ; disparition brusque des règles (quarante-cinq ans) et crise de brûlure rectale le mois dernier. Va bien depuis. Se dit totalement guérie (Septembre 1908).

Mᵐᵉ G... Névrose cardiaque, claustrophobie, a le mal de mer en chemin de fer, oppression asthmatiforme dans les tunnels, redoute un prochain voyage en Italie qu'elle remet depuis un an. Une cautérisation calme l'anxiété cardiaque et respiratoire et, quelques jours après, une lettre d'Italie m'apprend qu'elle a passé sans aucun trouble le tunnel du Mont-Cenis (1909).

Mᵐᵉ de la B... *Tic douloureux* de la face, à droite, depuis deux ans, à heure fixe, datant d'une opération dentaire, les douleurs sont atroces et la malade est alitée. La première cautérisation fait apparaître la névralgie plus tôt que d'habitude et, de droite qu'elle était, la fait sauter du côté gauche. La névralgie disparaît après deux cautérisations nouvelles, laissant une céphalée continue qui disparaît avec deux autres cautérisations.

M. B..., soixante et onze ans. *Névralgie faciale droite* datant de *trente-deux* ans. Continue avec paroxysmes, ne se souvient pas d'avoir passé un jour, une heure sans souffrir. Ces névralgies droites relèvent en général du foie. En quatre cautérisations, j'atteins les centres de celui-ci, les selles se régularisent et se colorent, l'appétit s'éveille et la névralgie disparaît. Sept mois après, à la suite d'une grippe nasale violente, elle réapparaît, mais une nouvelle cautérisation la supprime de nouveau. Cette fois, le malade passe cinq autre mois sans crise.

Mme H..., cinquante-huit ans. *Névralgie faciale continue depuis quarante-six ans*. Depuis l'âge de sa formation, cette femme souffre d'un tic douloureux de la face, avec paroxysmes allant fréquemment jusqu'à la syncope, forcée de garder la chambre et souvent le lit pendant des journées entières. Une voisine, que j'ai guérie d'une sciatique par une cautérisation, l'engage à venir à la Polyclinique H. de Rothschild, où je la cautérise. Les grandes crises douloureuses disparaissent presque totalement d'emblée. Reste une céphalée continue, coupée par quelques paroxysmes de plus en plus rares. La malade va et vient, ne garde plus la chambre et constate qu'une constipation ancienne a disparu en même temps que son tic douloureux. Après quelques cautérisations, en un mois de traitement, la vie de cette malade est totalement modifiée, car son mal, déjà plus léger, a maintenant des éclaircies assez longues qui lui permettent une vie absolument normale, qu'elle n'avait jamais connue.

Mme V... *Névralgie faciale droite* ancienne de neuf ans, reliquat d'une sinusite probable, crises névralgiques nasales droites coïncidant toujours avec une *névralgie mammaire droite*, avec *hyperesthésie de tout le côté droit*.

Une première cautérisation sur la cloison dégage le nez, la joue, la région orbitaire profonde, le point mammaire ; une seconde, sur la paroi interne, supprime la névralgie périorbitaire et l'hyperesthésie droite ; une troisième dégage la région temporale. Une constipation ancienne disparut également.

Mme D... Vertiges violents, *douleurs hépatiques* depuis deux mois, presques continues. Urticaire et douleurs *ovariennes* à droite. Tous ces troubles disparaissent le lendemain de la cautérisation.

M. M..., soixante et un ans. *Névralgie faciale droite* depuis six ans, puis *sciatique* droite, *névralgie cœco-appendiculaire et abdominale* droite. Ces névralgies, ainsi que des hémorroïdes anciennes et de la constipation, disparaissent après trois cautérisations.

Mme de B... Souffre depuis quinze jours d'une *sciatique* gauche pénible qui l'empêche de marcher. La cautérisation fait *instantanément* disparaître toute douleur et toute gêne.

Mme A... Constipation opiniâtre depuis dix ans. Migraines fréquentes, *sciatique* gauche depuis deux ans, douleurs presques continues. La première cautérisation supprime la constipation, les glaires, les membranes. La seconde, quatre jour après, fait disparaître la sciatique. Sans rechute depuis quatre ans.

Mme B..., cinquante-trois ans. Asthme des foins, eczéma, hyperchlorhydrie depuis un an. Une première cautérisation améliore l'asthme qui disparaît à la seconde. L'hyperchlorhydrie, le pyrosis, le prurit pectoral disparaissent à la quatrième cautérisation (Juin 1909).

Mme A..., trente-deux ans. Migraines nasales avec céphalée continue, depuis une fièvre typhoïde à l'âge de vingt ans. Prurit généralisé et continu, coryza habituel, hydrorrhée nasale et aménorrhée depuis un an. Une première cautérisation améliore tous ces symptômes et après une seconde, quatre jours après, les règles reviennent.

Petite rechute, quatre mois après, des troubles migraineux et prurigineux, guéris de nouveau par une cautérisation. Les règles se sont maintenues normales (Avril 1909).

M. A..., Maladie de Bright. Prurit urémique, nausées. Ces deux troubles disparaissent pendant un mois à la suite d'une cautérisation (Décembre 1909).

M. V..., quarante-huit ans. Surdité congestive. Ce malade ne pouvait garder un emploi qui le forçait à se servir du téléphone qu'en venant se faire cautériser plusieurs semaines de suite ; chaque cautérisation lui redresse l'ouïe pour plusieurs jours, jusqu'à amélioration complète (Polyclinique H. de Rothschild).

Mᵐᵉ D..., trente-deux ans. Bourdonnements et surdité sensible à gauche depuis un abcès dès l'enfance. Sclérose et ankylose tympanique, paracousie de Willis, n'entend qu'en voiture ou en chemin de fer. Les bourdonnements, qui étaient constants, s'espacent et finissent, sinon par disparaître, du moins par cesser d'être obsédants. L'audition augmente de moitié en six cautérisations (1909).

Mᵐᵉ F... Surdité gauche depuis trois ans, rétraction scléreuse du tympan. La surdité diminue d'un tiers en quatre cautérisations.

Mᵐᵉ T..., soixante ans. *Vertiges* et *mal de mer* continuel depuis cinq ans, *asthénie, photophobie, entérite, anxiété, névralgie faciale et otalgie gauches*, bourdonnement à *gauche*. Alitée depuis trois mois. Première cautérisation : crise de polyurie et selles normales depuis, a pu s'asseoir sur son lit. Deuxième cautérisation : diminution de la névralgie faciale et du bourdonnement, le vertige est à peine diminué. Troisième cautérisation : crise de polyurie, diminution sensible de l'anxiété, de l'asthénie, de la photophobie. Quatrième cautérisation : disparition des vertiges, se lève toute la journée, s'occupe de ses affaires, très vaillante et valide, est venue chez moi, depuis, m'annoncer sa guérison complète.

Sort chaque jour (Drs Sicard et Tansard, Novembre 1908).

M. F. B..., quarante et un ans. Hépatalgie et gastralgie depuis plus d'un an. Disparition dès la première cautérisation.

Mme T..., cinquante-trois ans. Gastralgies atroces à se rouler à terre, disait-elle, depuis deux mois. Mieux après deux cautérisations (Polyclinique H. de Rothschild).

M. M... Vertige apoplectiforme, inclinaison de la tête et du tronc à droite, nystagmus droit, nausées, douleur à la nuque, céphalée vive, crises nasales, éternuements violents, alternatives d'hydrorrhée et de dessiccation pénible de la muqueuse, avec sensation de brûlures. La première cautérisation fait disparaître le vertige : il reste un peu de céphalée, mais ce malade peut sortir. Les crises d'éternuement ont persisté, mais sans troubles hyper ou hypocritiques. La seconde cautérisation le dégage tout à fait et définitivement jusqu'à ce jour (Avril 1908).

Mme L..., Vertige migraineux avec constipation, polyurie, asthénie. Première cautérisation, selles moulées pendant quelques jours, exagération momentanée du vertige et de la douleur cæcale, de l'hydrorrhée nasale. Deuxième cautérisation, mêmes effets. Troisième, disparition de tous les troubles, sauf la polyurie (Mai 1908).

Mme P... Migraines fréquentes depuis quatre ans, forme ophtalmique, voit la moitié des objets, nausées, vomissements, extrémités glacées, a quelquefois la migraine aphasique ou paraphasique, tantôt ne peut parler, tantôt parle facilement, mais dit tout autre chose que ce qu'elle veut dire, etc. Ces migraines la prennent subitement, comme le sommeil, d'ailleurs. Intolérances gastriques et hépatiques. Une cautérisation règle ses troubles digestifs, la fait manger impunément de tout, supprime les fringales et la malade n'a plus eu une migraine depuis Septembre 1910.

Mlle D..., institutrice, vingt-sept ans. A la suite d'une cautérisation, je reçus deux mois après la lettre suivante que je reproduis : « Si j'ai tardé à vous rendre compte de « ma santé, c'était pour pouvoir vous en parler avec plus « de certitude encore. Pensez si je me sens heureuse « d'être débarrassée de mes atroces migraines, dont je « souffrais depuis l'âge de onze ans et que nul traitement « n'avait pu guérir. Tous les mois, au moment de mes « époques, je commençais à me sentir la tête lourde, « j'avais mal au cœur, je conservais cet état jusqu'à la « déclaration d'une bonne migraine horriblement dou- « loureuse, avec vomissements répétés quelquefois jus- « qu'à six ou sept fois ! Je ressentais de telles douleurs « alors dans la tête que j'en devenais comme folle et mon « cœur battait à se rompre. Après une pareille épreuve, « mon pauvre estomac était tellement fatigué, abîmé, « qu'il lui fallait huit jours pour se remettre. Ce qui fait « qu'en somme j'étais quinze jours mal à l'aise sur « trente... Aussi je dois vous avouer que lorsque vous « me fîtes ces pointes de feu, je n'osais pas croire à cette « *guérison* si pleine, si complète. Et ma joie en fut d'au- « tant *plus* grande quand le mois suivant se passa comme « jamais aucun mois ne s'était passé pour moi, sans fa- « tigue, sans malaise, sans migraine ! Ma tête était légère, « aussi il me semble que vous m'avez changé ma vilaine « tête malade en une toute neuve, très agréable à porter... « La marche, qui me fatiguait avant et me donnait mal à « la tête, ne me fatigue plus, je marche vite et long- « temps », etc. (Mai 1910).

Mlle Rachel P..., dix-sept ans. Crises épileptiques quo- tidiennes, se mord la langue, perd ses urines, tombe brusquement, etc. Deux cautérisations suppriment les crises qui ne reparaissent plus qu'au moment des règles, très atténuées. Après plusieurs mois, je ne revois plus cette jeune fille et j'ignore la suite de son histoire (Poly- clinique H. de Rothschild).

Mlle L... Vertige épileptique, agoraphobie, cacosmie,

nausées, ptyalisme, palpitations, variations thermiques extrêmes, incontinence d'urine diurne et nocturne. Chez cette jeune fille de vingt-huit ans, tous ces accidents, me dit-on, sont apparus à la suite d'un chute brutale sur le dos, il y a quatre ans. Une cautérisation. Deux jours d'excitation ambulatoire, règles normales depuis : l'anxiété, les vertiges, l'agoraphobie et la sialorrhée disparaissent. Pas de troubles pendant trois mois, puis rechute légère, enrayée définitivement par une seconde cautérisation (Septembre 1908).

Le jeune J. D..., quinze ans. A la suite d'une chute sur la tête, perd la mémoire, trouve mal ses mots, ne sait plus travailler, régresse intellectuellement d'une façon frappante, passe ses heures de classe dans un abrutissement profond, a continuellement des absences totales, mais sans crises épileptiques caractérisées. Quelques piqûres l'améliorent rapidement, les absences ont presque disparu, il écoute, répond, devient plus attentif en classe, gagne neuf places en quinze jours. Après une dizaine de cautérisations, son état mental et moral semble redevenu normal (Polyclinique H. de Rothschild).

Le petit G..., treize ans. Epilepsie depuis l'âge de sept ans. M'est adressé par le docteur M. Péraire. Cet enfant, quand je le vis pour la première fois, avait jusqu'à quatre-vingts crises de petit mal par jour, avec perte de connaissance, urines involontaires, grimaces, mais pas de grandes convulsions.

La première cautérisation abaisse le nombre des crises à six par jour pendant une quinzaine de jours ; puis les crises remontent à une vingtaine en moyenne, pendant un an, mais sans émission d'urine, beaucoup plus courtes et moins profondes, souvent réduites à une vague grimace, avec une éclipse de sentiment très courte et à la suite desquelles il est immédiatement présent. Il a pu ainsi suivre l'école, gagner rapidement des bonnes places, travailler chez lui pendant des heures sans repos, sans fatigue cérébrale et s'acharner sur des problèmes d'arithmétique pénibles. Il a été une fois premier, son caractère est totalement amélioré, son sommeil est parfait ainsi que sa santé générale. Il reste parfois trois heures sans aucun trouble. Cet enfant n'a plus pris de médicament depuis le début de mon traitement et certains points de son amélioration intellectuelle sont sans doute attribuables à la suppression absolue du bromure depuis le commencement de mes cautérisations. Je le vois de moins en moins à la Polyclinique de Rothschild, et sa mère, très attentive, me l'eût ramené à la moindre rechute.

La petite Anna L..., treize ans. *Anorexie absolue* depuis plusieurs mois. Guérie dès la seconde cautérisation. Mange maintenant de tout et avec appétit (Polyclinique H. de Rothschild).

Mᴵᴵᵉ D. L..., vingt trois ans. A la suite d'une contrariété sentimentale, crises d'*hystéro-épilepsie* violentes, dans lesquelles deux hommes parviennent à peine à la maintenir. Hoquets nerveux pendant des heures, oppressions, étouffements, angoisses : les crises sont surtout fréquentes après le repas. *Anorexie absolue*, refuse de s'alimenter. Hémi-anesthésie gauche. Je lui fis une cautérisation, villa Borghèse, chez le Dʳ Cautru. Les crises cessèrent, ainsi que les hoquets, dès cette cautérisation. La malade tomba dans une somnolence qui dura soixante heures. Une seconde cautérisation rompit les troubles digestifs et fit cesser l'anorexie. Cette malade, guérie, fut reprise par ses parents et ramenée en province. Sa guérison est complète, sans rechute depuis 1909.

Mᴵᴵᵉ J... *Asthme nasal* depuis quinze mois, hydrorrhée, sialorrhée, *anosmie subite* dès que n'importe quel point du corps se refroidit, oppression, toux, picotement des yeux, éternuements spasmodiques. Une cautérisation guérit tous ces troubles à la fois et définitivement.

Mᵐᵉ B..., cinquante ans. *Anosmie* absolue depuis un

an. Disparition instantanée dès ma piqûre, reconnaît aussitôt toutes les odeurs (1910).

M. C... *Anosmie* ancienne, disparait aussitôt après une cautérisation.

Psychostatique

Dans ce domaine particulier de notre sensibilité et de notre activité attentionnelle qui est l'appareil psychique, l'accommodation de l'attention, c'est-à-dire la pensée active, obéit aux mêmes lois que les autres formations sensorielles et sensitives. Nous ne pouvons guère penser qu'une chose à la fois, c'est-à-dire encore n'accommoder notre attention psychique que pour une région définie de notre masse cérébrale. Il y a un équilibre particulier de la capacité et de l'activité psychique qui est la psychostatique. Notre volonté a sa tonicité, comme notre motricité et notre sensibilité, et, quoi qu'on puisse croire, cette tonicité a ses compteurs dans le bulbe, et non dans le cerveau lui-même.

De même que l'asthénie musculaire n'est pas dans le muscle, mais dans les centres nerveux qui règlent sa capacité d'effort, — de même la psychasthénie n'est pas dans les régions psychiques du cerveau, mais dans les centres bulbaires qui donnent à ces régions force et tonicité. Le cerveau ne peut pas plus fonctionner sans le bulbe qu'une sonnerie ne peut fonctionner sans la pile.

Idéostatique, *mnémostatique*, *boulostatique*, autant d'équilibres psychiques qui ont leurs compteurs dans le bulbe et sont fonctions de sa capacité régulatrice.

Mme Q... *Constipation opiniâtre. Pharyngo-laryngite.* Chanteuse affligée d'un *trac* extrême quand elle se produit en public ; voix changée, émotivité, *amnésie* et réaction intestinale : première cautérisation, rien ; deuxième, amélioration totale, diarrhée pendant quelques jours et selles normales depuis. N'a pas plus éprouvé le *trac* depuis, même dans des exécutions particulièrement émouvantes et importantes pour sa carrière ; elle ne ressent aucun trouble et se sent maîtresse de tous ses moyens, sans aucune réaction morale ou physique.

Mᵐᵉ B... Depuis quelques années, entérite muco-membraneuse hémorragique, constipation, leucorrhée, dépression, *amnésies*, insomnie, anxiété, angoisses maternelles et exaltation anxieuse. Le mari de cette malade est dans la période prætabétique, et la malade elle-même a eu de légères hémianesthésies. Quatre cautérisations en quelques jours font disparaître tous les troubles, qui ne sont pas reparus depuis 1911 [1].

M. Sch... Rhinite, digestion lente, nausées, somnolence. — Travail intellectuel presque impossible, deux cautérisations ; digère bien, ne somnole plus, les nausées et l'inappétence intellectuelle ont disparu, le travail est redevenu facile (Sept. 1908).

Mˡˡᵉ K..., dix-huit ans. Migraines et céphalée sus-orbitaire. Dyspepsie, ne peut digérer aucune viande, régime végétarien absolu, diarrhée fréquente, inappétence complète à tout travail physique et intellectuel. Asthénie et teint addisonnien. A la suite d'une première cautérisation, les migraines se font moins fréquentes et plus courtes, une sur huit qu'elle avait auparavant ; puis disparaissent le mois suivant. Le teint se dégage : elle est plus gaie et travaille volontiers ; l'asthénie, la diarrhée et la dyspepsie disparaissent. La malade mange et digère tout, a repris le régime mixte (Juillet 1908).

Mˡˡᵉ H..., trente-deux ans. Dépression, psychasthénie. Depuis plus de six mois, cette malade souffrait de cépha-

[1] Voir de nombreuses observations sur ce sujet dans mon ouvrage *l'Anxiété* (Alcan, édit.).

lée, de dépression, d'idées noires, d'incapacité absolue
de tout travail, de névralgie faciale gauche, d'hyperhydrose palmaire et plantaire extrême, de battements gastriques, d'oppression et d'anxiété continues, et, depuis
sept mois, de tics nerveux de la face qui avaient précédé
tous les autres symptômes. Tous ces troubles disparurent en quelques heures après une seule cautérisation,
pour ne plus revenir (Polycl. H. de Rothschild).

Mme L. de C... Neurasthénie, épuisement nerveux,
crise d'atonie, de faiblesses, dit qu'elle sent en elle-
même « comme un sablier qui se vide », expression
qu'ont parfois certains neurasthéniques, dérobements,
vertiges, constipation opiniâtre, nausées. Une cautérisation supprime tous ces troubles d'adynamie, le vertige
disparaît, et la malade dort, dit-elle, comme elle ne se
souvient pas d'avoir dormi. Cette amélioration dure
depuis 1909.

Mme R..., quarante ans. Migraines depuis l'âge de
douze ans, vertiges fréquents avec sensation d'effondre-
ment, poussées d'ictère fréquentes, anxiété, claustrophobie, obsessions visuelles, atonie intellectuelle et
insomnies à l'état presque continu depuis plusieurs
années. A été momentanément améliorée par l'eau de
mer. — La première cautérisation provoque un sommeil
profond, impérieux, comme avait d'ailleurs aussi fait
l'eau de mer ; puis le sommeil devient régulier et normal les nuits suivantes. Les autres troubles s'atténuent
ensuite (1909).

Odette P..., huit ans. Incontinence d'urine depuis la
naissance, mélancolie qui rend l'éducation de cette
enfant particulièrement difficile ; elle s'isole, reste souvent muette pendant des journées entières, pleure la
nuit sans vouloir dire pourquoi, désire être morte, etc.
Tout va mieux en trois cautérisations, l'incontinence
disparaît rapidement et le caractère s'éclaircit presque
aussitôt.

Mlle B... Anxiété, dépression, mélancolie, variabilité, aboulie, vertiges et vomissements faciles, casque neurasthénique, tremblement émotif, dyspepsie, dysménorrhée. Tous ces troubles ont disparu en trois cautérisations depuis octobre 1909, et la guérison m'a été encore confirmée par lettre.

M. S... Ténor d'opérette. Trac avec sécheresse de la bouche et de la gorge, et tremblement généralisé, particulièrement marqué au niveau des jambes. Vient me voir en novembre 1912, parce qu'un rhume lui coupe la voix depuis quelques jours, et qu'il doit, le soir même, remplacer un camarade pris de grippe et dont il sait à peine le rôle. Je le cautérise en deux points, pour la dysphonie et pour le trac, et je reçois de lui la lettre suivante : « Je me fais un plaisir véritable de vous communiquer un résultat que je considère comme tenant du merveilleux et que j'attribue à n'en pas douter à votre extraordinaire intervention... Je vous ai dit le traqueur que j'étais avant d'aller vous voir ; eh bien, depuis, appelé à remplacer au pied levé un camarade dans le principal rôle d'une opérette de N. au théâtre I., je suis rentré en scène le premier soir, — étant moins que sûr de ce que j'avais à dire et à chanter, — avec une inconscience qui a fait dire à mon entourage que j'avais un culot peu ordinaire ! Qui aurait dit cela ? En réalité, au lieu de me laisser démonter, je suis arrivé à surmonter mes appréhensions bien légitimes, et à passer pour ainsi dire à travers mon trac ; il est vrai que la salive donnait plus et que la jambe ne tremblait pas ! Comment douter après cela ? Le premier soir, j'ai cru à un accident, mais comme l'accident s'est renouvelé quinze jours de suite... » — Chez ce malade, les rougeurs vives et par plaques qui couvraient le visage et qui le faisaient souffrir, ont disparu complètement ; et même ses camarades, qui se faisaient un jeu de le faire rougir, n'y parviennent plus.

M. C... Un autre jeune ténor d'opérette. Atteint de troubles vocaux profonds par suite du surmenage des répétitions, il vient me trouver quelques heures avant une répétition générale, craignant de ne pouvoir donner le moindre son, sa voix étant rauque et éteinte, et sachant en plus que son trac habituel, exagéré par les embarras qu'il prévoyait, lui enlèverait tous ses moyens. On avait décidé de faire faire une annonce au public.

Je trouvai ses cordes vocales rouges et variqueuses, gonflées, avec un durillon fort saillant. Je le cautérisai doublement, pour la dysphonie et pour le trac, à sa grande surprise. Le soir, l'auteur du livret fit lui-même l'annonce pour excuser l'aphonie de son principal interprète, et l'étonnement fut assez grand, paraît-il, de le trouver plus en voix que jamais, tandis que lui et ses camarades n'étaient pas moins surpris de ne pas trouver en lui son trac habituel. Le lendemain il vint me raconter cette scène non prévue, et je trouvai ses cordes vocales, malgré l'effort de la veille, presque absolument blanches, le durillon effacé (1912).

Mme R.... trente-six ans. Chez cette malade, l'anxiété apparut subitement il y six ans en crise, comme un asthme au milieu du sommeil, vers trois heures du matin. Depuis, elle resta anxieuse, avec toutes sortes d'oppressions dans divers domaines bulbaires, éblouissements, étourdissements, palpitations, gastralgie, dépression physique et morale intense. Elle ne peut supporter la foule, traverser seule les rues, séjourner dans les grands magasins qui l'affolent. Elle a aussi le vertige de l'escalier, qu'elle ignorait auparavant. Ses grandes crises d'agoraphobie s'accompagnent obsessivement d'idées de suicide, et, ce qui indique bien l'état bulbaire affecté, d'un prurit violent de la région œsophagienne. Cet état dure depuis trois ans. Plusieurs membres de sa famille sont asthmatiques et il semble que chez elle l'anxiété ait pris la place de l'asthme héréditaire. — Une cautérisation dans la région nasale correspondant aux centres respiratoires, celle qui sert au traitement de l'asthme, supprime net du jour au lendemain toute anxiété et toute agoraphobie. Elle circule seule, revient chez moi sans être accompagnée, et me dit n'avoir plus aucune angoisse, aucune constriction, aucun prurit de la gorge, et avoir repris son équilibre tant physique que moral. Cette guérison s'est maintenue depuis 1909.

Cette anxiété, apparue brusquement comme une crise d'asthme, ou de goutte, ou d'épilepsie, a mis en épistasie les centres visuels, d'où les éblouissements ; les centres labyrinthiques, d'où le vertige et l'agoraphobie ; les centres digestifs, ou du moins certains d'entre eux, d'où la gastralgie ; et les centres de tonicité générale, d'où la dépression. Dans les paroxysmes, l'anxiété du moi apparaît, avec les idées de suicide, et le besoin d'en finir, cette nausée morale qui pousse tant de malheureux à se rejeter de la vie brusquement, comme par un vomissement. Et comme tous ces troubles ont leur siège dans la région du bulbe où aboutissent certaines fibres sensitives du trijumeau et du glossopharyngien, il se produit un prurit révélateur au niveau de la gorge. Et par d'autres fibres du trijumeau, nasal cette fois, qui aboutissent à cette région, il m'a été facile de secouer physiologiquement tout cet étage bulbaire et de faire revenir à l'équilibre physiologique les meneurs responsables de tous ces sabotages.

M. O..., trente-huit ans. Ce malade a été fortement ébranlé, moralement et physiquement, au moment du tremblement de terre de la Martinique, et il en a gardé des crises d'angoisses, surtout nocturnes, au point de n'oser, certaines nuits, se coucher de peur d'être pris de ces angoisses qu'il redoute extrêmement. Ces troubles durent depuis sept ans. Il a été momentanément amélioré, pendant une période de service militaire, mais jamais totalement débarrassé de ses angoisses. Il lui reste encore la peur de dormir sans lumière, et la phobie de la rue, du mouvement trop accentué des voitures et de la foule, par-dessus tout des tourbillons de poussière. Il a aussi le vertige des fenêtres. — La première cautérisation l'améliore nettement plusieurs jours, il a moins d'angoisses. Une seconde lui coupe totalement les anxiétés nocturnes, il peut se coucher et dormir sans lumière. L'agoraphobie, les vertiges de la rue sont disparus, la poussière ne lui fait plus aucun effet désagréable, il se commande mieux, peut sans vertige regarder par la fenêtre. Il se déclare parfaitement guéri en quinze jours, sans rechute depuis trois ans.

M. R..., quarante ans. Au régiment, se trouvant sur les rangs et parfaitement dispos, ce malade fut subitement pris d'un vertige intense qui le jeta par terre. Depuis ce moment, il resta anxieux et vertigineux, figé dans la terreur continue de la mort subite. Cette anxiété a créé une agoraphobie et une claustrophobie secondaires, car il craint d'être enfermé dans les water-closets et d'y mourir subitement sans secours ; il craint également les endroits isolés et trop spacieux, toujours dans la crainte de mourir sans secours. Il n'ose, pour la même raison, faire de longs parcours en chemin de fer. Il est, depuis cette époque, affecté de pertes séminales et d'impuissance. Il avait pris la syphilis quatre ans avant son attaque de vertige et d'anxiété. Trois cautérisations diminuèrent son anxiété et ses appréhensions, ainsi qu'une timidité ancienne et l'agoraphobie. La peur de la mort et le vertige disparurent définitivement après la quatrième cautérisation. L'impuissance a cessé.

M. G..., cinquante-neuf ans. Se trouvant, il y a quatre ans, dans une période de dépression morale à la suite de l'opération d'une fistule anale, il fut un jour griffé par un chat, se prit de l'anxiété de devenir enragé, et les chiens et les chats, qu'il avait toujours beaucoup aimés jusque-là, devinrent pour lui l'objet d'une phobie obsédante. La vue d'un chien ou d'un chat, dans la rue, lui fait rebrousser chemin, il prend une voiture uniquement pour être sûr de n'en pas rencontrer en route. Puis, cette terreur de la rage s'étendit à celle de la fièvre typhoïde, car à ce moment parurent dans la presse les premières notions sur les porteurs de bacilles Il craignit toute cuisine qu'il n'avait pas vu faire ou faite lui-même, évita le restaurant, n'accepta plus de dîners en ville, se lavant constamment les mains, se les essuyant quant il avait touché celle d'une personne même gantée, etc. La première cautérisation le dégage un peu de son angoisse, au point qu'il laisse maintenant sa cuisinière préparer ses aliments sans s'en préoccuper. A la quatrième cautérisation, l'anxiété s'est effacée, il mange de tout, va au restaurant, dîne en ville, ne pense plus aux dangers de la contamination. A la cinquième, il me dit ne plus songer aux chiens ou aux chats de la rue ou des appartements, et ne plus s'émouvoir que si un chien le frôle ou lui saute dans les jambes sans qu'il l'ait vu venir; sa phobie a disparu, et il cesse le traitement, se jugeant guéri.

Le jeune M. H..., cinq ans. Sa mère me donna sur lui la note que voici : « Mon petit Maurice, âgé de cinq ans, était devenu nerveux : on ne pouvait pas lui faire la moindre observation qu'il se mettait à pleurer, il avait perdu la gaieté, il restait par moments la tête baissée et il ne bougeait plus : il ne voulait pas sortir seul, et, même avec moi, il avait une frayeur si un chien le regardait en passant ou s'il voyait un cheval au bord du trottoir. Nous étions désolés de le voir ainsi; mais après une seule piqûre de votre méthode, tout changea; il est redevenu gai et gentil et ne demande qu'à aller jouer avec les enfants de la cour, il nous amuse de le voir avec cette envie de se dégourdir; il fait de l'exercice tout seul, et dès que j'ai besoin de quelque chose, il se fait un plaisir d'y aller, bravant maintenant les chiens qui le regardent, etc. (1910).

Mme J... Vertiges, agoraphobie. La malade ne peut sortir seule et même en voiture, craint les accidents et particulièrement dans certains quartiers, pas plus dangereux que d'autres, comme elle le reconnaît, mais qui lui inspirent une terreur telle que depuis des années elle n'a osé y visiter certaines de ses amies. Ses jambes fléchissent, sa vue se trouble, ses oreilles bourdonnent, tout son côté gauche est pris de sueurs profuses, de tremblements. Chez elle, la peur de rester seule est telle que même dans les water-closets sa femme de chambre l'accompagne et lui tient la main. Ces terreurs semblent, chose curieuse, disparaître la nuit. Deux jours après ma cautérisation, elle revient seule chez moi, me dit que ses angoisses l'ont laissée, qu'elle a pu plusieurs fois sortir seule, aller seule à l'église, à un cours, et que chez elle la peur de l'isolement a presque disparu. Le vertige n'existe plus non plus. Sa constipation, qui était opiniâtre, n'existe plus ; ses règles, toujours en retard, sont cette fois venues normalement. Une seconde cautérisation l'améliore tout à fait, et deux mois après, elle m'écrit de Suisse que le vertige des funiculaires, qui était très vif autrefois chez elle, a disparu au point qu'il lui a fallu en entendre parler pour y penser.

Dr B... Elève au Val-de-Grâce. Rhinite hyperthrophique, congestion intense des cornets. Anxiété vive, obsessions, malaises généraux, engourdissement des membres, extrémités glacées, troubles de la station, incertitude dans les mouvements accompagnant le doute et le scrupule, par crises très vives pendant lesquelles, non seulement il se sent incapable de préparer et de passer tout examen, mais aussi d'envisager sainement son avenir dans la médecine militaire ; il est assailli d'idées de dépréciation allant jusqu'à celle du suicide. Chaque cautérisation, qu'il me demande de lui faire forte, lui rend rapidement son équilibre psychique et physique. Il peut alors reprendre énergiquement et utilement son travail et a pu ainsi, de cautérisation en cautérisation, achever ses études et conquérir son grade. Les troubles digestifs ont disparu, et, bien que restant timide et prompt au découragement, il fait actuellement son service normalement depuis sa sortie du Val-de-Grâce, sans rechute (Avril 1909).

M᷄ᵐᵉ B..., trente-cinq ans. Entérite depuis six ans. Mélancolie, idées de suicide. La première cautérisation dégage la mélancolie, la malade a moins d'idées noires, ne parle plus de suicide ; ce changement a été très net pour l'entourage et pour la malade elle-même. Après la deuxième cautérisation, elle dort parfaitement, et les somnolences de la journée ont disparu. Après la troisième, le moral est excellent, de l'aveu de tous, paraît-il, car plusieurs malades de la consultation la connaissent et m'en parlent. Après la quatrième cautérisation, le tube digestif est sollicité à son tour, la constipation et l'entérite ont disparu, la malade digère tout. La semaine suivante, je la revois, elle se dit parfaitement guérie. Cette neurasthénie datant, comme l'entérite, depuis six ans, a donc été corrigée en deux cautérisations (Polyclinique H. de Rothschild).

Voici une observation très curieuse, où la malade a elle-même guidé mon travail :

Mᵐᵉ G..., soixante-dix ans. Atteinte depuis près d'un an d'une dépression morale et physique profonde, de vertiges violents qui, joints à son asthénie, la forcent à rester fréquemment au lit, de maux de tête continus, d'un dégoût de la vie et des relations mêmes des plus proches, qui la font isolée et taciturne, de dérobements du membre inférieur qui rendent difficile la station debout. Après la première cautérisation, la malade se sent mieux, a moins de céphalée, de vertige ; l'asthénie a presque disparu et elle a pu se lever et se promener dans son appartement sans être surprise par le moindre dérobement des jambes. Mais la mélancolie n'a pas disparu. Après une troisième cautérisation, la malade éprouve un dégagement moral évident, qu'elle signale d'ailleurs elle-même ; elle me dit que le nuage qui lui cachait le jour et l'oppressait était presque totalement dissipé, que si ma cautérisation, à droite, avait porté un peu plus haut et plus profondément, elle se sentirait parfaitement, car cette région, maintenant que presque toute elle se sentait bien, cette région lui semblait comme le foyer d'où tombait encore l'oppression morale et physique qui s'exerçait sur la moitié droite de sa personne. Elle guida mon cautère, et la guérison totale fut acquise le jour même. Elle sortit peu de jours après, fit des visites, reprit toute l'activité mondaine et familiale de sa vie, alla finir l'hiver dans le Midi. Cette guérison s'est fixée, et l'excellent état moral et physique de Mme G... a souvent été depuis confirmé par diverses personnes de ses relations (Janvier 1909).

Deux ans après, elle mourut d'une infection mal définie, au cours de laquelle elle présenta quelques signes de ramollissement bulbaire, pour lesquels on me rappela, mais mes cautérisations restèrent inutiles (1911)

L'*aboulie* est donc souvent en réalité une *anaboulie*, c'est-à-dire une sorte de renversement de l'activité volontaire, provoquée par un énervement qui a sa cause directe dans la réaction anxieuse légère qui s'éveille à l'occasion de l'exercice même de la volonté. C'est ici le bulbe qui fait inhibition sur le cerveau.

Voici deux cas simples :

M. B... Incapacité de s'occuper de ses affaires depuis sept ans. Anxiété, dépression, taciturnité, idées noires, aboulie, laisse sa jeune femme gagner la vie du ménage sans pouvoir obtenir de lui-même un effort de plus d'un jour. Une première cautérisation l'améliore pendant huit jours, une seconde le dégage tout à fait, en même temps que disparaît un eczéma ancien des extrémités. Il se lève le lendemain de la cautérisation, complètement changé, alerte et dispos, plein d'entrain et ne comprenant rien à ce qui se passait en lui, car il n'était venu se faire traiter par moi que conduit par sa femme que j'avais débarrassée d'un asthme des foins pénible, et aussi sceptique que je pouvais le souhaiter pour mettre de côté toute idée de suggestion. Il reprend ses affaires, part à Vienne, à Londres, et n'a cessé depuis ce jour de témoigner la plus grande activité et une décision parfaite dans ses occupations (1909).

M. A..., vingt-quatre ans. Frilosité, asthénie et surtout aboulie, avec incapacité absolue de travail intellectuel et artistique depuis plus de deux ans La frilosité disparaît d'abord en deux cautérisations, l'asthénie en trois autres, et après une douzaine de séances, le travail est complètement repris, avec une activité que le malade ne se connaissait pas depuis des années (1909).

Ces divers exemples, et des centaines d'autres qu'on pourra trouver dans mon livre sur l'*Action directe sur les centres nerveux* (F. Alcan, édit.), montrent que la sollicitation des centres régulateurs est, en réalité, la vraie thérapeutique qui nous permet de rebouter en physiologie ce qui était pathologique. Ils prouvent d'autre part l'existence d'une incomparable administration nerveuse présidant aux mille offices de la défense organique, ce que je voulais démontrer.

FIN

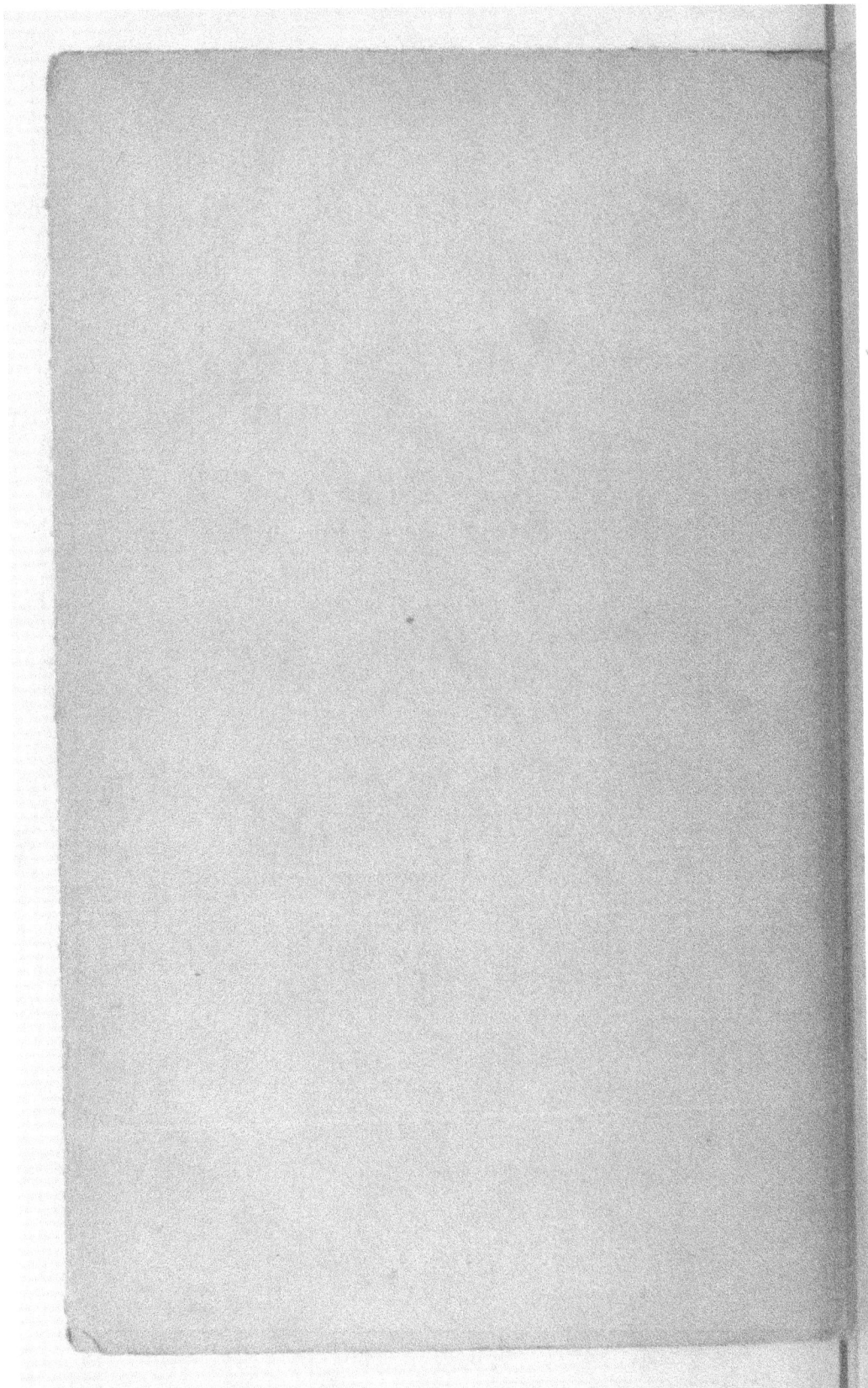

TABLE DES MATIÈRES

IMPRIMERIE BUSSIÈRE. — SAINT-AMAND (CHER)

LIBRAIRIE FÉLIX ALCAN, 108, boul. Saint-Germain, Paris (6ᵉ)

NOUVELLE COLLECTION SCIENTIFIQUE

VOLUMES IN-16 DE PRIX DIVERS.

De la Méthode dans les Sciences : (1ʳᵉ série), par D.-F. THOMAS, ÉMILE PICARD, J. TANNERY, P. PAINLEVÉ, BOUASSE, Jos. A. GIARD, LE DANTEC, PIERRE DELBET, TH. RIBOT, DURKHEIM, LÉVY-BRUHL, G. MONOD. 11ᵉ mille.

De la Méthode dans les Sciences : (2ᵉ série), par E. BOREL, R. BALIGAND, JEAN PERRIN, LÉON BERTRAND, H. ZEILLER, LOUIS BLARINGHEM, SALOMON REINACH, GUSTAVE GARROS, LUCIEN MARCH, A. MEILLET. 4ᵉ mille.

Éléments de Philosophie biologique, par F. LE DANTEC, chargé de cours de biologie générale à la Sorbonne. 4ᵉ édition.

La Voix. Sa culture physiologique. Théorie nouvelle de la phonation, par le Dʳ P. BONNIER, 4ᵉ édit. Illustré.

Science et Philosophie, par J. TANNERY, de l'Inst. Avec une notice par E. BOREL. 3ᵉ ed.

Le Transformisme et l'Expérience, par E. RABAUD, maître de conférences à la Sorbonne. Avec gravures. 3ᵉ édition.

L'Artillerie de Campagne. Son histoire, son évolution, son état actuel, par le général E. HENNEBERT. Avec 76 gravures. 3ᵉ éd.

L'Évolution des Théories géologiques, par STANISLAS MEUNIER, professeur de géologie au Muséum d'histoire naturelle. Avec gravures. 3ᵉ édition.

La Race slave. Statistique, démographie, anthropologie, par L. NIEDERLE, professeur à l'Université de Prague. Traduit du tchèque par L. LEGER, de l'Institut. 2ᵉ ed.

L'Évolution de l'Électrochimie, par W. OSTWALD. Trad. E. Philippi. 3ᵉ édition.

L'Éducation dans la Famille. Les péchés des parents. Nos fils, par D.-F. THOMAS. 5ᵉ mille. (Couronné par l'Institut.)

L'Éducation dans la Famille. Les péchés des parents. Nos filles, par le même.

La Crise du transformisme, par F. LE DANTEC. 5ᵉ édition.

L'Énergie, par W. OSTWALD. Traduit de l'allemand par E. Philippi. 4ᵉ édition.

Les États physiques de la Matière, par Th. MACLAIRE. 4ᵉ mille.

La Chimie de la Matière vivante, par JACQUES DUCLAUX, préparateur à l'Institut Pasteur. 4ᵉ mille.

L'Évolution des Plantes, par NOËL BERNARD, professeur à l'Université de Poitiers.

Principes de Biologie végétale, par LE MÊME. Avec 18 figures.

Le Combat, par le général PERCIN. 3ᵉ édition.

Le Hasard, par ÉM. BOREL. 5ᵉ mille.

Henri Poincaré l'œuvre scientifique, l'œuvre philosophique, par V. VOLTERRA, J. HADAMARD, P. LANGEVIN, P. BOUTROUX. 3ᵉ édition.

Le Froid industriel, par L. MARCHIS, professeur à la Faculté des sciences de Paris.

Le Système du Monde, des Chaldéens à Newton, par J. SAGERET. 3ᵉ édition.

La Question de la Population, par P. LEROY-BEAULIEU. 3ᵉ édition.

Les Atomes, par JEAN PERRIN, professeur de chimie physique à la Sorbonne (avec gravures). 11ᵉ mille. (Couronné par l'Académie des Sciences.)

La Conception mécanique de la Vie, par J. LOEB, professeur à l'Université de Berkeley. Traduit de l'anglais par H. MOUTON (avec 58 figures). 2ᵉ édition.

Troubles mentaux et Troubles nerveux de Guerre, par G. DUMAS, prof. à la Sorbonne.

La Chirurgie moderne, par J. FIOLLE, prof. à l'École de médecine de Marseille.

Le Radium. Interprétation et Enseignement de la Radioactivité, par F. SODDY, professeur à l'Université d'Oxford. Traduction LAZARD, avec figures. 4ᵉ mille.

L'Unité de la Science, par M. LUCIEN DE SARLON, professeur de la Faculté des Sciences de Toulouse. Avec figures.

La Molécule chimique, par R. LESPIEAU, professeur adjoint à la Sorbonne. Avec fig.

L'Idéal scientifique des Mathématiciens, par P. BOUTROUX, prof. au Collège de France.

Le Destin des Étoiles. Études d'Astronomie physique, par SVANTE ARRHÉNIUS, directeur de l'Institut Nobel. Traduit par M. STERN.

Mécanismes communs aux Phénomènes disparates, par MICHEL PÉTROVITCH.

La Radiologie et la Guerre, par Mᵐᵉ PIERRE CURIE, prof. à la Sorbonne. Avec 16 pl.

L'Espace et le Temps, par ÉMILE BOREL. 3ᵉ mille.

Éducation et Enseignement, par PAUL APPELL.

L'Anaphylaxie, par le Prof. CH. RICHET. 4ᵉ mille.

Coulommiers. Imp. PAUL BRODARD. — 1077-1-20.

www.ingramcontent.com/pod-product-compliance
Lightning Source LLC
Chambersburg PA
CBHW060425200326
41518CB00009B/1492